U0203551

内分泌疑难病例解析

Analysis of endocrine difficult cases

郑州大学内分泌疑难病研讨会病例集萃

秦贵军◎主编

河南科学技术出版社

·郑州·

图书在版编目（CIP）数据

内分泌疑难病例解析：郑州大学内分泌疑难病研讨会病例集萃/秦贵军主编. —郑州：河南科学技术出版社，2022.12
　　ISBN 978-7-5725-0997-1

　　Ⅰ.①内… Ⅱ.①秦… Ⅲ.①内分泌病—疑难病—病案—汇编 Ⅳ.①R58

中国版本图书馆CIP数据核字（2022）第205806号

出版发行：　河南科学技术出版社
　　　　　　地址：　郑州市郑东新区祥盛街27号　　邮编：　450016
　　　　　　电话：　（0371）65788613　　65788628
　　　　　　网址：　www.hnstp.cn
责任编辑：　任燕利
责任校对：　崔春娟
整体设计：　中文天地
责任印制：　朱　飞
印　　刷：　河南瑞之光印刷股份有限公司
经　　销：　全国新华书店
开　　本：　720 mm×1 020 mm　1/16　印张：23.5　字数：360千字
版　　次：　2022年12月第1版　　2022年12月第1次印刷
定　　价：　128.00元

如发现印、装质量问题，影响阅读，请与出版社联系并调换。

本书编写人员名单

主　编　秦贵军

副主编　李志臻　赵艳艳　吴文迅

编　委（按姓氏笔画排序）

马晓君　马笑堃　王　阳　王　娇　王志芳

王志敏　王海滨　任　蕾　任高飞　刘　飞

刘彦玲　刘艳霞　许莉军　杜培洁　李　冲

李志臻　吴文迅　余　勤　张　莹　张会娟

张好好　张丽侠　张梦阳　张鹏宇　张颖辉

邵明玮　周莹莹　郑丽丽　孟栋栋　赵　迪

赵水英　赵艳艳　赵琳琳　郝　晓　秦贵军

栗夏莲　郭　丰　黄凤娇　樊大贝

前　言

　　内分泌系统是保持机体内环境平衡、维持生命和保证种族延续的重要系统。任何内分泌细胞的功能失常均可引起相应的病理生理变化。随着社会的发展，人们生活方式发生了较大变化，加上人口老龄化及环境污染等原因，我国内分泌代谢疾病发病率呈逐年上升趋势。内分泌疾病的诊断往往需要从其临床特点入手，通过详细的体格检查和实验室检查，理清思路，仔细分析，才能找到正确的诊断方向。因此，临床医生需要不断提高对疾病的识别和诊治能力，避免漏诊、误诊。我科在 2018 年出版了第一版内分泌疑难病例集，旨在通过实际病例为临床诊疗提供参考。

　　近年来诊断技术不断进步，分子诊断技术、内分泌介入诊治技术等先进技术开始应用于临床；临床对疾病的认识也更加深入，如对垂体瘤分类的更新等；疾病的诊治水平也上了一个新的台阶，如对原发性醛固酮增多症采用双侧肾上腺静脉插管取血进行分型诊断、采用分子诊断技术诊断罕见的 TSH 分泌不适当综合征等。因此，我们有必要对上一版病例集进行更新，选取新的、有代表性的疑难病种，增加疾病诊治方面的新进展，更好地为临床医生提供参考。

　　郑州大学内分泌疑难病研讨会 2007 年由郑州大学第一附属医院内分泌科发起，每年举办一次，会议采用病例讨论的形式，针对不同的专题如肾上腺疾病、垂体疾病、甲状腺疾病等进行讨论，讨论之后进行病例总结分析。这些病例中，既有治疗棘手的病例如难治性突眼、难治性垂体瘤等，又有诊断疑难的病例如真两性畸形、罕见遗传病等。会议通过对真实病例的讨论和学习，为广大内分泌临床医生提供了交流学习的机会，有利于大家扩大视野、开拓思路，并极大地提高了河南省内分泌疾病的诊疗水平。

　　本书仍沿用上一版病例集的模式，选取 36 个典型病例，涵盖垂体疾病、肾上腺疾病、甲状腺疾病、性腺疾病、骨代谢疾病和代谢性疾病等。从病例介绍，到诊治过程，再到总结分析，力求全面反映疾病诊治的思路和疾病进展的前沿，是一本实用的内分泌临床参考书。本书由我科各亚专业组的医生编写，我们在编写过程中得到了科室多位老前辈和诸多同仁的帮助与指导，在此一并表示衷心的感谢。

由于编者水平有限，书中可能存在疏漏和不足之处，恳请广大读者批评指正，以便再版时修订完善。

编者

2022 年 10 月

序

一

　　随着科技的发展，以糖尿病为代表的内分泌疾病的诊治、管理也在不断进步。内分泌学科的临床诊疗、研究也融入了更多的新技术，如无创检测技术、远程检测技术、大数据分析等，都将会对临床诊疗方式和全民健康的预测带来深远的影响。此外，随着老龄化时代的到来，内分泌疾病谱也将会发生明显变化，一些新的和代谢相关的疾病可能会逐渐增加，因为在人的全生命周期中，内分泌激素和代谢状况起着关键性作用，随着年龄改变，激素的变化可能是某种疾病的病因性改变。再者，分子诊断技术等先进科技的普遍应用为更加精确地诊断、治疗疾病提供了有力的帮助。这些都提示临床医生需要与时俱进，了解新的诊疗手段，善于从繁杂的临床工作中发现问题，特别是发现疑难、少见内分泌疾病的临床线索，利用新的诊疗技术为患者提供更加精准的诊断和治疗。

　　郑州大学内分泌疑难病研讨会自 2007 年由郑州大学第一附属医院内分泌科发起以来，立足临床实际病例，采用病例讨论的形式，对疑难和少见的内分泌疾病进行分析总结，其目的是为了增加内分泌临床医生对这些疾病的认识，使他们能够在临床工作中发现疾病线索，从而进行正确的诊断和治疗。近年来，该会议的影响力逐渐辐射至全国，特别是 2018 年第一版病例集出版后，受到了全国内分泌同行的肯定。新版病例集的内容相较第一版内容更加充实，增加了病例数量，更新了近年来新出现的内分泌病种，是一本很好的临床内分泌参考书，可供内分泌科及其相关科室的临床医生在临床实践中参考。

中国工程院院士

上海交通大学医学院附属瑞金医院院长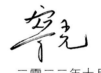

二零二二年十月

序
二

  内分泌专业为医学领域十分重要的学科，近年来随着新药和新技术的不断呈现，发展迅速。随着经济的快速发展、人口老龄化、感染性和传染性疾病的控制及诊疗技术的大幅提升，疾病谱发生了重大变化，内分泌代谢疾病在疾病谱中的构成比也越来越重，内分泌疑难疾病的诊疗成为医学领域需要应对的挑战之一，提升内分泌疑难疾病的诊治水平成为亟待解决的问题。郑州大学内分泌科在这方面做了很好的工作。自 2007 年郑州大学第一附属医院内分泌科发起疑难病研讨会至今，已历经 16 个寒暑。多年来该院内分泌科始终秉承"基于临床，普及提高，推动河南内分泌事业发展"的理念，聚焦内分泌疾病领域的临床难点以及疑难、少见疾病的诊断和治疗。研讨会的部分病例曾在 2018 年被编辑为《郑州大学内分泌疑难病研讨会十年集萃》一书，受到业界好评。

  为了适应近年来内分泌领域临床研究的进展，让更多同道认识这些典型病例，让青年医生从中学习正确的临床诊疗思维方法，郑州大学第一附属医院内分泌科编著了这本新的疑难病例集。该书包含 36 例疑难少见的内分泌疾病病例，涵盖了内分泌各亚专业的疾病，如垂体、肾上腺、甲状腺、性腺疾病及代谢性疾病等，对每个病例从病史、检查、诊治、最终诊断到总结讨论，抽丝剥茧，逐一分析，为广大临床医生提供了直观的、全面的疾病临床诊治思路。相信该书的出版会为广大内分泌同道临床学习提供新的重要参考。在本书即将付梓之际，我推荐此书给大家，同时也期待内分泌同道们不断积累、总结，改进临床实践方法，提高内分泌代谢疾病的临床诊疗水平，更好地为患者服务。

北京医院国家老年医学中心内分泌科

2022.10.19

目 录

第一篇

垂体疾病

恶心、呕吐、低钠血症、垂体增大

■ 一、病史与体格检查

患者，男，58 岁。主因"确诊小肠恶性黑色素瘤 2 年，恶心、呕吐 1 个月"于 2020 年 7 月入院。2 年前无明显诱因出现黏液性黑便，伴间断性下腹痛、腹胀，当地医院诊断为"肠套叠"，行"小肠切除术"，术后病理送至我院会诊，考虑"小肠恶性黑色素瘤"，后至当地医院应用"干扰素 α-2b"治疗（具体不详）。1 年前复查 CT 提示复发，遂行"腹腔镜探查 + 小肠部分切除术 + 肠套叠复位术 + 肠粘连松解术"，术后病理仍示小肠恶性黑色素瘤。7 个多月前当地医院开始给予"特瑞普利单抗 3mg/kg，静脉滴注，3 周 1 次"，共应用 10 次。1 个月前无诱因出现恶心、呕吐，伴食欲下降、纳差、乏力，无腹痛腹胀、呕血、黑便，无怕冷、发热、头晕、意识障碍，当地医院查血钠低（具体不详），诊断为"低钠血症"，给予补钠等对症支持治疗，效果欠佳，乏力逐渐加重。今为进一步治疗来我院，门诊查血钠 111mmol/L，血钾 3.38mmol/L，以"低钠血症、小肠恶性黑色素瘤术后"为诊断收入肿瘤内科。发病以来，神志清，精神差，睡眠一般，大便干，小便无力，体重无明显变化。

既往史："高血压"史 16 年，最高血压 160/110mmHg，现口服"苯磺酸氨氯地平片 5mg/d"，血压控制在 130/75mmHg 左右。"2 型糖尿病"15 年，现应用"优思灵 50R，早、晚餐前各 11U 皮下注射"，空腹血糖控制在 7～8mmol/L，餐后 2 小时血糖控制在 13～14mmol/L。否认利尿剂应用史。

个人史：饮酒 30 年，平均每日 1 两，戒酒 3 年余。吸烟史 10 年，每日 20 支，戒烟 5 年。

婚育史：无特殊。

家族史：父亲患"高血压、糖尿病"，1 弟患"高血压"，余无特殊。

体格检查：T 36.2℃，P 84 次 / 分，R 18 次 / 分，BP 123/72 mmHg，身高 173cm，体重 78kg，BMI 26.1kg/m^2。神志清，慢性病容，面色黄，皮肤粗糙，眼睑、颜面水肿；甲状腺无肿大，质软，无压痛及结节；心肺体格检查无异常；腹平坦，腹部可见陈旧性手术瘢痕，腹软，无压痛、反跳痛，肠鸣音每分钟 2 次，移动性浊音阴性。下肢无水肿，四肢肌力 4 级。

二、实验室及影像学检查

（一）一般实验室检查

1. 血常规：RBC 3.89×10^{12}/L〔$(4.3 \sim 5.8) \times 10^{12}$/L〕，Hb 119.0g/L（130 ~ 175g/L），HCT 0.354（0.40 ~ 0.50），WBC 4.30×10^9/L〔$(3.5 \sim 9.5) \times 10^9$/L〕，Plt 279×10^9/L〔$(125 \sim 350) \times 10^9$/L〕。

2. 血气全项（入院当天）：pH 7.41，二氧化碳分压 31.60mmHg，氧分压 82.00mmHg，钾 3.31mmol/L，钠 112.60mmol/L，氯 80.30mmol/L，标准离子钙 1.08mmol/L。

3. 血钠动态变化及 24 小时尿钠：

（1）血钠动态变化：如图 1-1-1 所示。

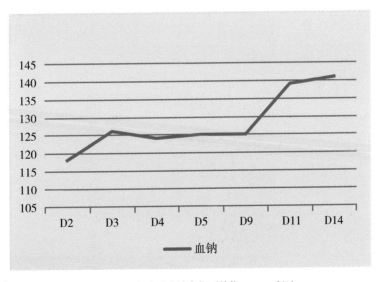

图 1-1-1　入院后血钠变化（单位：mmol/L）

（2）24 小时尿钠：455.89mmol（尿量 3.377L），留尿始末血钠分别为 125mmol/L、128mmol/L。

4. 肾功能：尿素 1.97mmol/L，肌酐 64 μmol/L，尿酸 75 μmol/L。

5. 尿常规、大便常规、血脂、传染病筛查、凝血功能、BNP、肌钙蛋白 T：未见异常。

（二）内分泌相关检查

1. 糖化血红蛋白（HbA1C）：7.60%。

2.OGTT+C 肽释放试验（表 1-1-1）：

表 1-1-1　OGTT+C 肽释放试验

	0 分钟	60 分钟	120 分钟
血糖（mmol/L）	6.5	10.2	14.6
C 肽（ng/mL）	1.30（0.79 ~ 4.8）	2.53	3.54

3. 甲状腺功能（表 1-1-2）：TPOAb、TGAb 均正常。

表 1-1-2　甲状腺功能

	FT$_3$（pmol/L）	FT$_4$（pmol/L）	TSH（μIU/mL）
结果	3.41	3.45	4.460
参考值	3.28 ~ 6.47	7.9 ~ 18.4	0.34 ~ 5.6

4. ACTH-Cor 节律（表 1-1-3）：

表 1-1-3　ACTH-Cor 节律

	上午 8 时	下午 4 时	午夜 0 时
ACTH（pg/mL）	5.9（7.0 ~ 61.1）	< 5	< 5
Cor（μg/dL）	< 1（7 ~ 27）	< 1	< 1

5. 24 小时尿游离皮质醇（UFC）36.00nmol（73 ~ 372nmol）；24 小时尿量 2.75L。

6. 基础生长激素（GH）0.08ng/mL；胰岛素样生长因子（IGF）71.16ng/mL（81 ~ 255ng/mL）。

7.性激素六项（表 1-1-4）：

表 1-1-4　性激素六项

	卵泡刺激素 FSH （mIU/mL）	黄体生成素 LH （mIU/mL）	雌二醇 E_2 （pg/mL）	孕酮 P （ng/mL）	睾酮 T （ng/mL）	泌乳素 PRL （ng/mL）
结果	7.81	7.01	23.00	< 0.10	6.89	28.21
参考值	0.95 ~ 11.95	1.14 ~ 8.75	< 44	< 0.1 ~ 0.2	1.42 ~ 9.23	3.46 ~ 19.4

8.血浆渗透压 268.00mOsm/kg，同步晨尿渗透压 372.00mOsm/kg。

9.ECG：正常。

（三）影像学检查

1.超声：左室舒张功能下降；前列腺体积增大并结石；脂肪肝。

2.垂体磁共振（MRI）：2020 年 8 月住院期间垂体磁共振动态变化情况见图 1-1-2 ~ 图 1-1-5。

图 1-1-2、图 1-1-3：垂体高度约 4.6mm，垂体左右份对称，信号均匀，垂体柄居中，视交叉及双侧海绵窦未见异常。

图 1-1-4、图 1-1-5：垂体高度约 6.8mm，垂体左右份对称，信号欠均匀，与 2020-08-01 相比，腺垂体部分明显增大。

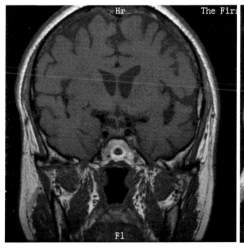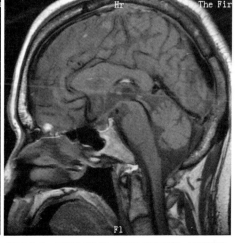

图 1-1-2　2020-08-01 垂体 MRI 平扫（冠状位）　图 1-1-3　2020-08-01 垂体 MRI 平扫（矢状位）

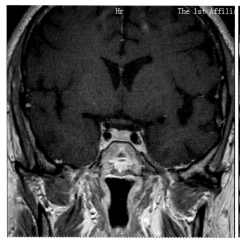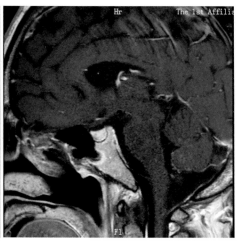

图 1-1-4　2020-08-08 垂体 MRI 增强（冠状位）　图 1-1-5　2020-08-08 垂体 MRI 增强（矢状位）

三、诊治经过

1. 诊断及治疗：患者入住肿瘤内科后积极补钠（每日补钠量 15～18g），血钠上升不理想。入院 6 天后转入内分泌科，完善相关检查，结果提示患者同时存在继发性肾上腺皮质功能减退症及继发性甲状腺功能减退症（简称甲减），全面评估垂体功能后发现患者合并生长激素缺乏，而下丘脑 – 垂体 – 性腺轴（简称性腺轴）功能及泌乳素水平基本正常，无尿崩表现，即为部分性垂体前叶功能减退。入院第 9 天给予氢化可的松针 50mg/d 静脉滴注，次日复查血钠 133mmol/L，氢化可的松剂量不变。第 11 天血钠升至 139mmol/L，患者精神、体力、食欲明显改善。第 12 天停止静脉滴注，改为口服氢化可的松片，早晨 20mg、下午 10mg，并给予左甲状腺素钠（优甲乐，LT$_4$）口服替代治疗，剂量从 25μg/d 渐加至 75μg/d；进一步追查腺垂体功能减退原因，行垂体磁共振增强扫描，提示垂体较 1 周前平扫时明显增大，结合患者临床、影像学表现及既往病史、用药史，考虑免疫检查点抑制剂（immune checkpoint inhibitors，ICPis）相关性垂体炎可能性大，停用特瑞普利单抗，请肿瘤内科会诊后给予"阿帕替尼 0.5g/d"抗肿瘤治疗，并随访观察激素及垂体影像学动态变化。

2. 随诊情况：患者经氢化可的松及左甲状腺素钠替代治疗 6 周后复诊，精神、食欲、体力好，无头痛头晕，无恶心、呕吐及视力下降，复查血钠 140mmol/L、氯 110mmol/L、钾 3.8mmol/L、FT_3 4.85pmol/L，FT_4 9.8pmol/L、TSH 1.14μIU/mL，氢化可的松、左甲状腺素钠剂量不变，后患者因疫情及经济原因未再来我院。2021年 1 月在当地复查垂体磁共振平扫见垂体高度约 5.1mm，信号均匀，垂体柄无偏移，视交叉及双侧海绵窦未见异常，提示垂体大小基本恢复（图 1-1-6、图1-1-7）；甲状腺功能、电解质正常，并再次启用"特瑞普利单抗"。随访至今一直服用氢化可的松、左甲状腺素钠。

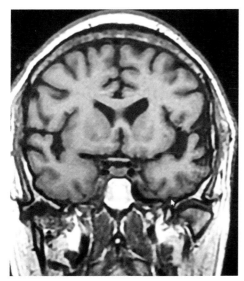 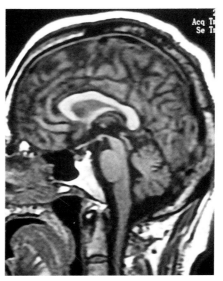

图 1-1-6　2021-01-18 垂体 MRI 平扫（冠状位）　图 1-1-7　2021-01-18 垂体 MRI 平扫（矢状位）

四、最终诊断

1. 免疫检查点抑制剂相关性垂体炎：继发性肾上腺皮质功能减退症、继发性甲状腺功能减退症、生长激素缺乏。

2. 小肠恶性黑色素瘤术后。

3. 高血压 3 级（极高危）。

4. 2 型糖尿病。

五、总结讨论

回顾该患者诊疗经过，我们提出以下问题进行总结讨论。

（一）低钠血症病因及临诊应对

据文献报道，15%～30% 的住院患者存在低钠血症，这是临床最常见的电解质紊乱。低钠血症不仅使病情复杂化，还可导致病死率升高、并发症增多等多种不良结局。根据血钠水平，低钠血症可分为轻度（Na^+ 130～135mmol/L）、中度（Na^+ 125～129mmol/L）以及重度（Na^+ < 125mmol/L）低钠血症三种。低钠血症常见临床表现为恶心、意识混乱、头痛等，重度低钠血症患者会出现呕吐、呼吸暂停、嗜睡、癫痫样发作、昏迷等严重症状，危及生命。通过生化检查很容易发现低钠血症，但不同病因导致低钠的机制不同，若不查明病因，有可能导致低钠纠正效果差，且存在漏诊重要疾病的风险。据欧洲内分泌学会《低钠血症诊治临床实践指南》[1]，低钠血症临床诊断流程详见图 1-1-8 [2]。

回顾该患者，入院后查血钠重度降低，一方面给予补钠治疗以确保患者生命安全，另一方面积极进行病因筛查，患者无高血糖、高血脂，血渗透压低至 268mOsm/kg，但无低血压、皮肤弹性差、口唇干燥表现，血液 HCT、尿素氮、尿酸均偏低，提示患者无血容量减少；晨尿渗透量 372mOsm/kg，进一步检测尿钠浓度为 135mmol/L。至此，病因锁定在抗利尿激素不适当分泌综合征、继发性肾上腺功能减退、甲状腺功能减退因素上，经完善检查后确定为继发性肾上腺皮质功能低下及继发性甲状腺功能减退所致。给予相应激素替代治疗后，血钠逐步升至正常。

值得一提的是，在纠正低钠过程中，把控血钠上升的速度非常关键。慢性低钠血症时（低钠持续 ≥ 48 小时）纠正不宜过快，否则可导致渗透性脱髓鞘综合征（osmotic demyelination syndrome，ODS）。ODS 是一种少见的急性非炎性中枢脱髓鞘性疾病，由于慢性低钠血症时脑细胞适应了低渗状态，一旦迅速纠正，血浆渗透压迅速升高，会造成脑组织脱水而继发脱髓鞘[2]。故第一个 24 小时血钠升高勿超过 10mmol/L，随后每 24 小时血钠升高 < 8mmol/L 为宜。患者是否出现 ODS，除了与低钠程度、补钠速度这两个主要因素有关以

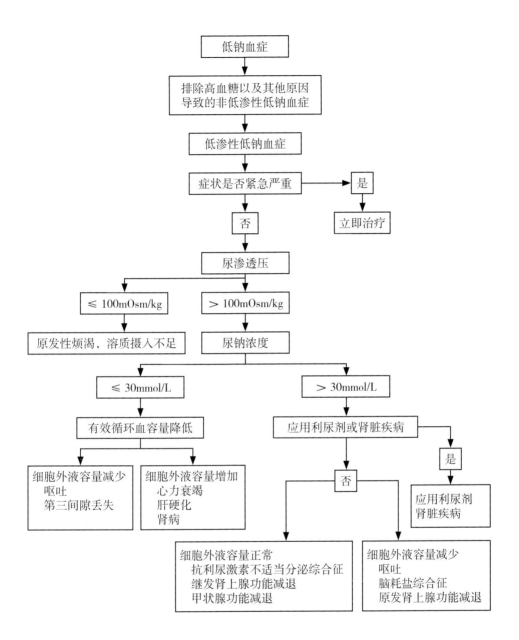

图 1-1-8　低钠血症诊断流程

外，还取决于是否存在 ODS 的其他危险因素，如营养不良、酗酒、进展期肝病等，在高危人群中，需更加频繁地监测血电解质变化以避免 ODS 发生。

（二）获得性垂体功能减退病因分析

内分泌疾病临床诊断多秉承"先定性、后定位"的原则，该患者有继发性肾上腺皮质功能减退、继发性甲状腺功能减退、生长激素–胰岛素样生长因子受累，提示部分性腺垂体功能减退，浸润性病变、占位性病变、感染、损伤及药物等均有导致腺垂体功能减退的可能。本例患者复查垂体磁共振时发现垂体短期内增大，结合患者既往病史及用药史，考虑免疫检查点抑制剂相关性垂体炎可能性大，但需重点排除垂体转移瘤。

垂体是转移性肿瘤扩散的罕见部位，据统计，其转移病灶主要来源于乳腺癌、肺癌、肾癌、前列腺癌和结肠癌，但不可否认几乎每一种癌症都有垂体转移的相关报道。垂体后叶由垂体下动脉直接供血，瘤细胞通过血行播散较容易转移至垂体后叶和漏斗部；而垂体前叶缺乏直接的动脉血供应，转移瘤细胞只能通过为整个垂体前叶供血的下丘脑–垂体门脉系统进行侵犯。因此，其他部位肿瘤通过血行转移至鞍区时往往最容易出现后叶受累，而单独垂体前叶受累者少见[3]。约 50% 垂体转移瘤患者会出现尿崩症，其他症状和体征包括视力损害（30%）、眼肌麻痹（25%）、头痛或眶后疼痛（20%）、疲劳、体重减轻、恶心、呕吐和认知能力下降（5%~10%）[4]。转移瘤在 MRI 上通常表现为非均质性侵袭性鞍区肿块，有时由于鞍膈压痕表现为哑铃状肿瘤，可伴有垂体后叶高信号丢失，若存在鞍区骨质侵蚀而无蝶鞍增大，则更加支持垂体转移瘤的诊断[4]。但影像学上单次垂体 MRI 甚至 PET/CT 都难以区分转移瘤与其他性质鞍区占位，随诊观察中可见转移瘤迅速增长，而垂体炎则可见垂体大小逐渐恢复，因此动态监测磁共振变化有利于鉴别二者。本例患者所患恶性黑色素瘤非鞍区转移癌常见肿瘤类型，临床上无明显头痛、视野缺损、眼球运动异常及中枢性尿崩症，随诊过程中可见垂体体积缩小，因此不支持垂体转移瘤的诊断。

（三）免疫检查点抑制剂与垂体炎

免疫检查点是免疫系统中的保护分子，起类似刹车作用，以防止 T 淋巴细胞过度激活而导致正常组织损伤和破坏，对维持人体自身免疫耐受发挥重要作用[4]。肿瘤细胞通过过表达免疫检查点分子或其配体，抑制体内免疫反应，逃避免疫监视与杀伤。新型抗肿瘤药物免疫检查点抑制剂（ICPis）通过阻断免疫抑制分子，重新激活效应 T 细胞特异性杀伤肿瘤细胞的功能，从而发挥抗肿瘤作用，近年来此类药物发展迅速，已获批用于多种肿瘤。目前已上市的药物包括细胞毒性 T 淋巴细胞相关抗原 4（cytotoxic T lymphocyte associated antigen-4，CTLA-4）抑制剂、程序性死亡受体 1（programmed death-1，PD-1）抑制剂及程序性死亡受体配体 1（programmed death ligand-1，PD-L1）抑制剂三种类型[5]。由我国自主研发的特瑞普利单抗属于 PD-1 抑制剂，是临床治疗恶性黑色素瘤的常用药物。

ICPis 通过调控免疫应答杀伤肿瘤的同时，过度活化的免疫细胞也可能导致机体产生自身免疫损伤，即免疫相关不良反应（immune-related adverse events，irAEs）。内分泌腺由于血供丰富而成为 irAEs 较易累及的器官。研究显示，在使用 ICPis 的患者中，5%~20% 可产生免疫相关内分泌毒性，主要累及垂体、甲状腺、胰腺、肾上腺等。

ICPis 相关垂体炎归属于自身免疫性垂体炎，与其他常见类型垂体炎发病特征不同，ICPis 相关垂体炎在男性中更多见，常见于 60 岁以上的男性，男性比女性患病风险高 2~5 倍。单药治疗中，CTLA-4 抑制剂伊匹单抗诱发垂体炎的发生率较高，约为 3.2%；PD-1 抑制剂诱发垂体炎的发生率仅为 0.4%，PD-L1 抑制剂诱发垂体炎的发生率 < 0.1%。联合治疗明显增加垂体炎的发生。垂体炎发生的时间与 ICPis 种类有关，联合治疗时出现垂体炎较早（平均 30天）；单用 CTLA-4 抑制剂时发生垂体炎的时间为 2~4 个月；PD-1/PD-L1 抑制剂治疗导致的垂体炎出现相对晚，通常在 3~6 个月出现[5]，甚至有报道在停用 PD-1 抑制剂后 15 个月才出现[6]。

ICPis 相关垂体炎患者的临床表现缺乏特异性，最常见的症状是头痛和疲乏。其他症状包括神经精神症状、失眠、胃肠道症状、性欲减退、体重减轻等；占位效应所引起的视力障碍和中枢性尿崩症罕见。ICPis 相关垂体炎患者在诊断时常有多种激素缺乏，但具体表现因 ICPis 的种类不同而存在一定差异。据报道，PD-1 抑制剂所致垂体炎多表现为疲乏和食欲不振，常以孤立的继发性肾上腺功能不全为主要特征，出现 ACTH 缺乏近 100%，而 TSH、GH 和

FSH/LH 受累相对少见，发生率依次为治疗人群的 11.8%、13.3% 和 18.8%[7]。本例患者符合上述改变，主要表现为继发性肾上腺皮质功能低下、继发性甲减诱发严重低钠，危及生命。垂体 MRI 是敏感的影像学检查方法，30% 以上的患者可以表现垂体体积中度增大，呈凸形，增强后明显强化，部分不均匀，有时伴有垂体柄增粗。垂体增大通常可以快速缓解，甚至有在几天内恢复的可能。由于病理活检不便开展，ICPis 相关垂体炎的诊断通常为临床诊断，建议参考以下两条标准：①有明确的 ICPis 使用病史，且垂体炎发病在使用药物之后；②若在用药前基线垂体功能正常，用药后垂体激素缺乏 ≥ 1 种（必须有 TSH 或 ACTH 缺乏）且存在 MRI 异常；或用药后垂体激素缺乏 ≥ 2 种（必须有 TSH 或 ACTH 缺乏）以及有头痛和其他症状[5]。

为早期发现 ICPis 相关垂体炎，临床医生需要充分了解和认识该疾病，对接受 ICPis 治疗的患者，应密切监测垂体激素水平，警惕有无垂体功能减退的临床征象。《免疫检查点抑制剂引起的内分泌系统免疫相关不良反应专家共识（2020）》建议在治疗的最初 6 个月，每个月查一次垂体靶腺轴激素；在后续 6～12 月中每 3 个月监测一次；在后续 2 年内，每年复查一次，并且每 3 个月复查一次垂体 MRI。

ICPis 相关垂体炎的治疗主要包括两个方面。

1. 内分泌激素替代治疗：当临床上有可疑垂体功能减退的征象，条件允许的情况下应立即留取血样检测血皮质醇和 ACTH 水平，无需等待检测结果，即可开始应用糖皮质激素治疗；若存在危象或急性应激情况，可先静脉滴注氢化可的松，待病情好转后逐渐转为口服生理剂量糖皮质激素替代，氢化可的松剂量 15～20mg/d，分 2 次或 3 次给药，部分因购药困难或依从性差的患者也可以使用长效糖皮质激素。既往经验表明：超生理剂量的糖皮质激素治疗并不能更好地改善临床症状及缩短垂体功能恢复的时间，同时使用较大剂量激素有增加感染、高血糖等的发生风险。故一般只有在常规止痛药无效的头痛和（或）视觉障碍或出现垂体危象时建议使用。由于部分中枢性甲状腺功能减退患者随着 ICPis 的停用，甲状腺功能可有所恢复，所以甲状腺激素的替代治疗可以在密切随访的情况下决定是否启用。当需要补充左甲状腺素（LT$_4$）治疗时，建议先行肾上腺皮质激素缺乏的评估，以免单纯补充 LT_4 诱发肾上腺危象。如果无法进行肾上腺皮质激素缺乏的评估，应在开始甲状腺激素补充治疗之前，经验性地给予糖皮质激素治疗，直到可以准确评估肾上腺皮质激素缺乏的程度。促性腺激素缺乏常常在几个月内恢复，因此多不需要常规补充，只需随访监测，视具体情况决定是否需要替代治疗。如无禁忌证，必要时可酌情补充雄激素和雌激素，应用雌激素需警惕继发某些恶性肿瘤或静脉血栓的发生。由于患者的基础疾病是肿瘤，所以不应进行 GH 替代治疗。ICPis 引起尿崩症较为罕见，如果出现尿崩症，使用去氨加压素（DDAVP）治疗时，建议根据临床症状制订个体化方案。垂体功能减退各轴系的恢复情况和预后有差异，TSH 及促性腺激素分泌较容易恢复，但下丘脑 – 垂体 – 肾上腺轴（HPA 轴）一般难以恢复，通常需要长期糖皮质激素替代治疗。因各种激素缺乏的出现及恢复时间可能不同步，不确定替代治疗是否适当，故对患者均有必要进行长期的监测随访。内分泌科医生必须重视对患者及家属进行垂体功能减退知识的宣教，告知应激情况下的紧急处理措施以减少垂体危象的发生，并告知内分泌激素替代治疗的长期性、重要性以及定期随访的意义。

2. 是否需停用 ICPis：根据美国国家癌症研究所颁布的不良反应通用术语标准（Common Terminology Criteria for Adverse Events，CTCAE）分级（表 1-1-5），对于 1 级或 2 级垂体功能减退，可继续使用 ICPis 治疗，并密切监测；对于严重的 ICPis 相关垂体炎（CTCAE 3 级或 4 级），急性期应暂停 ICPis 类药物治疗，当激素替代治疗改善患者症状后，可在与患者充分讨论 ICPis 治疗风险与获益的情况下，由肿瘤科医生与内分泌科医生共同讨论决定是否继续使用 ICPis。

表 1-1-5　不良反应通用术语标准（CTCAE）分级

等级	CTCAE 的具体描述
1	无症状或轻度症状
2	轻中度，轻微的局部症状；非侵入性治疗；自理能力轻度受损
3	严重或临床重要的症状，但暂时没有生命威胁；需要住院或住院时间延长；自理能力严重受损

续表

等级	CTCAE 的具体描述
4	威胁生命，需要紧急干预
5	死亡

综上所述，ICPis 是近年肿瘤免疫治疗的热门药物，伴随着 ICPis 的广泛应用，ICPis 相关垂体炎在临床中越来越多见，期待通过本病例的介绍，提高临床医生对该病的认识，从而达到早识别、早诊断、早治疗的目的。

参考文献

[1] Spasovski G，Vanholder R，Allolio B，et al. Clinical practice guideline on diagnosis and treatment of hyponatraemia [J]. Eur J Endocrinol，2014，170（3）：G1-47.

[2] 老年患者低钠血症的诊治中国专家建议 [J]. 中华老年医学杂志，2016，35（8）：795-804.

[3] 王林杰，袁涛，段炼，等 . 一例 PD-1 抑制剂相关垂体炎的诊治 [J]. 中华内分泌代谢杂志，2019，35（7）：554-558.

[4] Shimon I. Metastatic spread to the pituitary [J]. Neuroendocrinology，2020，110（9-10）：805-808.

[5] 中华医学会内分泌学分会免疫内分泌学组 . 免疫检查点抑制剂引起的内分泌系统免疫相关不良反应专家共识（2020）[J]. 中华内分泌代谢杂志，2021，37（1）：1-15.

[6] 陈漂红，李建薇，刘肖珩，等 . 免疫检查点抑制剂相关垂体炎的研究进展 [J]. 成都医学院学报，2022，17（2）：244-252.

[7] Levy M，Abeillon J，Dalle S，et al. Anti-PD1 and anti-PDL1- induced hyophysitis：a cohort study of 17 patients with longitudinal follow-up [J]. J Clin Med，2020，9（10）：3280.

（病例撰写者：孟栋栋；病例提供者：孟栋栋）

头痛、鞍区占位多次术后

一、病史与体格检查

患者，男，26岁。因"头痛15年，鞍区占位术后10年，再发1周"于2019年3月入住我科。15年前无明显诱因出现头痛，伴恶心，偶有呕吐，无头晕、耳鸣、视力障碍等，未诊治。10年前渐出现双侧颞侧偏盲，伴复视，同时头痛、恶心加重，觉畏寒、乏力。无心悸、多汗、体重减轻，无手足增大、口唇肥厚、脸变圆红、向心性肥胖等，一直无变声、勃起及遗精。在当地医院查垂体MRI示鞍区占位病变，形状不规则（约28mm×26mm×43mm），向下凸向蝶窦，向上压迫鞍上池，视交叉及双侧海绵窦受压推移。诊断为"无功能垂体瘤"，行"开颅鞍区占位切除术"（术后病理不详）。术后头痛、恶心症状明显缓解，视力无明显改善。9年前和8年前于外院行两次"伽马刀"治疗。之后间断服用"泼尼松、左甲状腺素、十一酸睾酮"等药物，未规律复诊。3年前再次出现头痛，伴鼻塞、流涕，涕中带血，至我院就诊。MRI示鞍内、鞍上、蝶窦内团块状强化病灶，约40mm×54mm×47mm，双颈内动脉海绵窦段被包绕并向外移位，视交叉受压上抬，考虑垂体瘤复发。2016年5月在我院行"经鼻蝶鞍区肿物切除术"。术后病理示非典型垂体腺瘤，呈侵袭性生长，P53（1%+），Ki-67（5%+）。术后鼻塞、头痛症状缓解，并再次于外院行"伽马刀"治疗。3个月前再次出现间断头痛、鼻塞，2个月前头痛逐渐加重，夜间难以入睡，我院复查MRI示鞍内、鞍上、桥前池、海绵窦、蝶窦、斜坡异常信号不均匀强化，约51mm×52mm×50mm。在排除手术禁忌后，于2019年2月行"神经内镜下复发垂体瘤切除术"。术后病理示垂体腺瘤，瘤细胞生长活跃，P53（5%+），Ki-67（5%+），SSTR-2（+）。术后头痛、鼻塞症状缓解。自2016年在我院手术后规律应用"氢化可的松20mg/d，左甲状腺素

50μg/d",精神、体力、饮食尚可,无明显口渴、多饮、多尿症状。1周前再次出现头痛,我院复查MRI示鞍内、鞍上、桥前池、海绵窦、斜坡占位性病变,疑为垂体瘤复发。为求进一步诊治,以"垂体瘤多次术后,腺垂体功能减退症"收入我科。发病以来,神志清,精神可,睡眠一般,大、小便正常,体重近3年渐增加约8kg。

既往史:无高血压、糖尿病、心脏病史。

婚育史:未婚未育。

个人史、家族史:无特殊。

体格检查:体温36.4℃,脉搏78次/分,呼吸20次/分,血压126/80mmHg,身高164cm,体重67kg,BMI 24.91kg/m²。神志清,精神可,皮肤稍干;粗测视力双颞侧偏盲,无复视。甲状腺无肿大,质软,无压痛及结节;心肺体格检查无异常;腹软,稍膨隆,无压痛、反跳痛。下肢无水肿,四肢肌力正常。阴茎长约6cm;双侧睾丸:左/右≈4/4mL;阴毛Tanner Ⅲ期。

二、实验室及影像学检查

(一)一般实验室检查

血常规、尿常规、粪常规、肝肾功能、血脂、传染病筛查、凝血功能未见异常;血钠142mmol/L,空腹血糖3.94mmol/L。

(二)垂体功能检查

1. 上午8时ACTH 38.4pg/mL(7.0~61.1pg/mL),Cor 8.07μg/dL(7~27μg/dL)。

2. 24小时UFC:163nmol(73~372nmol),24小时尿量1.6L。

3. 甲状腺功能:FT$_3$ 3.77pmol/L,FT$_4$ 8.63pmol/L,TSH 0.07μIU/mL。

4. 性激素六项(表1-2-1):

表1-2-1　性激素六项

	FSH (mIU/mL)	LH (mIU/mL)	E$_2$ (pg/mL)	T (ng/mL)	P (ng/mL)	PRL (ng/mL)
结果	1.01	0.35	10	0.15	< 0.1	4.62
参考值	0.95~11.5	1.14~8.75	< 44	1.42~9.23	< 0.1~0.2	3.46~19.4

5. GH 0.05ng/mL，IGF-1 93.77ng/mL。

6. 晨起血渗透压：293mOsm/kg，尿渗透压517mOsm/kg。

7. 胃泌素-17、血PTH、血钙：均正常。

（三）影像学检查

病程中历次垂体MRI影像如图1-2-1~图1-2-7所示。

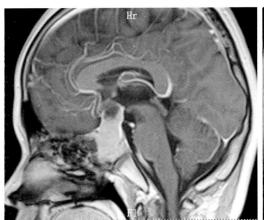
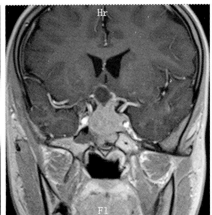

A. 矢状位 B. 冠状位

图 1-2-1　2009-04 第一次术前 MRI

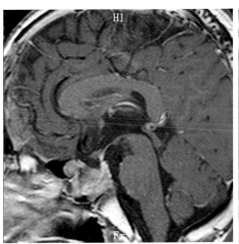

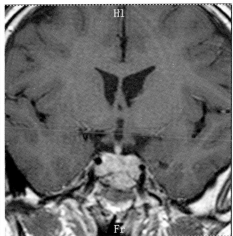

A. 矢状位 B. 冠状位

图 1-2-2　2009-07 第一次术后 MRI

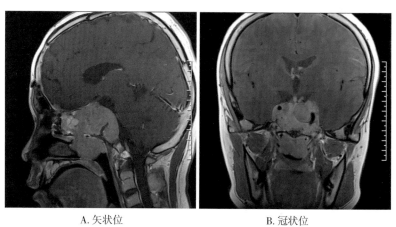

A. 矢状位　　　　　　　　　　B. 冠状位

图 1-2-3　2016-04 第一次复发 MRI

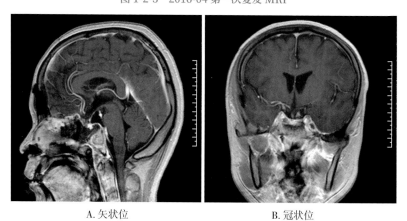

A. 矢状位　　　　　　　　　　B. 冠状位

图 1-2-4　2016-05 第二次术后 MRI

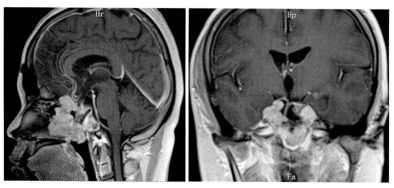

A. 矢状位　　　　　　　　　　B. 冠状位

图 1-2-5　2019-01 第二次复发 MRI

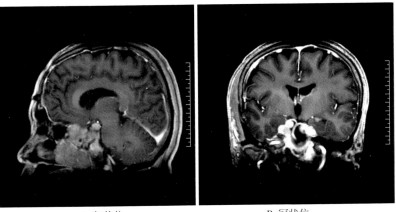

A. 矢状位　　　　　　　　　　　B. 冠状位

图 1-2-6　2019-02 第三次术后 MRI

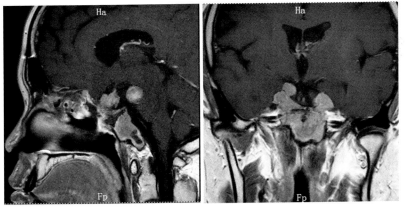

A. 矢状位　　　　　　　　　　　B. 冠状位

图 1-2-7　2019-03 第三次复发 MRI

三、诊治经过

（一）诊断和治疗

患者入院后一般情况可，查电解质、血糖、甲状腺功能基本正常，无明显多饮、多尿表现。治疗上继续维持氢化可的松片和左甲状腺素钠片替代治疗。回顾患者 15 年病史，总结该病例特点如下：①少年起病，病史长，表现为反复头痛、视力障碍；鞍区病变历经多次手术和伽马刀治疗，多次复发，且病变近期有加速生长趋势；②临床表现及实验室检查上无激素增多表现，如无甲状腺激素、肾上腺皮质激素、性腺激素、泌乳素、生长激素增多等，多次手术和放射治疗（简称放疗）后呈腺垂体功能减低的表现；③影像学上鞍区病变呈现侵袭性生长，鞍上、鞍旁、鞍下广泛侵袭，病理上呈现非典型垂体腺瘤细胞，生长活跃，Ki-67 指数超过 3%，P53 阳性。

综上特点，考虑该患者的诊断应为：侵袭性垂体瘤多次手术、放疗后，腺垂体功能减退症。考虑患者近期垂体瘤生长呈加速趋势，距离最近手术仅 1 个月时间，2019 年 3 月开始应用替莫唑胺（TMZ）治疗：第一周期 250mg/d × 5 天，第二周期开始调整剂量至 350mg/d 与 300mg/d 交替治疗 5 天。至 2019 年 8 月共进行 6 个周期治疗。治疗期间为预防胃肠道反应，预先应用甲氧氯普胺（胃复安）、质子泵抑制剂（PPI）、胃肠动力药治疗；患者治疗过程中血常规无明显变化，但出现不宁腿样改变，应用盐酸普拉克索片、美多芭（多巴丝肼）、美洛昔康等治疗后症状改善。

（二）随访情况

2019 年 3 月至 2019 年 12 月患者共接受 8 个周期 TMZ 治疗，治疗期间规律应用激素替代治疗，监测一般状况如精神、体力、饮食可，体重无明显增加，监测电解质、肝肾功能、白细胞、血糖正常。监测激素水平如下：上午 8 时 ACTH 波动于 27.0 ~ 42.7pg/mL，Cor 波动于 4.24 ~ 8.07μg/dL，FSH 波动于 0.8 ~ 1.01mIU/mL，LH 波动于 0.21 ~ 0.45mIU/mL，T 波动于 0.13 ~ 0.34ng/mL，PRL 波动于 3.42 ~ 10.27ng/mL，IGF-1 波动于 93.77 ~ 131.5ng/mL，FT_4 波动于 9.21 ~ 11.35pmol/L。影像学方面，自开始应用 TMZ 至治疗 8 个周期期间，监测垂体 MRI 表现相对稳定（图 1-2-8 ~ 图 1-2-10）。

自 2020 年 1 月开始，因新冠疫情原因，患者未继续应用 TMZ 治疗，2020 年 8 月复查垂体 MRI，病变开始有增大趋势（图 1-2-11）。

自 2020 年 8 月开始再次应用 TMZ 治疗 6 个周期，治疗期间垂体影像学稳定（图 1-2-12）。

为了尽可能防止患者停用 TMZ 后垂体病变继续增大，2021 年 4 月患者于外院再次尝试伽马刀治疗。患者在整个治疗、随访期间规律应用激素替代治疗，一般情况可，目前仍在持续随访中。

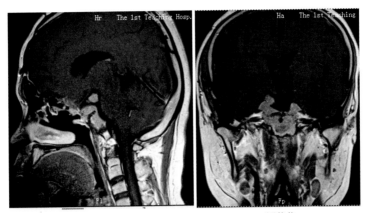

A. 矢状位　　　　　B. 冠状位

图 1-2-8　2019-06　3 个周期 TMZ 治疗后 MRI

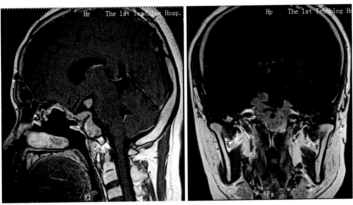

A. 矢状位　　　　　B. 冠状位

图 1-2-9　2019-10　6 个周期 TMZ 治疗后 MRI

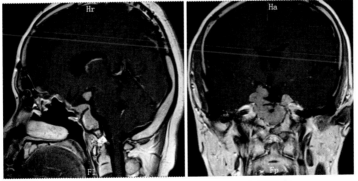

A. 矢状位　　　　　B. 冠状位

图 1-2-10　2019-12　8 个周期 TMZ 治疗后 MRI

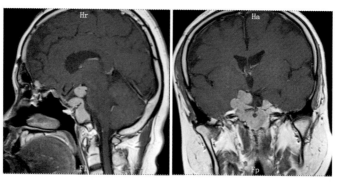

A. 矢状位   B. 冠状位

图 1-2-11   2020-08 垂体 MRI

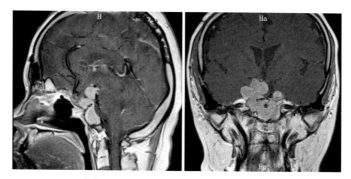

A. 矢状位   B. 冠状位

图 1-2-12   2021-01 垂体 MRI

四、最终诊断

难治性垂体腺瘤（无功能瘤），3 次手术、4 次放疗后，腺垂体功能减退症（继发性甲状腺功能减退症，继发性肾上腺皮质功能减退症，继发性性腺功能减退症，生长激素缺乏症）。

五、总结讨论

本例患者青少年期起病，主要因多次手术 + 放疗后复发的鞍区占位以及病变所引起的占位效应如头痛就诊。检查结果提示无明显垂体激素分泌增多的临床表现，且自发病以来，虽历经多次手术和放疗，但鞍区占位的生长有加速趋势，最近一次复发距离上次手术仅 1 个月时间。转诊至内分泌科后，经替莫唑胺药物治疗，鞍区占位达到了"肿瘤稳定"的疗效。如果在第一次术后复发时尽早采用综合治疗手段，选择最佳治疗方法的组合，或许患者能得到更好的预后。

（一）难治性垂体瘤的诊断和评估

难治性垂体瘤，亦常称侵袭性垂体瘤（aggressive pituitary tumors），是指在影像学上呈侵袭性生长的垂体腺瘤，生长速度较一般垂体腺瘤快速，对手术、药物治疗及放射治疗等常规治疗有抵抗性，常在术后复发或再生长。这一概念与既往所称的侵袭性生长的垂体瘤（invasive pituitary adenoma）不同，难治性垂体瘤不仅包含侵袭/侵入性（invasive）生长的含义，同时也包含有疾病进展（progressive）/复发的概念[1]。

2004 年世界卫生组织（WHO）就垂体腺瘤的分类提出了"非典型垂体腺瘤"的概念，而本例患者 2016 年在我院术后的病理报告正是非典型垂体腺瘤，主要依据是 Ki-67 指数超过 3% 及 P53 阳性。但在随后的临床实践中并未发现非典型垂体瘤与肿瘤的生物学行为和治疗预后的关系。于是 2017 年 WHO 垂体腺瘤分类中取消了非典型垂体腺瘤的概念，也并未引入新的分级系统，但强调临床上要识别无关组织学分级的具有侵袭性行为的垂体腺瘤[2]，识别"高危垂体腺瘤"。2018 年欧洲内分泌学会颁布《难治性垂体腺瘤/垂体腺癌诊治指南》[3] 之后，中国垂体腺瘤协作组公布了《中国难治性垂体腺瘤诊治专家共识》，为该病的诊断、治疗、随访提供了规范的临床指导[4]。

难治性垂体腺瘤的流行病学尚不明确，某些垂体腺瘤亚型有发生难治性垂体腺瘤的高风险，包括静默性促肾上腺皮质激素细胞垂体腺瘤、Crook 细胞垂体腺瘤、多激素 Pit-1 阳性垂体腺瘤、稀疏颗粒型生长激素细胞垂体腺瘤和男性泌乳素细胞垂体腺瘤等。临床医生应高度重视垂体腺瘤亚型的具体分类。目前对于难治性垂体腺瘤的定义尚未统一，但以下四点对其诊断有重要意义：①影像学上呈侵袭性生长的垂体腺瘤；②生长快速；③对手术、药物治疗及放射治疗等常规治疗抵抗；④常在术后早期复发或再生长。

诊断后的系统性评估非常重要，包括影像学评估、激素生化学评估和组织学评估。MRI 评估肿瘤大小、形态、侵袭性以及生长速率［与前次和（或）以前多次 MRI 比较］；内分泌激素检测包括肾上腺、甲状腺和性腺等靶腺功能评估，再次明确肿瘤的内分泌功能及垂体功能状态；组织学评估包括垂体激素染色、转录因子和增殖标志物检测，例如 Ki-67 指数、P53 和有丝分裂计数。Ki-67 指数、P53 和有丝分裂计数常被用于初步判断肿瘤的增殖性和侵袭性活力。如果 Ki-67 指数 ≥ 3% 合并 P53（＋），或者 Ki-67 指数 ≥ 3% 合并有丝分裂计数升高，则提示预后较差。个别情况下，难治性垂体瘤可伴有颅脑脊髓或全身的转移，此时可诊断垂体癌。虽然垂体癌通常起源于功能性垂体腺瘤，但是当垂体腺瘤演变为垂体癌时，可能见到无功能垂体瘤向功能性垂体瘤转变，因此，整个随访过程中均需要进行激素水平评估[5]。本病例在治疗随访过程中定期进行垂体激素水平评估，一方面是为了判断激素替代治疗是否恰当，另一方面也是在监测垂体腺瘤内分泌功能的改变。

（二）难治性垂体瘤的治疗

难治性垂体腺瘤对标准治疗（常规药物治疗、手术和放疗）没有最佳反应，在大多数情况下，患者已经通过手术和（或）药物治疗进行了多次治疗。因此，一旦疑诊难治性垂体腺瘤，在诊治上需要依赖多学科协作（MDT），一般由神经外科、内分泌科、放疗科、影像科、病理科、肿瘤科等专业的富有垂体腺瘤诊治经验的医生组成。MDT 的任务涵盖诊断、影像和全面的内分泌评估、最佳治疗模式的选择以及终身随访[4]。

手术治疗能缓解垂体瘤对周围组织的压迫症状，解决脑积水及头痛等问题，是一种重要的治疗手段。但难治性垂体腺瘤本身的侵袭性生长和术后复发的特点决定了患者常常需要多次手术，因此必须考虑手术的风险和获益[6]。目前放疗在难治性垂体腺瘤中的数据有限，普通外照射和立体定向放疗均可能控制肿瘤的生长。立体定向放疗可精确投射剂量，周边组织受到的辐射较少，也有文献显示立体定向放疗对难治性垂体瘤具有一定疗效[7]。

对于功能性垂体腺瘤而言，标准的治疗药物包括多巴胺受体激动剂如溴隐亭、卡麦角林，生长抑素类似物如奥曲肽、兰瑞肽、帕瑞肽等，均可用来控制肿瘤生长，减轻激素分泌过多。但对于难治性垂体腺瘤，这些标准治疗的效果不佳，难以阻止腺瘤的生长。目前替莫唑胺是难治性垂体腺瘤和垂体腺癌的一线治疗药物。当在足量、足疗程甚至多药联合不能控制肿瘤生长及激素过量分泌时，考虑启动替莫唑胺治疗。替莫唑胺的作用是将一个甲基插入DNA碱基，促使DNA的鸟嘌呤甲基化，导致DNA双螺旋结构裂解。一种内源性修复蛋白 O^6- 甲基鸟嘌呤 -DNA- 甲基转移酶（MGMT）可以移除该甲基，从而可能抵消替莫唑胺的细胞毒性作用。MGMT启动子甲基化导致的MGMT低表达与胶质母细胞瘤对替莫唑胺治疗的反应有关，但MGMT表达水平作为难治性垂体腺瘤对替莫唑胺反应的预测指标的价值尚不清楚[8]。

替莫唑胺治疗难治性垂体瘤的方案为 $150 \sim 200mg/m^2$，连续应用5天，休息23天（28天为一个周期，即5/28方案）。对于肿瘤生长迅速、尚未达到最大放疗剂量的患者，替莫唑胺可与放疗联合使用。最常见的不良反应是乏力、恶心、呕吐、骨髓抑制[9]。替莫唑胺使用3个周期后可进行疗效评价，判定标准为：①完全有效（CR），肿瘤消失，临床症状显著缓解；②肿瘤进展（PD），肿瘤继续生长，临床症状继续进展；③部分有效（PR），肿瘤缩小 >20%，临床症状部分缓解；④肿瘤稳定（SD），介于部分有效与肿瘤进展之间。药物敏感的患者，建议持续治疗至少6个月。本病例在历经3次手术和3次伽马刀治疗后采用替莫唑胺治疗8个周期，影像学稳定，肿瘤生长得到明显抑制。之后患者由于新冠疫情原因未能持续用药，在未用药的8个月期间肿瘤又有所增大。根据专家共识意见，当替莫唑胺治疗有效，但停药后如观察到肿瘤发生再进展，建议进行第二轮的替莫唑胺化疗，用药3个28天周期后评估疗效[4]。因此，本病例在2020年8月之后又开始替莫唑胺治疗，随访至2021年1月，肿瘤生长速度同样受到抑制。

难治性垂体腺瘤其他新的治疗方法包括肽受体放射性核素治疗（PRRT）、分子靶向治疗（抗VEGF治疗、mTOR抑制剂等）、免疫治疗（PD-1）等，目前正在积极尝试，已有一些患者从这些新型治疗手段中获得了良好的治疗效果[10]。

总之，难治性垂体腺瘤的生物学特性不同于普通垂体腺瘤，常会致患者预后不佳。多学科协作是难治性垂体腺瘤诊治的基石。应积极评估和认真随访，早期识别难治性垂体瘤，综合考虑患者合并症、手术切除比例、累计放疗剂量、药物优化方案等，在标准治疗后，积极应用化疗药物如替莫唑胺治疗。在治疗过程中应密切随访患者垂体功能情况，针对激素缺乏及时开展激素替代治疗。

参考文献

［1］Raverot G，Ilie M D，Lasolle H，et al. Aggressive pituitary tumours and pituitary carcinomas [J]. Nat Rev Endocrinol，2021，17（11）：671–684.

［2］Inoshita N，Nishioka H. The 2017 WHO classification of pituitary adenoma：overview and comments [J]. Brain Tumor Pathol，2018，35（2）：51–56.

［3］Raverot G，Burman P，McCormack A，et al.European Society of Endocrinology Clinical Practice Guidelines for the management of aggressive pituitary tumours and carcinomas [J]. Eur J Endocrinol，2018，178（1）：G1–G24.

［4］中国垂体腺瘤协作组，中华医学会神经外科学分会.中国难治性垂体腺瘤诊治专家共识（2019）[J]. 中华医学杂志，2019，99（19）：1454–1459.

［5］Tatsi C，Stratakis CA. Aggressive pituitary tumors in the young and elderly. Rev Endocr Metab Disord [J]. 2020，21（2）：213–223.

［6］Powell M，Grossman A S. Quality indicators in pituitary surgery：a need for reliable and valid assessments. What should be measured? Clin Endocrinol（Oxf）[J]. 2016，84（4）：485–488.

［7］Starke R M，Williams B J，Jane J A Jr，et al.Gamma Knife surgery for patients with nonfunctioning pituitary macroadenomas：predictors of tumor control，neurological deficits，and hypopituitarism [J]. J Neurosurg，2012，117（1）：129–135.

［8］Petersenn S. Medical therapy of aggressive pituitary tumors [J]. Exp Clin Endocrinol Diabetes，2021，129（3）：186–193.

［9］Bengtsson D，Schrøder H D，Andersen M，et al. Long–term outcome and MGMT as a predictive marker in 24 patients with atypical pituitary adenomas and pituitary carcinomas given treatment with temozolomide [J] .J Clin Endocrinol Metab，2015，100（4）：1689–1698.

［10］Nakano–Tateno T，Lau K J，Wang J，et al. Multimodal Non–Surgical Treatments of Aggressive Pituitary Tumors [J]. Front Endocrinol（Lausanne），2021，26（12）：624686.

（撰写者：李志臻；病例提供者：李志臻）

多尿多饮、停经伴头痛、发热

一、病史与体格检查

患者，女，14岁。因"多尿、多饮，停经4个月，头痛3个月，发热1周"于2019年1月26日入院。4个月前出现多尿，每日尿量10~12L，夜尿6~7次，烦渴、喜冷饮，日饮水量与尿量基本相当，伴停经，无头痛、发热、呕吐，无视野缺损、视物模糊、复视，无四肢活动障碍、肌肉酸痛、皮疹等。至当地医院查MRI示垂体瘤囊变可能性大，建议组织学活检。予"弥凝50μg qn"，夜尿0~1次，每日总尿量5~6L，烦渴稍好转。3个月前出现间断恶心、呕吐、头痛，无发热、视野缺损、肌肉酸痛等，未诊治。1个月前头痛加重，呈钝痛，以双颞部为著，伴双眼视物模糊、头晕，休息后可缓解，无视野缺损、视物变形、视物旋转，尿量无变化。1周前出现发热、乏力，热峰38.7℃，无咳嗽、咳痰、胸闷，无腹泻、腹痛，无关节肿痛、皮疹、雷诺现象，予退热药物治疗（具体不详）体温可回落至正常。于2019年1月26日以"鞍区占位"收入院。发病以来，神志清，精神差，食欲欠佳，睡眠欠佳，小便如上述，大便正常，体重近半年减轻3~4kg。

月经史：既往月经规律，13岁月经初潮，周期28~30天，经期持续5~6天，月经量中等，颜色正常，无血块、痛经。2018年10月10日末次月经后未再行经。

既往史、个人史、婚姻史、家族史无异常。

体格检查：T 38.9℃，P 92次/分，R 23次/分，BP 90/64mmHg，身高168cm，体重49.0kg，BMI 17.36kg/m²。发育正常，营养一般，体形匀称，神志清楚，精神欠佳。全身皮肤干燥，以口唇、手掌、双下肢及双足为重，眉毛无脱落，腋毛稀疏。心、肺、腹体格检查未见明显异常。Tanner分期：乳房Ⅲ期，阴毛

Ⅳ期。

二、实验室及影像学检查

（一）一般实验室检查

1.血常规：WBC 5.3×10^9/L，RBC 4.02×10^{12}/L，Hb 122.0g/L，N 2.95×10^9/L，Plt 312×10^9/L。

2.炎症指标：ESR 17.0mm/h，CRP 1.29mg/L，PCT 0.02ng/mL（＜0.1ng/mL）。免疫球蛋白、补体均在正常范围。ANA+ENA 抗体谱、ANCA 均阴性。IgG4 ＜0.06g/L，在正常范围。

3.血及脑脊液肿瘤标记物：CEA、AFP、β–HCG 等均在正常范围。

4.血及脑脊液细菌培养：阴性。

5.脑脊液生化（表 1-3-1）：

表 1-3-1　脑脊液生化

	2019-01-28	2019-02-11
外观	无色，微浑，无凝块	无色，微浑，无凝块
蛋白定性	弱阳性	阴性
有核细胞数（0~8/L）	392.00×10^6/L	16.00×10^6/L
内皮细胞计数	0.00×10^6/L	1.000×110^6/L
白细胞计数	392.00×10^6/L	15.00×10^6/L
单个核细胞计数	101.00×10^6/L	14.00×10^6/L
多个核细胞计数	291.00×10^6/L	1.00×10^6/L
葡萄糖（2.5~4.4mmol/L）	1.47mmol/L	3.60mmol/L
氯（120~130mmol/L）	126.1mmol/L	127.1mmol/L
乳酸脱氢酶（10~30U/L）	42U/L	15U/L
乳酸（1.1~2.8mmol/L）	3.00mmol/L	1.60mmol/L
脑脊液总蛋白（150~450mg/L）	624.00mg/L	198.00mg/L
脑脊液白蛋白（100~300mg/L）	433.80mg/L	143.70mg/L
细菌培养	阴性	阴性

6.肝肾功能、电解质正常；凝血功能、传染病筛查、甲型流感和乙型流感筛查未见异常。

（二）垂体功能评估

1.甲状腺功能（表1-3-2）：

表1-3-2 甲状腺功能

	FT_3（pmol/L）	FT_4（pmol/L）	TSH（μIU/mL）
结果	5.02	8.58	0.11
参考值	3.28 ~ 6.47	7.9 ~ 18.4	0.34 ~ 5.6

2.性激素六项（表1-3-3）：

表1-3-3 性激素六项

	LH （mIU/mL）	FSH （mIU/mL）	E_2 （pg/mL）	T （ng/mL）	P （ng/mL）	PRL （ng/mL）
结果	0.12	2.63	< 10	< 0.13	< 0.10	31.06
参考值 （卵泡期）	2.39 ~ 6.60	3.03 ~ 8.08	21 ~ 251	0.11 ~ 0.57	< 0.1 ~ 0.3	5.18 ~ 26.53

3.ACTH-Cor节律（表1-3-4）：

表1-3-4 ACTH-Cor节律

	上午8时	下午4时
ACTH（pg/mL）	12.70（7.0 ~ 61.1）	12.80
Cor（μg/dL）	2.64（7 ~ 27）	2.34

24小时UFC：2 422nmol（尿量5.6L，患者高热、呕吐，氢化可的松静脉滴注治疗）。

4.血、尿渗透压（已口服弥凝，表1-3-5）：

表1-3-5 血、尿渗透压（mOsm/kg）

日期	尿渗透压	血渗透压
2019-01-31	285.00	285.00
2019-02-04	660.00	311.00
2019-02-11	103.00	314.00

　　5. 下丘脑－垂体－生长激素轴（HPGH轴，简称生长激素轴）：GH 3.58ng/mL（0.06～5ng/mL）；IGF-1 243.90ng/mL（220～972ng/mL）。

（三）影像学检查

　　入院后垂体MRI结果如图1-3-1、图1-3-2所示。

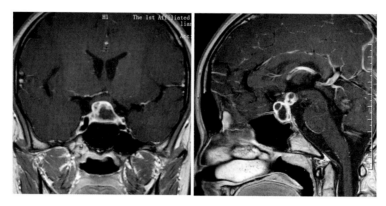

图1-3-1　垂体MRI（2019-01-28）：鞍区及鞍上囊性病变，不均匀边缘强化，大小约1.6cm×1.6cm×1.2cm

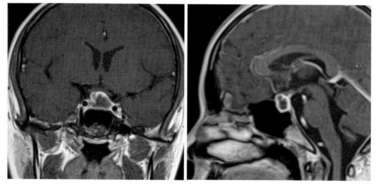

图1-3-2　垂体MRI（2019-03-02，抗感染治疗后）：病灶缩小不明显，大小约1.8cm×1.4cm×1.2cm

三、诊治经过

　　患者2019年1月29日入院后给予氢化可的松、弥凝替代，同时给予补液、退热、止吐、抑酸、胃肠动力药、肠道活菌制剂、维持电解质平衡等对症支持，并联合"美罗培南2.0g q8h"治疗。上述治疗3天后，患者于2月1日起未再发热，头痛、恶心、呕吐症状逐渐好转，尿量较前明显减少（至2月8日，入 1 630mL，出 2 050mL，予氢化可的松 20mg bid、弥凝 50μg bid）。根据病情和出入水量逐渐调整氢化可的松和弥凝剂量。2 月 27 日，患者再次出现头痛、发热、呕吐，呕吐物为胃内容物，热峰 38.5℃，血常规：WBC 2.02×10^9/L，RBC 3.68×10^{12}/L，Hb 112.8g/L，N 0.04×10^9/L，N% 1.9%。血培养和 PCT 结果阴性，予重组人粒细胞集落刺激因子，同时加强对症治疗。3 月 2 日复查垂体 MRI：鞍区囊性病变无明显缩小。

根据患者病史、体征、实验室检查、影像学检查及治疗后症状改善情况，经全科讨论后，考虑垂体脓肿，诊断明确，建议评估病情，条件允许的情况下尽快手术治疗。患者白细胞正常，一般状况改善后，于 2019 年 3 月 12 日行经鼻蝶入路垂体脓肿切开引流术，术中切开囊壁后可见黄白色脓液涌出，反复冲洗至清亮，脓液送培养，结果示无细菌生长。术后病理：符合化脓性炎表现，考虑化脓性炎伴组织细胞增生聚集。免疫组化结果：GFAP（-），AE1/AE3（CK）（灶+），S-100（灶+），SYN（灶+），CD56（56C04）（灶+），CD163（+），Ki-67 指数（约 5%+），网状纤维染色（+）。术后予患者氢化可的松、弥凝及头孢曲松等药物治疗，其体温逐渐恢复正常，但仍有全垂体功能减退，予规律激素替代治疗。

患者术后规律复查，末次随访时间为 2022 年 2 月 10 日（术后约 3 年），垂体 MRI 增强显示鞍区术后改变，鞍窝稍扩大，鞍底下沉，垂体信号尚均匀，垂体柄显示可，未见脓肿病灶复发（图 1-3-3），垂体功能部分恢复（表

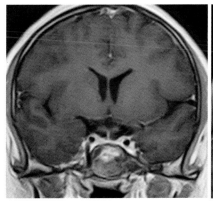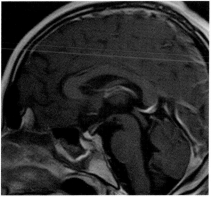

图 1-3-3　2022-02-10 术后复查垂体 MRI

1-3-6 ~ 表 1-3-8）。根据复查结果调整药物剂量：氢化可的松减量至早上 5mg、下午 5mg；LH 水平较发病初期有所升高，提示性腺轴功能有所恢复，但目前人工周期替代治疗期间月经量仍较少，需继续替代治疗，动态观察性激素水平；甲状腺功能恢复正常，不需 LT_4 替代治疗；弥凝 100μg，每日 3 次，口服。

表 1-3-6　术后 3 年 ACTH-Cor 节律（氢化可的松早上 10mg、下午 5mg）

	上午 8 时	下午 4 时	午夜 0 时
ACTH（pg/mL）	16.20（7.0 ~ 61.1）	17.20	5.32
Cor（μg/dL）	7.64（7 ~ 27）	5.48	5.33

24 小时 UFC：368nmol（尿量 3.38L）

表 1-3-7　术后 3 年性激素六项（以克龄蒙替代）

	LH (mIU/mL)	FSH (mIU/mL)	E_2 (pg/mL)	T (ng/mL)	P (ng/mL)	PRL (ng/mL)
结果	7.04	7.75	28.0	0.52	0.23	5.4
参考值（卵泡期）	2.39 ~ 6.60	3.03 ~ 8.08	21 ~ 251	0.11 ~ 0.57	< 0.1 ~ 0.3	5.18 ~ 26.53

表 1-3-8　术后 3 年甲状腺功能（未用 LT_4）

	FT_3 (pmol/L)	FT_4 (pmol/L)	TSH (μIU/mL)
结果	5.01	10.46	1.72
参考值	3.28 ~ 6.47	7.9 ~ 18.4	0.34 ~ 5.6

四、最终诊断

垂体脓肿切开引流术后：全垂体功能减退症（继发性肾上腺皮质功能减退症，继发性甲状腺功能减退症，继发性性腺功能减退症，中枢性尿崩症）。

五、总结讨论

以中枢性尿崩症、继发闭经为首发症状的疾病，在鞍区病变中并不少见。

常见于鞍区肿瘤（原发/转移性）、自身免疫性疾病和组织增生性疾病等。其中，儿童、青少年以鞍区肿瘤（主要是颅咽管瘤和生殖细胞肿瘤）和组织细胞增生症为常见病变，成年人主要继发于各种鞍区肿瘤及鞍区手术[1]。成年人还需关注鞍区转移肿瘤的可能，而育龄期女性更要积极筛查自身免疫性垂体炎。患者发病时正处青春期，上述病因均需积极排查。该患者在病程后期出现了难以控制的发热，除考虑上述病因外，需要进一步拓展思路。患者入院时虽然外周血白细胞和 PCT 不高，但脑脊液中白细胞计数明显升高，结合鞍区不规则的囊性占位病变，综合考虑为垂体脓肿，并最终经过手术和病理得以证实。

垂体脓肿是一种非常罕见（占所有垂体疾病的 0.2% ~ 1%）[2]的疾病，且与高死亡率相关。其中 2/3 是原发性垂体脓肿，发生在先前健康的腺体中；而继发性脓肿则起源于先前存在的病变，如垂体腺瘤、颅咽管瘤或复杂的 Rathke 裂囊肿[3]。垂体脓肿可由血液播散引起，也可由邻近感染组织（蝶窦炎、脑膜炎、脑脊液漏颅内感染或海绵窦血栓性静脉炎）直接扩展引起。垂体脓肿的致病菌多样，最常见的是葡萄球菌，但细菌培养阳性率低[4]。

Vates 等[5]回顾了 24 例垂体脓肿病例，结果表明，患者中 19.7% 有败血症或明显的菌血症史，12.5% 有脑脊液漏引起的鼻漏史，41.7% 有垂体手术或蝶窦疾病史，8.3% 有脑部放射史，4.2% 有蝶窦慢性炎症或其他疾病史，然而约 50% 的病例未能分离出致病微生物。另一方面，Lindholm 等[6]的另一项研究表明，21 例垂体脓肿中有 9 例没有感染原因。也有学者[7]认为，垂体脓肿的主要来源很可能是上颌窦炎或额窦炎的感染扩散。以往还有报道认为海绵窦血栓可能在垂体感染和炎症中起到一定作用[8]。在本病例中，患者病情进展相对缓慢，呈现非特异性临床表现，无明显前驱感染病史，外周血和脑脊液细菌培养阴性。

垂体脓肿缺乏特异性临床表现，因正常垂体组织受到脓肿压迫和炎症浸润会出现垂体前叶功能减退和（或）垂体后叶功能减退，同时随着脓肿增大还会压迫鞍膈和视交叉，出现头痛、视力下降或视野缺损[4, 9, 10]。本病例就是以垂体后叶功能受损（中枢性尿崩症）为首发临床表现，后逐渐出现鞍膈压迫症状，并出现全垂体功能减退。

单纯从影像学上区分垂体脓肿和垂体腺瘤是具有挑战性的，因为这两种疾病在 CT 和 MRI 上的表现或多或少有相同之处。但是影像学检查对于诊断仍然至关重要，MRI 增强扫描作为首选影像检查。典型的垂体脓肿 MRI 表现为 T1WI 呈低信号或等信号，T2WI 多为长信号，呈不均匀囊性肿块，增强扫描后病灶呈环状强化，中心不强化，并且往往壁厚而毛糙。然而，鞍区其他病变（如颅咽管瘤和 Rathke 裂囊肿）也具有相似的特征，因此其并无特异性。但是，评估影像学上的表观扩散系数可能会对鉴别诊断有所帮助，因为脓肿的表观扩散系数会降低，而坏死肿瘤的表观扩散系数会更高[11]。本病例初诊时无发热，首次 MRI 检查时被误诊为垂体瘤或 Rathke 裂囊肿。

由于垂体脓肿发病率低，临床症状和影像学均缺乏特异性表现，因此，术前诊断困难，易被误诊。但是当患者出现以下情况时，应考虑垂体脓肿[12]：①垂体激素缺乏；②鞍区占位效应；③炎症反应（发热、白细胞增多）；④局限性脑膜炎、鼻窦炎（头痛和视力障碍）。

垂体脓肿可能会缺乏明显感染征象，尤其是疾病早期。本病例在发病初期并没有发热及相关感染性生化指标异常，因此在初诊时并没有考虑到垂体脓肿，当出现明显发热时，结合鞍区 MRI 表现，才考虑诊断"垂体脓肿"。

有急性感染性全身症状（如发热、白细胞增多、头痛和脑膜炎引起的视觉障碍等）的垂体脓肿患者，要优先积极进行抗生素治疗。如果在手术准备之前或手术期间症状迅速缓解，或者复查 MRI 显示脓肿已大幅缩小，则可以考虑保守治疗，无需手术[5]。但是大部分学者还是推荐及早进行手术引流并联合抗生素治疗。手术方式首选经蝶窦入路，如果脓肿位于鞍上或很难进行彻底清除，则首选开颅手术。早期经蝶窦手术、适当的抗生素治疗及激素替代治疗可降低死亡率和发病率。激素替代疗法是基于垂体激素缺乏而给予的。本例患者在积极抗感染治疗后垂体脓肿无明显改善，经蝶窦入路垂体脓肿切开引流术后症状迅速缓解，但垂体功能减退持续存在。

与垂体腺瘤的主要临床表现为慢性垂体功能减退和肿瘤鞍区占位效应不同，垂体脓肿的临床结局具有很大差异。Dutta 等[13]报告了 4 例垂体脓肿患者，其中每个患者都有不同的结局：①完全康复；②死于垂体危象；③永久性垂体功能减退；④单一生长激素不足。Jin 等[12] 提出性别、发病方式、手术治疗和基线高泌乳素血症等因素可能与垂体促激素分泌恢复有关。如果按照上述 4 个因素进行分组，垂体促激素分泌表现出不同的恢复率：男性的恢复率显著高于女性（88.9% vs 38.5%；P=0.018）；急性起病患者的恢复率高于慢性起病患者（75.0% vs 16.7%；P=0.013）；基线正常泌乳素血症患者的恢复率高于基线高泌乳素血症患者（84.6% vs 22.2%；P=0.003）；而手术分组对恢复率没有显著影响。本例患者基线泌乳素轻度升高，术后垂体功能有部分恢复，下丘脑 – 垂体 – 甲状腺轴（简称甲状腺轴）基本恢复正常，性腺轴功能在逐渐恢复中，还需要继续随访。

考虑到复发风险和术后垂体功能减退的发生率高，必须对垂体脓肿患者进行密切的随访。本例患者发病至今共 3 年，维持随访过程中，患者垂体脓肿无复发迹象，但仍存在垂体功能减退症，持续激素替代治疗。

综上所述，鞍区病变病因复杂，病因不同，则治疗千差万别，诊断明确，下一步治疗才能及时有效。垂体脓肿是一种罕见的鞍区病变，临床早期识别、及时诊治，能降低患者死亡率、提高患者生命质量，甚至有助于患者垂体功能的恢复。

参考文献

[1] 顾锋，金自孟，张殿喜，等 . 中枢性尿崩症 408 例的病因及临床特点分析 [J]. 中华医学杂志，2001，81（19）：1166–1171.

[2] Hanel R A，Koerbel A，Prevedello D M，et al. Primary pituitary abscess：case report[J]. Arquivos de neuro–psiquiatria，2002，60（3–B）：861–865.

[3] Glezer A，Paraiba D B，Bronstein M D. Rare sellar lesions[J]. Endocrinology and metabolism clinics of North America，2008，37（1）：195–211，X.

[4] Liu F，Li G，Yao Y，et al. Diagnosis and management of pituitary abscess：experiences from 33 cases [J]. Clinical endocrinology，2011，74（1）：79–88.

[5] Vates G E，Berger M S，Wilson C B. Diagnosis and management of pituitary abscess：a review of twenty–four cases[J]. Journal of neurosurgery，2001，95（2）：233–241.

[6] Lindholm J，Rasmussen P，Korsgaard O. Intrasellar or pituitary abscess[J]. Journal of

neurosurgery，1973，38（5）：616-619.

［7］Al Salman J M，Al Agha R，Helmy M. Pituitary abscess[J]. BMJ case reports，2017，2017：bcr 2016217912.

［8］Berger S A，Edberg S C，David G. Infectious disease in the sella turcica[J]. Reviews of infectious diseases，1986，8（5）：747-755.

［9］Gao L，Guo X，Tian R，et al. Pituitary abscess：clinical manifestations，diagnosis and treatment of 66 cases from a large pituitary center over 23 years [J]. Pituitary，2017，20（2）：189-194.

［10］高路，郭晓鹏，田蕊，等. 基于国内单中心和网络数据库数据的垂体脓肿临床分析 [J]. 中华神经外科杂志，2017，33（02）：149-153.

［11］Takayasu T，Yamasaki F，Tominaga A，et al. A pituitary abscess showing high signal intensity on diffusion-weighted imaging[J]. Neurosurgical review，2006，29（3）：246-248.

［12］Jin W S，Xu W G，Yin Z N，et al. Endocrine dysfunction and follow-up outcomes in patients with pituitary abscess [J]. Endocrine practice，2015，21（4）：339-347.

［13］Dutta P，Bhansali A，Singh P，et al. Pituitary abscess：report of four cases and review of literature[J]. Pituitary，2006，9（3）：267-273.

（撰写者：任高飞；病例提供者：李志臻）

双侧肾上腺切除术后，皮肤色素沉着

■一、病史与体格检查

　　患者，女，55岁。以"面圆、面红，血压高19年，皮肤变黑11年"为主诉于2021年4月1日入院。19年前出现面圆、面红，血压高，最高165/110mmHg，伴面部水肿、乏力，无头痛、恶心、呕吐，无视力改变、视野缺损，无皮肤紫纹、月经异常、毛发增多。在外院完善相关检查（具体不详），垂体MRI未见明显异常（未见报告单），诊断为"ACTH依赖性库欣综合征、双侧肾上腺增生"，行"双侧肾上腺切除术＋双侧肾上腺背部移植术"，术后短期给予糖皮质激素口服（具体不详），其后血压恢复至正常，面圆、面红消退。10年前出现全身皮肤颜色加深，并再次出现面圆、面红，监测血压波动在（130～140）/（95～100）mmHg，应用"苯磺酸氨氯地平片5mg qd"，监测血压在130/（80～88）mmHg，外院查垂体MRI提示垂体瘤（未见报告单），查ACTH-Cor节律（表1-4-1）：

表1-4-1　2012-06-25 ACTH-Cor节律

	上午8时	下午4时
ACTH（pg/mL）	459.3（7.2～63.3）	263.3
Cor（ng/mL）	501.6（171～536）	477

行垂体放疗17天（具体剂量不详），复查ACTH-Cor节律（表1-4-2）：

表1-4-2　2012-07-19 ACTH-Cor节律

	上午8时	下午4时
ACTH（pg/mL）	103.5（7.2～63.3）	97.5
Cor（ng/mL）	534.8（171～536）	504.5

放疗后面圆、面红逐渐消退，血压恢复正常，皮肤颜色加深无改变。4年前再次出现面圆、面红，血压增高，外院查 ACTH-Cor 节律（表 1-4-3）：

表 1-4-3　2018-03-28 ACTH-Cor 节律

	上午 8 时	下午 4 时	午夜 0 时
ACTH（pg/mL）	476（7.0~61.1）	344	193
Cor（μg/dL）	21.3（7~27）	18.3	16.1

24 小时 UFC 706nmol（73~372nmol，24 小时尿量 2.15L）；电解质、肝肾功能、血糖正常；垂体 MRI 平扫 + 动态增强示垂体左前份病变，考虑垂体瘤；肾上腺 CT 平扫 + 增强示双侧肾上腺背部皮下移植术后，双侧肾上腺区未见肾上腺显影。行双侧背部皮下肾上腺部分切除术，术后面圆、面红、血压高缓解，全身皮肤色素沉着无改善。5 天前再次出现面圆、面红，伴乏力，为进一步诊治收入院。发病以来，精神、食欲、睡眠正常，大小便正常。

月经生育史：既往月经规律，15 岁月经初潮，周期 35~40 天，经期持续 3~4 天，月经量中等，颜色正常，无血块、痛经。50 岁绝经。孕 2 产 2。

既往史、个人史、家族史：无特殊。

体格检查：T 36.6℃，P 80 次 / 分，R 20 次 / 分，BP 136/78mmHg，身高 163cm，体重 62kg，BMI 23.3kg/m²。面圆、面红，发际线下移，全身皮肤黏膜色素沉着，尤以颜面、掌纹、口唇、齿龈、腹部手术瘢痕等处明显，全身皮肤未见紫纹，背部脂肪垫（+）。心、肺、腹体格检查无异常。双下肢无水肿。

二、实验室及影像学检查

（一）一般实验室检查

1. 血常规、尿常规、粪常规、肝肾功能、血糖、Hb1Ac 均正常。

2. 血电解质：钾 4.36 mmol/L，钠 137 mmol/L，氯 101mmol/L，钙 2.26 mmol/L，磷 1.36 mmol/L，镁 0.91mmol/L，均正常。

3. 血脂：TC 6.17mmol/L，TG 2.24 mmol/L，LDL-C 4.11 mmol/L，余正常。

（二）垂体相关激素检查

1.ACTH-Cor 节律（表 1-4-4）：

表 1-4-4　ACTH-Cor 节律

	上午 8 时	下午 4 时	午夜 0 时
ACTH（pg/mL）	361（7.0 ~ 61.1）	405	202
Cor（μg/dL）	5.78（7 ~ 27）	6.03	5.44

2. 24 小时 UFC：63nmol（73 ~ 372nmol）。24 小时尿量：1.6 L。

3. 肾素活性 - 血管紧张素 - 醛固酮卧立位试验（同步血钾 4.29mmol/L）：结果见表 1-4-5。

表 1-4-5　肾素活性 - 血管紧张素 - 醛固酮卧立位试验

	PRA [ng/（mL·h）]	Ang II（pg/mL）	ALD（pg/mL）
卧位	3.73（0.15 ~ 2.33）	68.10（25 ~ 80）	76.26（30 ~ 160）
立位	18.6（0.1 ~ 6.56）	67.81（50 ~ 120）	81.9（70 ~ 300）

4. 24 小时尿醛固酮、儿茶酚胺：正常。

5. 甲状腺功能（表 1-4-6）：

表 1-4-6　甲状腺功能

	FT_3（pmol/L）	FT_4（pmol/L）	TSH（μIU/mL）
结果	5.58	16.77	3.99
参考值	3.28 ~ 6.47	7.9 ~ 18.4	0.34 ~ 5.6

6. 性激素六项（表 1-4-7）：

表 1-4-7　性激素六项

	LH（mIU/mL）	FSH（mIU/mL）	E_2（pg/mL）	T（ng/mL）	P（ng/mL）	PRL（ng/mL）
结果	16.41	40.56	10	< 0.13	< 0.1	23.71
参考值	26.7 ~ 133.4	10.39 ~ 64.57	< 10 ~ 28	0.11 ~ 0.57	< 0.1 ~ 0.2	5.18 ~ 26.53

7. GH 0.08ng/mL，IGF–1 92.56ng/mL（81～225ng/mL）。

8. MEN 筛查：胃泌素 –17、血 PTH、血钙正常。

（三）影像学检查

1. 垂体 MRI 平扫 + 动态增强：鞍窝不大，鞍底稍下沉，垂体左前份可见斑片状长 T1 混杂短 T2 信号影，大小约 6mm×7mm×6mm（前后径 × 左右径 × 上下径）。垂体柄向右侧偏斜。视交叉未见明显异常。双侧海绵窦未见明显异常。静脉注入对比剂扫描：垂体左前份可见斑片状相对低信号，延迟期呈轻度不均匀强化（图 1-4-1、图 1-4-2）。

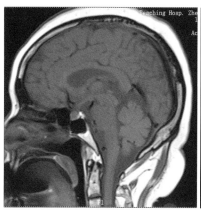 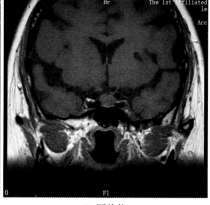

A. 矢状位 　　　　　　　　　　　B. 冠状位

图 1-4-1　垂体 MRI T1 平扫

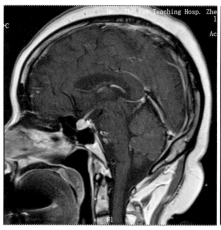 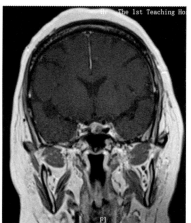

A. 矢状位 　　　　　　　　　　　B. 冠状位

图 1-4-2　垂体 MRI T1 增强

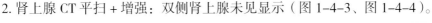
2.肾上腺 CT 平扫＋增强：双侧肾上腺未见显示（图 1-4-3、图 1-4-4）。

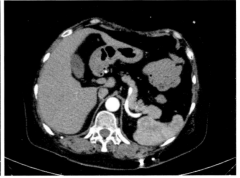

图 1-4-3　肾上腺 CT 平扫　　　　　　　　图 1-4-4　肾上腺 CT 增强

三、诊治经过

该患者 19 年前在外院诊断为 ACTH 依赖性库欣综合征，当时垂体 MRI 未见明显异常，双侧肾上腺增粗，为快速缓解皮质醇增多症状，行双侧肾上腺切除并背部移植术，术后患者面圆红、高血压均缓解。其后症状多次反复，又行垂体放疗、双侧背部皮下肾上腺部分切除术，病程中逐渐出现全身皮肤色素沉着，结合上述病史，考虑出现 Nelson 综合征。患者既往无大小剂量地塞米松抑制试验结果，现双侧肾上腺已切除，无法再行地塞米松抑制试验，为进一步明确定位诊断，行岩下窦采血了解 ACTH 来源。

2021 年 4 月 15 日行经皮岩下窦静脉取血术，结果见表 1-4-8。

表 1-4-8　经皮岩下窦静脉取血术

	ACTH（pg/mL）	Cor（μg/dL）	岩下窦 ACTH/ 外周 ACTH
外周	76.2	8.56	
右岩下窦①	195	8.99	2.55
右岩下窦②	204	8.68	2.67
左岩下窦①	396	8.75	3.88
左岩下窦②	349	8.66	3.22

岩下窦与外周 ACTH 浓度比值≥ 2，提示库欣病，左岩下窦与右岩下窦

ACTH 浓度比值 ≥ 1.4，提示肿瘤位于垂体左份。明确 ACTH 来源于垂体，且位于垂体左份，与垂体 MRI 报告相符。于 2021 年 4 月 20 日行神经内镜下经鼻蝶垂体病损切除术，术中可见右侧正常垂体组织，左侧近海绵窦内侧壁见肿瘤组织，行彻底切除，术后病理结果回示（鞍区占位）垂体腺瘤。免疫组化结果：ACTH（+），GH（−），PRL（−），FSH（−），LH（−），TSH（−），Ki−67 指数（约 1%+），CAM5.2（+），AE1/AE3（CK）（+），Syn（+），T−PIT（部分 +），PIT−1（−），SF−1（−），ER（−），P53（ < 5%+）。

2021 年 4 月 21 日术后复查：

1. ACTH−Cor 节律（表 1−4−9）：

表 1-4-9　2021-04-21 ACTH-Cor 节律

	上午 8 时	下午 4 时	午夜 0 时
ACTH（pg/mL）	17.16（7.0 ~ 61.1）	27.9	2.93
Cor（μg/dL）	2.09（7 ~ 27）	0.54	0.54

2. 甲状腺功能（表 1−4−10）：

表 1-4-10　2021-04-21 甲状腺功能

	FT_3（pmol/L）	FT_4（pmol/L）	TSH（μIU/mL）
结果	3.32	15.28	0.77
参考值	3.28 ~ 6.47	7.9 ~ 18.4	0.34 ~ 5.6

3. 性激素六项（表 1−4−11）：

表 1-4-11　2021-04-21 性激素六项

	LH (mIU/mL)	FSH (mIU/mL)	E_2 (pg/mL)	T (ng/mL)	P (ng/mL)	PRL (ng/mL)
结果	19.84	30.30	16.34	0.025	0.05	9.72
参考值（绝经期）	26.7 ~ 133.4	10.39 ~ 64.57	< 10 ~ 28	0.11 ~ 0.57	< 0.1 ~ 0.2	5.18 ~ 26.53

4. GH 1.47ng/mL，IGF−1 148.2ng/mL（81 ~ 225ng/mL）；

术后治疗：予氢化可的松片上午 8 时 15mg、下午 4 时 5mg。

术后 11 个月复查垂体 MRI（图 1-4-5、图 1-4-6）：

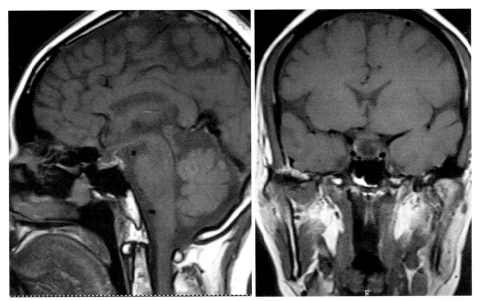

A. 矢状位　　　　　　　　　　　　B. 冠状位

图 1-4-5　垂体 MRI T1 平扫

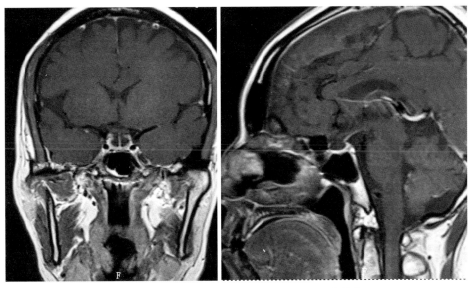

A. 冠状位　　　　　　　　　　　　B. 矢状位

图 1-4-6　垂体 MRI 增强

四、最终诊断

库欣病

  双侧肾上腺切除术后

  Nelson 综合征

五、总结讨论

本例患者 19 年前被诊断为 ACTH 依赖性库欣综合征，垂体 MRI 未见明显异常，行双侧肾上腺切除并背部移植术后症状缓解。此种术式能快速控制高皮质醇血症，减少单纯双侧肾上腺全切后终身激素替代及发生 Nelson 综合征的风险，但是移植后的残留肾上腺仍有再次增生而出现高皮质醇血症的可能[1]。该患者 10 年前开始出现全身皮肤颜色加深，血压再次升高，查血 ACTH 及皮质醇水平均高，行垂体放疗，此时，Nelson 综合征"初露端倪"。4 年前病情再次反复，垂体 MRI 提示垂体瘤，血 ACTH 明显增高，Cor 水平无增高，又行背部皮下肾上腺部分切除术，术后皮肤色素沉着无改善，至此，Nelson 综合征"尘埃落定"。

库欣病患者行双侧肾上腺切除术可立即控制皮质醇过量，但 Nelson 综合征是其潜在的并发症。Nelson 综合征目前还没有正式的定义共识。在大多数发表的文献中，Nelson 综合征的诊断主要基于三个轴线[2]：①垂体 MRI 显示原有垂体瘤进一步增大，或者术前垂体影像学阴性，术后出现垂体瘤征象。②血浆 ACTH 水平上升。目前没有明确的 ACTH 切点值，建议的方法包括血浆 ACTH 相比之前的测量值（在同等条件下抽血），上升达 100pg/mL（上午 8 点抽血，前次糖皮质激素给药 20 小时后，当天早上给药之前）；或者早上糖皮质激素给药后 2 小时，血浆 ACTH 未被抑制在 200pg/mL 以下。③发生皮肤色素沉着。双侧肾上腺切除术后皮肤和黏膜色素沉着过度是由于促肾上腺皮质激素（ACTH）、黑素细胞刺激素（MSH）及 β–促脂解素（β–LPH）均来自于一个共同的前体物阿黑皮素原（POMC），糖皮质激素减少时，对垂体的负反馈抑制作用减弱，POMC 分泌增多的同时 MSH 也增多，对皮肤和黏膜黑素细胞刺激增强，使色素加深。随着激素测定和神经放射影像学技术的进步，Nelson 综合征可以被早期诊断，色素沉着不一定是 Nelson 综合征的常见表现。

Papakokkinou 等[3]通过对 36 项研究数据，包括 1 300 多名接受双侧肾上腺切除术治疗的库欣病患者进行荟萃分析，评估 Nelson 综合征的总体患病率为 26%，从行双肾上腺切除术到诊断 Nelson 综合征的中位时间为 4 年，范围为 0.2 ~ 39 年。需要对 Nelson 综合征进行垂体特异性治疗的比例为 21%。此外，妊娠不会加速双侧肾上腺切除术后促肾上腺皮质激素细胞肿瘤的进展[4]。

Nelson 综合征的发病机制尚不清楚，可能的理论有：①下丘脑的糖皮质激素负反馈缺失，随后 CRH 分泌增加，导致促肾上腺皮质激素细胞肿瘤形成和 Nelson 综合征。但是，并不是所有接受双侧肾上腺切除术治疗的库欣病患者都会出现 Nelson 综合征，这表明还可能有其他因素参与其中。② Nelson 综合征可能代表着进袭性促肾上腺皮质激素细胞肿瘤的自然史[5]，但肿瘤进展和导致 Nelson 综合征的机制仍不清楚。

对于 Nelson 综合征的发生，目前无确定的预测因素，可能的因素有：①双侧肾上腺切除术后第一年的高 ACTH 水平增加超过 100pg/mL[6]；②行双侧肾上腺切除前已存在垂体瘤[7]；③双侧肾上腺切除术之前皮质醇水平高[7]；④接受双侧肾上腺切除术时的年龄小[8]；⑤双侧肾上腺切除术后糖皮质激素替代治疗不足[9]。本例患者初始治疗的临床资料缺失，双侧肾上腺切除术前、术后 ACTH 及皮质醇水平不详，故该患者存在的预测因素只包括接受双侧切除术时的年龄小、糖皮质激素替代治疗不足。

治疗上，经蝶窦入路切除垂体腺瘤是首选治疗方法。手术应在肿瘤发生鞍外扩展前进行，以获得完全和长期缓解。如无法经蝶窦入路，可考虑经颅手术。术后缓解率在 17% ~ 80%，预后主要受肿瘤体积和鞍外扩展程度的影响。放疗是作为单独的或 Nelson 综合征行垂体手术后的替代治疗方法，主要用于无法完全切除肿瘤的患者，目的是控制肿瘤的生长速度。一般来说，小的肿瘤更适合立体定向放疗（SRS），而大的肿瘤可能更适合分割常规放疗（CRT）[10]。药物治疗包括多巴胺激动剂（溴隐亭、卡麦角林）、丙戊酸钠、生长抑素类似物（奥曲肽、兰瑞肽、帕瑞肽）、5- 羟色胺受体拮抗剂（赛庚啶）和过氧化物酶体增殖物激活受体 γ 激动剂（噻唑烷二酮类药物）。这些药物能降低部分患者的 ACTH 水平，但无持续的确定疗效。当其他治疗方法都失效时（这也提示肿瘤具有进袭性），药物治疗可以是一种选择，还可以尝试使用化疗药物替莫唑胺，但疗效有限。

一项多中心研究[11]显示，Nelson 综合征患者接受单独手术治疗或联合放疗的 10 年肿瘤无进展生存率分别为 80% 和 81%，关于药物疗效，报道不一。本例患者缺失早期临床资料，又因双侧肾上腺已切除，无法行大、小剂量地塞米松抑制试验，结合 MRI 显示垂体瘤，故行岩下窦静脉采血明确为库欣病，进一步行经蝶窦垂体瘤切除术，术后 ACTH 水平下降至正常范围。

因此，对于 ACTH 依赖性库欣综合征患者，需严格规范诊疗，明确定位诊断。首先行垂体 MRI 平扫加动态增强，必要时进行双侧岩下窦静脉取血检查，明确过量 ACTH 来源于垂体还是异位分泌。如明确为库欣病，及早首选经蝶窦手术切除肿瘤，而不是行肾上腺切除，从而预防 Nelson 综合征的发生。对于已行双侧肾上腺切除的患者，由于 Nelson 综合征的垂体腺瘤有侵袭性生长的特点，应终身随访。前 3 年每 6～12 个月进行垂体 MRI 及生化监测，其后每 1～2 年一次。

参考文献

［1］董德鑫，李汉忠，严维刚. 自体肾上腺移植治疗难治性库欣病临床疗效分析 [J]. 中华泌尿外科杂志，2010，31（3）：149-152.

［2］Fountas A，Karavitaki N. Nelson's syndrome：an update [J]. Endocrinology and Metabolism Clinics，2020，49：413-432.

［3］Papakokkinou E，Piasecka M，Carlsen H K，et al. Prevalence of Nelson's syndrome after bilateral adrenalectomy in patients with Cushing's disease：a systematic review and meta-analysis [J]. Pituitary，2021，24：797-809.

［4］Jornayvaz F R，Assie G，Bienvenu P M，et al. Pregnancy does not accelerate Corticotroph tumor progression in Nelson's syndrome [J]. The Journal of Clinical Endocrinology & Metabolism，2011，96：E658-E662.

［5］Sbiera S，Deutschbein T，Weigand I，et al. The new molecular landscape of Cushing's disease [J]. Trends in Endocrinology & Metabolism，2015，26：573-583.

[6] Assié G，Bahurel H，Coste J，et al. Corticotroph tumor progression after adrenalectomy in Cushing's disease：a reappraisal of Nelson's syndrome [J]. The Journal of Clinical Endocrinology & Metabolism，2007，92：172-179.

[7] Sonino N，Zielezny M，Fava G A，et al. Risk factors and long-term outcome in pituitary-dependent Cushing's disease [J]. The Journal of Clinical Endocrinology & Metabolism，1996，81：2647-2652.

[8] Kemink L，Pieters G，Hermus A，et al. Patient's age is a simple predictive factor for the development of Nelson's syndrome after total adrenalectomy for Cushing's disease [J]. The Journal of Clinical Endocrinology & Metabolism，1994，79：887-889.

[9] Nagesser S K，van Seters A P，Kievit J，et al. Long-term results of total adrenalectomy for Cushing's disease [J]. World Journal of Surgery，2000，24：108-113.

[10] Reincke M，Albani A，Assie G，et al. Corticotroph tumor progression after bilateral adrenalectomy（Nelson's syndrome）：systematic review and expert consensus recommendations [J]. European Journal of Endocrinology，2021，184：P1-P16.

[11] Fountas A，Lim E S，Drake W M，et al. Outcomes of patients with Nelson's syndrome after primary treatment：a multicenter study from 13 UK pituitary centers [J]. The Journal of Clinical Endocrinology & Metabolism，2020，105：1527-1537.

（病例撰写者：张莹；病例提供者：张莹）

甲状腺乳头状癌术后，多尿、多饮

一、病史与体格检查

患者，男，45 岁。以"甲状腺乳头癌术后 1 年，口渴、多尿、多饮 1 个月"为主诉于 2018 年 7 月入院。1 年前体检时发现甲状腺结节，超声提示甲状腺右叶实性低回声结节伴钙化（TI–RADS 5 类）。无颈部疼痛、肿胀，无心悸、手抖，无乏力、便秘。外院行"甲状腺右叶全切术 + 左叶大部切除术 + 颈部淋巴结清扫术"。术后病理：（甲状腺右叶）乳头状癌伴钙化，肿瘤大小 1.2cm×1cm×1cm；（甲状腺左叶）甲状腺肿；"中央区"淋巴结未见癌转移（0/10）。术后服用左甲状腺素钠片，在当地规律复诊。1 个月前无明显诱因出现口渴、多尿、多饮（每日饮水 15~20L），喜冷饮，尿量与饮水量相当，夜尿 6~8 次，伴心烦，无多食、体重减轻，无头痛、恶心、呕吐、视力改变。外院查尿渗透压 263mOsm/kg，考虑"尿崩症"。今为求进一步诊治来我院，门诊以"甲状腺乳头癌术后；多尿、多饮查因：尿崩症？"收住院。发病以来，神志清，精神可，食欲正常，睡眠欠佳，大便正常，小便如上述，体重无减轻。

既往史、个人史、婚育史、家族史：无特殊。

体格检查：T 36.5℃，P 63 次 / 分，R 18 次 / 分，BP 140/105mmHg，身高 172cm，体重 78kg，BMI 26.44kg/m^2。体形偏胖，颈部可见一长约 8cm 陈旧手术瘢痕，全身皮肤稍干燥。甲状腺未触及，心肺体格检查无异常。腹软，未触及包块，肝、脾肋下未触及。双下肢无水肿。

二、实验室及影像学检查

（一）一般实验室检查

1.血常规、粪常规、肝肾功能、ESR+CRP 均正常，ANA、dsDNA、ENA

抗体谱正常，IgG4 正常，血降钙素水平正常。

2. 血电解质：钾 4.86mmol/L，钠 145mmol/L，氯 101mmol/L，钙 2.37mmol/L，磷 1.57mmol/L，镁 0.94mmol/L。

3. 肿瘤标志物：CA19-9 64.39U/mL（0.01 ~ 37U/mL），β-HCG、AFP、CEA、细胞角质蛋白 19 片段抗原 21-1（又称非小细胞肺癌抗原 21-1）、神经元特异性烯醇化酶（NSE）均正常。

（二）垂体相关激素检查

1. 甲状腺功能（表 1-5-1）：

表 1-5-1　甲状腺功能

	FT$_3$（pmol/L）	FT$_4$（pmol/L）	TSH（μIU/mL）
结果	4.11	11.02	0.06
参考值	3.28 ~ 6.47	7.9 ~ 18.4	0.34 ~ 5.6

TGAb 正常，TG 0.75μg/L（3.5 ~ 77μg/L）。

2. ACTH-Cor 节律（表 1-5-2）：

表 1-5-2　ACTH-Cor 节律

	上午 8 时	下午 4 时	午夜 0 时
ACTH（pg/mL）	58.5（7.0 ~ 61.1）	26.7	11.9
Cor（μg/dL）	22.8（7 ~ 27）	14.6	10.0

3. 24 小时 UFC 242nmol（73 ~ 372nmol），24 小时尿量 6.2L。

4. GH 1.89ng/mL，IGF-1 302.4ng/mL（101 ~ 267ng/mL）。

5. 性激素六项（表 1-5-3）：

表 1-5-3　性激素六项

	LH（mIU/mL）	FSH（mIU/mL）	E$_2$（pg/mL）	T（ng/mL）	P（ng/mL）	PRL（ng/mL）
结果	3.01	8.34	24	2.71	0.31	8.09
参考值	1.14 ~ 8.75	0.95 ~ 11.5	< 44	1.42 ~ 9.23	< 0.1 ~ 0.2	3.46 ~ 19.4

6. 晨尿渗透压 217mOsm/kg，血渗透压 301mOsm/kg；禁水 10 小时后复查尿渗透压 230mOsm/kg，血渗透压 300mOsm/kg。

7. 弥凝试验（表 1-5-4）：

表 1-5-4　弥凝试验（服药日上午 8 时口服弥凝 100μg）

时间	对照日尿量（mL）	服药日尿量（mL）
上午 8 时	850	780
上午 10 时	750	480
中午 12 时	880	300
下午 2 时	900	220
下午 4 时	930	140
下午 6 时	860	105
晚上 8 时	810	210
上午 8 时—晚上 8 时	5 980	2 235
晚上 8 时—次日上午 8 时	6 400	3 800
24 小时（总量）	12 380	6 035

（三）影像学检查

1. 垂体 MRI 平扫 + 动态增强：垂体形态欠佳，体积增大，垂体左后份及垂体柄内见片状长 T1 稍长 T2 信号影。垂体柄稍右偏，垂体后叶高信号未见；视交叉未见受压，双侧颈内动脉海绵窦显示清晰。静脉注入对比剂后增强扫描：垂体左后份及垂体柄内病变呈不均匀强化，较正常垂体强化程度减低，大小约为 10mm × 10mm × 9mm（左右径 × 上下径 × 前后径）（图 1-5-1、图 1-5-2）。

2. 甲状腺彩超：甲状腺术后，右侧叶及峡部未探及；残余左侧叶大小 15mm × 9.5mm × 7.5mm，实质回声均匀，未见具体结节回声。CDFI：内未见明显异常血流信号。左侧颈部Ⅳ区可探及多个淋巴结回声，较大者大小约 19mm × 13mm，部分淋巴结门消失，CDFI 内可见Ⅰ级血流信号。右侧颈部未见明显异常肿大淋巴结回声。

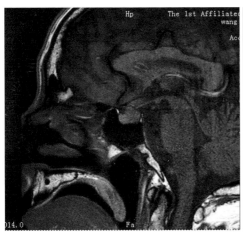
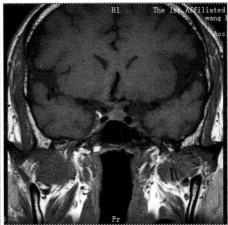

A. 矢状位   B. 冠状位

图 1-5-1 2018-07-19 垂体 MRI 平扫

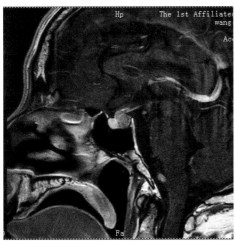
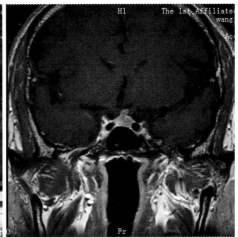

A. 矢状位   B. 冠状位

图 1-5-2 2018-07-19 垂体 MRI 增强

三、诊治经过

　　该患者中年男性，病程短，主要以多尿、多饮入院，每日尿量超过 10L。根据症状及血、尿渗透压结果，拟诊尿崩症，嘱患者逐渐限水，拟行禁水加压素试验，但患者限水至每日 5 000mL 左右时出现烦躁不适，禁水加压素试验无法继续进行，遂行弥凝试验（表 1-5-2），结果提示服用弥凝后尿量明显减少，口渴多饮症状较非服药日明显减轻。因此，中枢性尿崩症诊断成立，遂给予"弥凝 50 μg q8h"对症治疗，服药后监测 24 小时饮水量、尿量减至 4 000mL 左右。

因为垂体瘤极少引起垂体后叶功能减退，在累及垂体后叶功能的鞍区病变的病因诊断中，应着重考虑自身免疫性疾病（如垂体炎等）、组织细胞增生性疾病（如朗格汉斯组织细胞增生症等）、肿瘤性疾病（原发性 / 转移性，如颅咽管瘤 / 垂体转移癌等）。本病例垂体前叶功能如肾上腺皮质轴、性腺轴功能基本正常，突出表现为垂体后叶功能减退，结合患者影像学表现（垂体及垂体柄占位病变）和中年男性的病例特点，病因学方面重点考虑肿瘤性病变。

该患者有甲状腺乳头状癌病史，入院检查彩超提示左侧颈部Ⅳ区多发异常肿大淋巴结。虽然甲状腺乳头状癌为分化型甲状腺癌，如有转移，亦以局部淋巴结转移多见，远处转移少见，但是结合患者垂体病变特点，给予患者 ^{131}I 全身显像加断层融合显像。结果显示：残余甲状腺区摄碘灶；双颈Ⅵ区及纵隔多发淋巴结未摄碘，双肺多发小结节未摄碘，疑转移；左肺上叶前段软组织结节未摄碘，疑恶性病变。继续完善胸部 CT 平扫 + 增强：①左肺上叶结节，肺癌可能，建议穿刺活检。②双肺多发小结节，考虑转移（图 1–5–3）。

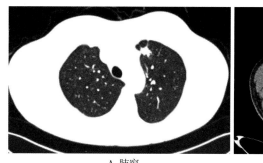
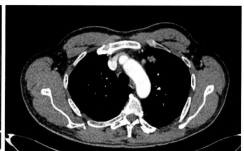

A. 肺窗　　　　　　　　　　　　　　　B. 纵隔窗

图 1-5-3　2018-07-28 胸部 CT 增强

进一步行 CT 引导下肺穿刺活检，病理结果提示腺癌，免疫学标记提示肺原发。免疫组化：CK7（+），TTF–1（+），Napsin A（+），SP–A（–），TG（–），PD–1（–），PD–L1（–），Ki–67（约 5%+）。PET/CT：①左肺上叶软组织结节代谢活跃，符合肺癌表现；左颈部、纵隔及左肺门淋巴结肿大，代谢活跃；双肺多发高密度小结节，代谢未见异常；骨骼多处骨质破坏，代谢活跃，考虑转移。②垂体左份代谢活跃，考虑肿瘤性病变。③双颈Ⅱ区淋巴结代谢稍活跃，考虑炎症。综合以上检查结果，考虑患者中枢性尿崩症的病因是肺腺癌垂体转移的可能性大。经内分泌科、肿瘤科、神经外科会诊讨论，建议在内分泌对症治疗的基础上先行肺腺癌化疗，观察治疗反应。

分别于2018年8月15日、2018年9月6日、2018年10月1日、2018年10月24日、2018年11月18日、2018年12月15日给予患者"培美曲赛900mg+卡铂700mg+贝伐珠单抗600mg"方案化疗及靶向治疗6个周期，之后于2019年1月9日开始给予"奥希替尼"抗肿瘤治疗。肺癌化疗2个周期后，多饮、多尿症状较前明显减轻，弥凝逐渐减至50μg，每日1次。化疗6个周期后停用弥凝，未再出现口渴、多尿、多饮，监测24小时出入水量均在1 500～1 800mL。同时规律服用优甲乐，每日50μg，根据甲状腺功能逐渐调整为每日150μg。2018年11月16日、2019年3月17日复查垂体MRI均显示垂体后叶高信号欠清，与2018年7月19日MRI对比，原片所示垂体左后份及垂体柄占位病变此次未见明显显示（图1-5-4、图1-5-5）；复查胸部CT病变范围较前明显缩小（图1-5-6、图1-5-7）；复查垂体相关激素、血渗透压、尿渗透压、尿比重及电解质，结果见表1-5-5～表1-5-8。

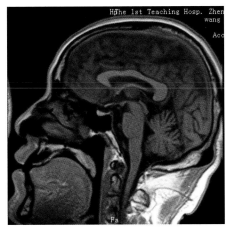
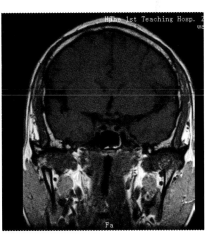

A.矢状位   B.冠状位

图1-5-4 2018-11-16垂体MRI

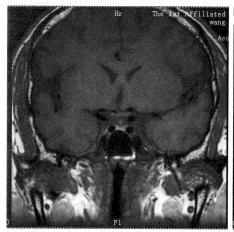 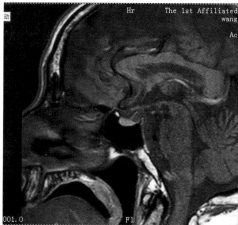

A. 冠状位   B. 矢状位

图 1-5-5　2019-03-17 垂体 MRI

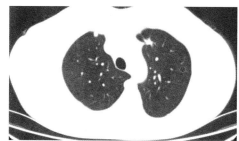 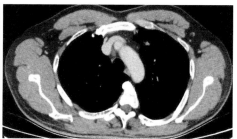

A. 肺窗   B. 纵隔窗

图 1-5-6　2018-11-16 胸部 CT 增强

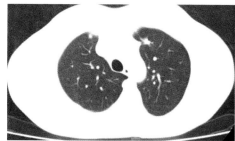 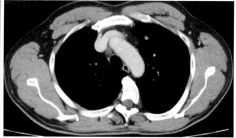

A. 肺窗   B. 纵隔窗

图 1-5-7　2019-03-17 胸部 CT 增强

表1-5-5 2018-11-16 及 2019-03-17 ACTH-Cor 节律、24 小时 UFC

	ACTH（pg/mL）		Cor（μg/dL）		24 小时 UFC（nmol）
	上午 8 时	午夜 0 时	上午 8 时	午夜 0 时	
2018-11-16	49.7	<5	25.7	8.65	200
2019-03-17	45.8	6.4	18.6	1.65	231
参考值	7.0 ~ 61.1		7 ~ 27		

表1-5-6 2018-11-16 及 2019-03-17 甲状腺功能（规律服用优甲乐）

	FT$_3$（pmol/L）	FT$_4$（pmol/L）	TSH（μIU/mL）
2018-11-16	3.91	10.46	0.12
2019-03-17	4.32	9.84	0.17
参考值	3.28 ~ 6.47	7.9 ~ 18.4	0.34 ~ 5.6

表1-5-7 2018-11-16 及 2019-03-17 性激素六项

	LH（mIU/mL）	FSH（mIU/mL）	E$_2$（pg/mL）	P（ng/mL）	T（ng/mL）	PRL（ng/mL）
2018-11-16	4.5	4.47	16.0	0.16	2.85	4.68
2019-03-17	3.72	4.38	13.3	0.09	3.11	7.98
参考值	1.14 ~ 8.75	0.95 ~ 11.95	< 44	< 0.1 ~ 0.2	1.42 ~ 9.23	3.46 ~ 19.40

表1-5-8 2018-11-16 及 2019-03-17 晨血渗透压、尿渗透压、尿比重、出入水量

	血渗透压（mOsm/kg）	尿渗透压（mOsm/kg）	尿比重	24 小时入量（mL）	24 小时出量（mL）
2018-11-16	290	472	1.016	2 480	2 310
2019-03-17	283	531	1.023	1 930	1 890

四、最终诊断

1. 中枢性尿崩症、垂体转移癌。

2. 肺腺癌并全身多发转移（垂体转移、多发淋巴结转移、骨转移）。

3. 甲状腺乳状癌术后，甲状腺功能减退症。

五、总结讨论

回顾本病例特点：①中年男性，病程短，尿崩症症状典型；②肾上腺皮质轴、性腺轴等垂体前叶功能基本正常，弥凝试验提示垂体后叶功能减退；③垂体影像学表现为垂体及垂体柄占位病变；④影像学及病理学检查提示肺腺癌并全身多发转移；⑤^{131}I全身显像未发现鞍区摄碘；⑥虽未行垂体占位活检，但经肺腺癌化疗后，垂体占位消失，尿崩症完全缓解。因此，垂体转移癌诊断成立。

垂体转移癌（pituitary metastasis）是颅外恶性肿瘤转移至垂体的一类疾病，患病年龄多在60~70岁，男女总患病率无明显差别，在临床上极为罕见，占所有恶性肿瘤颅内转移的0.14%~3.6%[1]。其中，男性肺癌和女性乳腺癌是垂体转移癌最常见的原发病灶，分别占39%和32%[2]。其他如甲状腺癌、肝细胞癌、肾细胞癌、淋巴瘤等恶性肿瘤亦有报道转移至垂体。

垂体转移癌起病较隐匿，40%以上的患者以垂体受累相关症状为首发表现，中枢性尿崩症被认为是垂体转移癌最常见和最突出的临床表现[3]，其发病率高可能与颅外恶性肿瘤易通过血行途径由垂体下动脉转移至垂体后叶有关。恶性肿瘤也可经垂体门静脉系统转移至垂体前叶，或由垂体后叶转移灶生长压迫引起垂体前叶功能减退。需注意的是，部分腺垂体功能减退的患者，因糖皮质激素分泌不足，血容量下降反馈促进ADH分泌以及通过反馈促进CRH分泌，而CRH亦具备协同促ADH分泌能力，进而减轻或掩盖尿崩症状[4]。垂体转移癌患者的腺垂体功能减退以甲状腺功能减退及肾上腺皮质功能减退最常见，性腺功能减退及生长激素缺乏较少见。一项针对13例垂体转移瘤的回顾性分析显示，患者中86%出现尿崩症，67%出现继发性甲状腺功能减退症，45%出现继发性肾上腺皮质功能减退症[5]。本例患者以尿崩症为唯一首发症状，与文献报道相符，是非常重要的诊断线索。在诊断尿崩症时，如患者不能耐受禁水加压素试验，可行弥凝试验辅助诊断。

垂体转移癌的MRI表现缺乏特异性，常首先侵袭垂体后叶和垂体柄，主要表现为垂体后叶高信号消失及垂体柄增粗，随着肿瘤进展，病变范围扩大，进一步累及垂体前叶，甚至突破鞍膈向鞍上生长，可形成"哑铃状"占位[6]，此特殊影像学表现对该病诊断具有一定意义。肿瘤也可侵袭垂体周围结构，MRI 表现为鞍底下沉、骨质破坏、视交叉受压、海绵窦受侵犯等。本例患者垂体 MRI 显示垂体柄及垂体左后份受累，似"哑铃状"改变，提示对于出现中枢性尿崩症的中老年男性，尤其需注意全身疾病，特别是恶性肿瘤垂体转移的可能。

经蝶窦垂体占位活检是鉴别诊断此类疾病最好的方法，但是由于转移瘤血运丰富，可能导致出血甚至垂体卒中的风险[7]。此外，PET/CT 是发现垂体占位与原发肿瘤的关系或者是否为肿瘤垂体转移的有效方法，肿瘤标志物对于溯源也有一定意义。

本例患者确诊后给予化疗及靶向治疗后肺部占位明显缩小，垂体占位消失，尿崩症状完全缓解。但是对于绝大多数恶性肿瘤垂体转移患者来说，一旦诊断明确，均已处于肿瘤晚期。垂体转移癌确诊后的平均生存期只有 13.6 个月，肺癌及肺部感染导致的全身衰竭是肺癌垂体转移患者死亡的主要原因。传统治疗方法，如全身化疗、局部放疗、手术治疗，对晚期患者的预后无明显改善。近年来，靶向治疗及免疫治疗在肿瘤治疗领域展现出极大潜力，多种类型的垂体转移癌均有相关病例报道靶向治疗的良好效果，但目前免疫检查点抑制剂治疗垂体转移癌的临床数据有限，需要更多临床研究验证其疗效。此外，免疫疗法可能引起自身免疫性垂体炎、甲状腺炎、肾上腺皮质功能减退及暴发性糖尿病等，应用此类药物时应注意监测。

总之，垂体转移癌临床上罕见，其临床表现与影像学检查不具有特异性。对于中枢性尿崩症患者，尤其是中老年人，出现垂体柄和（或）垂体前叶占位时，要考虑到该病的可能，并积极进行相关评估，尽早明确诊断。而对于恶性肿瘤患者，尤其是肺癌、乳腺癌患者，出现多饮、多尿等尿崩症状，影像学提示垂体占位时，要警惕发生垂体转移。

参考文献

[1] Javanbakht A，D'Apuzzo M，Badie B，et al. Pituitary metastasis: a rare condition[J].

Endocrine Connections，2018，7（10）：1049-1057.

［2］Lithgow K，Siqueira I，Senthil L，et al. Pituitary metastases：presentation and outcomes from a pituitary center over the last decade [J]. Pituitary，2020，23（3）：258-265.

［3］Komninos J，Vlassopoulou V，Protopapa D，et al. Tumors metastatic to the pituitary gland：case report and literature review [J]. The Journal of Clinical Endocrinology & Metabolism，2004，89（2）：574-580.

［4］唐紫薇，龙健，刘纯. 糖皮质激素显露隐性中枢性尿崩症：3 例病例分析合并文献复习 [J]. 重庆医科大学学报，2017，42（5）：596-600.

［5］Ariel D，Sung H，Coghlan N，et al. Clinical characteristics and pituitary dysfunction in patients with metastatic cancer to the sella [J]. Endocrine Practice，2013，19（6）：914-919.

［6］Al-Aridi R，El Sibai K，Fu P，et al. Clinical and biochemical characteristic features of metastatic cancer to the sella turcica：an analytical review [J]. Pituitary，2014，17（6）：575-587.

［7］Dutta P，Bhansali A，Shah V，et al. Pituitary metastasis as a presenting manifestation of silent systemic malignancy：a retrospective analysis of four cases [J]. Indian Journal of Endocrinology and Metabolism，2011，15（Suppl3）：S242.

（病例撰写者：樊大贝；病例提供者：李志臻）

多饮、多尿、双肾积水、尿潴留

一、病史与体格检查

患者，男，19岁。主因"多尿、多饮、口渴18年余"入院。18年前无明显诱因出现长期发热（持续约6个月），体温约38℃左右，伴精神萎靡，饮水后精神好转，间断服用退热药物（具体不详），之后出现多尿、多饮、口干、烦渴持续至今。近3年每天饮水约8 000mL，喜冷饮，夜尿3~4次，尿量与饮水量相当，尿色清亮，夜间偶尔遗尿。2个月前就诊于当地医院，查泌尿系彩超示双侧泌尿系积水、输尿管末端狭窄待排除，未诊治。半个月前于当地医院查泌尿系彩超示膀胱壁粗糙、尿潴留、双肾重度积水并同侧输尿管上段扩张。为进一步诊治来我院，门诊以"①多尿、多饮查因：尿崩症？②双肾积水、尿潴留"收住我科。发病以来，神志清，精神可，饮水情况与小便如上述，大便正常，体重随年龄增长。

既往史：既往体健，无高血压、心脏病、糖尿病、脑血管疾病病史，无肝炎、结核、疟疾病史。

生长发育史：系第1胎第1产，母亲孕期无患病，无服用保健品史，出生体重3kg，出生身长不详。母乳和奶粉混合喂养，6个月开始添加辅食，1岁余会说话、走路。上学期间学习成绩中等，与同学相处融洽。

婚育史：未婚。

家族史：父母均体健，父亲身高176cm，母亲身高162cm，1妹体健，生长发育正常，家族中无类似疾病患者。

体格检查：T 36.5℃，P 80次/分，R 16次/分，BP 125/80mmHg，身高165cm，体重79kg，BMI 29.01kg/m²。发育正常，营养中等，眼睑无水肿，甲状腺无肿大。心、肺、上腹部无异常，双侧肾区无叩击痛，输尿管点无压痛，下腹部耻骨联合上稍隆起，未见肠型，腹肌无紧张，下腹部轻压痛，无反跳痛，未扪及包块，耻骨联合上可叩及圆形浊音区，肛门及外生殖器正常。

二、实验室及影像学检查

（一）一般实验室检查

1. 血常规、尿常规、粪常规、血凝试验、传染病筛查、肝肾功能、血脂、血糖无异常。尿比重 1.005，尿渗透压 102mOsm/kg，血渗透压 318mOsm/kg。

2. 血电解质：钠 151mmol/L，余正常。

3. ANA+ENA 抗体谱：阴性。免疫球蛋白 G4：阴性。

4. 肿瘤标志物：HCG、CEA、AFP 均阴性。

5. ECG：窦性心动过速。部分导联 T 波低平，性质待定。

6. 禁水加压素试验：限水 3 日后，前一天晚上 10 时开始禁水，次日上午 8 时开始检测结果如下（表 1-6-1）：

表 1-6-1 禁水加压素试验结果

时间	尿量 （mL）	尿比重	尿渗透压 （mOsm/kg）	血钠 （mmol/kg）	心率 （次／分）	体重 （kg）	血压 （mmHg）
08：00	280	1.007	159	158	125	70	110/90
09：00	110	1.007	187	—	119	69.5	109/92
10：00	105	1.007	197	—	120	69.5	112/95
11：00	65	1.007	223	—	110	69.5	110/90
11：25 给予垂体后叶素 5U 皮下注射							
12：25	105	1.010	230	—	118	69	103/86
13：25	65	1.010	230	159	121	69	108/93

7. 基因检测：患者 *AVPR2* 基因高通量测序结果显示 *AVPR2* 基因突变，患者母亲基因检测结果为 *AVPR2* 基因杂合变异。

（二）内分泌相关检查

1. 甲状腺功能（表 1-6-2）：

表 1-6-2　甲状腺功能

	FT$_3$（pmol/L）	FT$_4$（pmol/L）	TSH（μIU/mL）
结果	5.46	10.87	1.22
参考值	3.28 ~ 6.47	7.9 ~ 18.4	0.34 ~ 5.6

2. PTH：25.92pg/mL。

3. 性激素六项（表 1-6-3）：

表 1-6-3　性激素六项

	LH（mIU/mL）	FSH（mIU/mL）	E$_2$（pg/mL）	T（ng/mL）	P（ng/mL）	PRL（ng/mL）
结果	5.57	5.34	14	4.42	0.36	8.75
参考值（卵泡期）	2.39 ~ 6.60	3.03 ~ 8.08	21 ~ 251	0.11 ~ 0.57	< 0.1 ~ 0.3	5.18 ~ 26.53

4. ACTH-Cor 节律（表 1-6-4）：

表 1-6-4　ACTH-Cor 节律

	上午 8 时	下午 4 时	午夜 0 时
ACTH（pg/mL）	65.8（7.0 ~ 61.1）	15.3	41.3
Cor（μg/dL）	23.5（7 ~ 27）	11.5	16.6

24 小时 UFC 486nmol（73 ~ 372nmol），24 小时尿量 6.8L。

（三）影像学检查

1. 超声

（1）泌尿系彩超：右肾重度积水，左肾中度积水，双侧输尿管全程扩张，膀胱壁稍毛糙，尿潴留，残余尿量 140mL。

（2）肝、胆、脾彩超：肝弥漫性回声改变（脂肪肝），胆囊壁毛糙。

2. X 线骨龄片：符合 16 ~ 17 岁男性骨龄。

3. 尿动力学检查：膀胱出口梗阻不排除，残余尿约 300mL，膀胱壁毛糙，膜部尿道显影欠佳。

4. 垂体 MRI 平扫（图 1-6-1）＋增强：神经垂体显示不明确，请结合临床及实验室检查协诊。

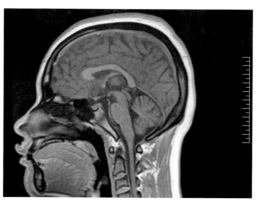

图 1-6-1　MRI 平扫（矢状位）

三、诊治经过

　　根据患者多尿、多饮病史及禁水加压素试验结果尿崩症诊断明确，初步诊断为：①尿崩症：肾性？中枢性？②双肾积水、尿潴留。垂体 MRI 结果示神经垂体显示不明确，支持中枢性尿崩症；但注射加压素后未见尿渗透压明显升高，支持肾性尿崩症。考虑到患者膀胱残余尿量较多，可能对加压素试验造成影响，中枢性尿崩症不能完全排除，给予去氨加压素片治疗，从 50μg/d 加量至 200μg/d 口服治疗，患者尿量及口渴情况未见好转。后试验性给予氢氯噻嗪 50mg/d 联合阿米洛利 5mg/d 口服治疗，患者饮水量及尿量较前减少约一半，尿量减少至 4 000mL/d。基因检测结果回示后确诊 X 连锁隐性遗传肾性尿崩症，继续给予氢氯噻嗪联合阿米洛利治疗，半年后随访用药量及尿量同前。

四、最终诊断

　　X 连锁隐性遗传肾性尿崩症合并肾积水、尿潴留。

五、总结讨论

　　尿崩症分为中枢性尿崩症（central diabetes insipidus，CDI）和肾性尿崩症（nephrogenic diabetes insipidus，NDI）。中枢性尿崩症是由于下丘脑－神经垂体病变引起精氨酸血管升压素（arginine-vasopressin，AVP）分泌不足，肾性尿崩症是由于肾脏对精氨酸血管升压素反应低下，以致肾小管和集合管对水的重吸收能力减弱，临床表现为多尿、口渴、多饮、尿渗透压降低。肾性尿崩症分为遗传性和继发性两类，遗传性肾性尿崩症（congenital nephrogenic diabetes insipidus，CNDI）是一组较为少见的遗传异质性疾病，研究表明90%的患者是X连锁隐性遗传，约10%的患者是常染色体隐性遗传，是由 AQP2 基因突变造成。该病临床较少见，目前国内尚缺乏相关流行病学资料。

CNDI 是由定位于染色体 Xq28 编码的 AVP 受体 2 相关基因突变，导致 AVP 受体合成或功能发生障碍造成。由于该基因位于 X 染色体，AVPR2 基因突变具有 X 连锁隐性遗传方式，由女性遗传，大多数患者为男性，杂合子女性可有尿浓缩力差，一般症状较轻，可无明显的多饮、多尿或仅有轻微的多饮症状。本例患者为男性，出生后不久即出现明显多饮、多尿症状，伴有轻至中等度发热，精神萎靡，排除呼吸道感染等常见的发热原因，饮水后体温可恢复正常，精神状态好转，考虑为饮水不足导致的脱水热。患者母亲及妹妹无类似症状，患者母亲基因检测结果示 AVPR2 基因杂合变异所致的 X 连锁遗传肾性尿崩症基因携带者的可能性大。由于长期大量的低比重尿，患者血渗透压常轻度增高，兴奋渴感中枢，患者常感口渴，喜冷饮，饮水量增加，尿量增多；因学习、工作等社会原因无法及时排尿，长期可引起膀胱残余尿量增加、输尿管及肾脏积水，同时可影响夜间睡眠，减少夜间生长激素的分泌，可有生长缓慢，本例患者身高矮于其遗传身高。

尿路扩张是 CNDI 的一种反复出现的并发症，病程长、排尿习惯差的患者更易发生，van Lieburg 等[1]发现，CNDI 伴泌尿系症状者比例高达 50% 以上，包括夜间遗尿、尿潴留、反复尿路感染和不同程度的肾积水。本例患者之前未诊断为尿崩症而行相关治疗，来院时有夜间遗尿、双肾积水、双侧输尿管全程扩张、膀胱壁稍毛糙、尿潴留，残余尿量 140mL，表明 CNDI 如未及时诊断和治疗，则发生泌尿系扩张的概率明显增加。尿崩症与泌尿系扩张的关系目前仍不十分清楚，原因可能是当肾脏产生的尿量在单位时间内超过了输尿管的排出能力时，造成肾盂积水和输尿管扩张；同时由于膀胱需要高容量的排泄，但患者由于社会和环境原因难以相应增加排尿频率，造成膀胱被动扩张，膀胱逼尿肌代偿性肥大，引起功能性膀胱流出道梗阻，使患者出现全尿路的扩张[2]。

正常情况下下丘脑–垂体 MRI 矢状面可见垂体后叶高信号，垂体后叶高信号消失是中枢性尿崩症的特点。本例患者垂体 MRI 平扫＋增强结果显示神经垂体显示不明确，表明肾性尿崩症垂体 MRI 也可出现垂体后叶高信号异常，难以与中枢性尿崩症相鉴别，出现此种情况的原因考虑与患者病程长，长期血渗透压增高，垂体后叶抗利尿激素（ADH；又称血管升压素，AVP）大量释放有关，因此垂体后叶高信号消失不能用来准确鉴别中枢性尿崩症和肾性尿崩症。

临床上诊断尿崩症的依据主要是多尿、多饮、低比重尿等临床表现结合禁水加压素试验结果。正常人禁水后血渗透压升高，刺激 AVP 释放，AVP 作用于肾脏，使尿量减少，尿比重及尿渗透压升高，从而使血浆渗透压维持在正常范围。中枢性尿崩症患者由于垂体后叶缺乏 AVP，禁水后尿量不减少，尿渗透压维持在比较低的水平，给予注射外源性 AVP 后，可使尿量减少、尿渗透压上升。肾性尿崩症患者由于肾脏 AVP 受体缺陷或受体后功能障碍，禁水及注射 AVP 后，尿量和尿渗透压不发生显著改变。本例患者注射加压素后未见尿渗透压明显升高，支持肾性尿崩症，由于患者残余尿量较多，可能对禁水加压素试验产生影响，进而影响结果的判断，试验过程中未留置导尿管是本患者在治疗过程中的不足之处，建议残余尿量较多的患者行禁水加压素试验过程中留置导尿管，以减少膀胱残余尿对尿渗透压检测的影响。

诊断明确的 CNDI 患者可应用氢氯噻嗪治疗，其作用机制可能是由于尿中排钠增多，体内钠减少，肾脏近曲小管对水的重吸收增加，因而尿量减少，长期应用可导致低钾血症，应注意监测电解质，及时补充钾盐。其他的治疗药物包括非甾体抗炎药物、阿米洛利等[3]，可依据患者的耐受情况及治疗效果选用。本例患者采用氢氯噻嗪联合阿米洛利治疗，治疗后患者饮水量及尿量较前减少约一半，尿量减少至 4 000mL/d，并未达到正常水平。饮食方面低盐、低蛋白饮食可减少排尿，建议养成定时主动排尿的习惯，以避免膀胱过度扩张、功能障碍及肾脏输尿管积水。对药物治疗效果欠佳的患者，可考虑导尿治疗或膀胱造瘘术以减轻积水症状。

综上所述，CNDI 起病缓慢，临床易发生漏诊误诊，长期延误治疗可出现严重并发症，应及早行相关临床检查及基因检测明确诊断，给予正确的治疗，改善患者预后。

参考文献

［1］van Lieburg A F，Knoers N V，Monnens L A．Clinical presentation and follow-up 30 patients with congenital nephrogenic diabetes insipidus [J]. Am Soc Nephrol，1999，10：1958-1964．

［2］龙慧民，严春寅，侯建全，等．尿崩症合并肾积水 4 例报告 [J]. 苏州大学学报（医学版），2008，28（2）：329-331．

［3］Wesche D，Deen P M，Knoers N V. Congenital nephrogenic diabetes insipidus：the current state of affairs [J]. Pediatr Nephrol，2012，27（12）：2183-2204．

（撰写者：张颖辉；病例提供者：张颖辉）

双乳肿块伴高泌乳素血症

一、病史与体格检查

患者，女，28岁。以"溢乳7年，双乳肿块2年余"为主诉于2022年3月收入我院乳腺外科。患者7年前无明显诱因出现溢乳（无月经异常、头痛、视野缺损。无胃药、镇静剂、避孕药、降压药等服药史），外院检查发现"高泌乳素血症"，诊断为"垂体微腺瘤"，给予口服"溴隐亭7.5mg/d"。服药期间外院多次复查PRL无明显变化（具体不详），近2个月未服用溴隐亭。2年前体检发现双乳肿块，约花生米大小，位于双乳上方，边界清，活动度佳，无局部红肿、发热、疼痛等特殊不适。2022年3月2日于外院行乳腺彩超：①双乳低回声结节（3类）；②双乳多发囊性回声（2类）；③双乳多发导管扩张。今为求诊治来我院，门诊以"①双乳肿块；②高泌乳素血症"收入乳腺外科。发病以来，精神好，食欲正常，睡眠正常，大小便正常，体重无减轻。

既往史：9年前因"上颌窦囊肿"于本院行手术治疗。无高血压、心脏疾病病史，无糖尿病、脑血管疾病病史，无肝炎、结核、疟疾病史，预防接种史随社会计划免疫接种，无外伤、输血史，无食物、药物过敏史。

个人史、婚姻史、家族史：无特殊。

月经生育史：初潮12岁，5/28，末次月经时间2022年2月25日。月经周期规则，月经量中等，颜色正常，无血块，无痛经。未育。

体格检查：T 36.6℃，P 80次/分，R 20次/分，BP 112/72mmHg。双乳基本对称，双乳头居同一水平线，无内陷及湿疹样变。按压双乳均有溢乳。双乳皮肤无橘皮征、酒窝征。右乳外上可触及一质韧肿物，约1.5cm×1cm大小，表面光滑，边界清，活动度可。左乳上方可触及一质韧肿物，约0.5cm×1cm大小，表面光滑，边界清，活动度可。双腋下及双锁骨上下未触及肿大淋巴结。

二、实验室及影像学检查

（一）一般实验室检查

1. 血常规：WBC 5.40×10^9/L，RBC 3.99×10^{12}/L，Hb 117.0 g/L，N% 42.5%，L% 51.5%。

2. 肝肾功能、电解质、血脂、葡萄糖均正常。

3. 尿常规、粪常规、传染病筛查、凝血功能、新型冠状病毒核酸检测未见异常。

4. ECG：正常。

（二）垂体功能相关检查

1. 肿瘤标志物全套：均阴性。

2. 甲状腺功能（表 1-7-1）：

表 1-7-1　甲状腺功能

	FT_3 (pmol/L)	FT_4 (pmol/L)	TSH (μIU/mL)
结果	3.83	10.20	1.620
参考值	3.28 ~ 6.47	7.9 ~ 18.4	0.34 ~ 5.6

3. 性激素六项（表 1-7-2）：

表 1-7-2　性激素六项

	LH (mIU/mL)	FSH (mIU/mL)	E_2 (pg/mL)	T (ng/mL)	P (ng/mL)	PRL (ng/mL)
结果	4.65	1.74	276.00	0.60	10.17	> 200.00
参考值（卵泡期）	2.39 ~ 6.60	3.03 ~ 8.08	21 ~ 251	0.11 ~ 0.57	< 0.1 ~ 0.3	5.18 ~ 26.53

（三）影像学检查

1. 超声：心内结构及功能未见明显异常；肝内稍高回声结节（考虑血管瘤）；甲状腺未见明显异常；双侧乳腺低回声结节（BI-RADS 分类 3 类），双侧乳腺囊性结节（BI-RADS 分类 2 类）；左侧附件区囊性回声，右侧附件区囊实性回声，盆腔积液。

2.乳腺钼靶：双侧乳腺增生。右乳良性钙化。BI-RADS 分类 2 类：良性发现，建议常规随访。

三、诊治经过

患者青年女性，外院检查发现"高泌乳素血症"，病史 7 年，但患者仅有溢乳症状，平素月经规则，长期口服溴隐亭，仍有溢乳，多次复查 PRL 水平仍明显升高。为进一步明确高泌乳素血症原因转至我科，入科后完善相关检查：

1. 生长激素 0.17ng/mL；胰岛素样生长因子 169.00ng/mL（117～329ng/mL）。

2. ACTH-Cor 节律（表 1-7-3）：

表 1-7-3　ACTH-Cor 节律

	上午 8 时	下午 4 时	午夜 0 时
ACTH（pg/mL）	36.00（7.0～61.1）	16.60	9.52
Cor（μg/dL）	13.10（7～27）	6.41	1.07

3. 24 小时尿游离皮质醇 317.00nmol（73～372nmol），24 小时尿量 4.07 L。

4. 降钙素 2.00pg/mL（0～18pg/mL）。

5. 甲状旁腺素 21.99pg/mL，25- 羟维生素 D_3 18.20ng/mL。

6. 17α- 羟孕酮（17α-OHP）2.85ng/mL，游离睾酮（FT）1.77pg/mL（<9.0pg/mL），性激素结合球蛋白（SHBG）64.00nmol/L（18～114nmol/L），雄烯二酮（AND）1.05ng/mL（0.3～3.3ng/mL），硫酸脱氢表雄酮（DHEA-S）208.00μg/dL（35～430μg/dL）。

7. MRI 影像表现：垂体稍大，高度约 8.8mm，左、右份对称。垂体柄居中，信号尚均匀。视交叉未见明显受压上抬，双侧海绵窦未见包绕。垂体后叶短 T1 信号存在（图 1-7-1）。静脉注入对比剂后增强扫描，垂体未见明显异常强化信号（图 1-7-2）。

患者病史特点如下：①青年女性，"高泌乳素血症"病史 7 年。②有溢乳，但平素月经规则，月经量中等，颜色正常。无头痛、视野缺损。③查泌乳素

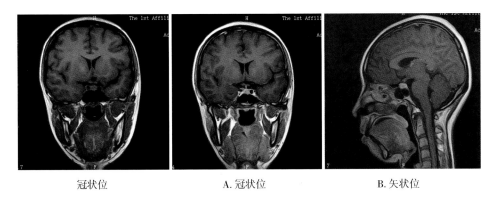

冠状位	A. 冠状位	B. 矢状位
图 1-7-1　垂体 MRI 平扫	图 1-7-2　垂体 MRI 增强	

水平明显增高（>200.00ng/mL），但垂体 MRI 未见典型腺瘤表现。由于患者服用溴隐亭之前，月经基本规律，临床症状与其泌乳素升高程度不符，故重复测血泌乳素为 252.09ng/mL，同时采血进行 PEG（聚乙二醇）沉淀后测泌乳素 14.82ng/mL，回收率仅 5.9%。

该患者经 PEG 沉淀后测泌乳素水平，计算回收率明显小于 40%。因此，诊断考虑为巨泌乳素血症，无需应用溴隐亭，随访观察泌乳素水平变化，并嘱患者于当地医院行 B 超监测排卵（一般最迟在月经的第 12 天开始做 B 超监测排卵，一个月经周期最少做 4～6 次 B 超以监测卵泡情况）。患者要求转回乳腺外科行手术治疗。术后病理：（左乳肿块）纤维腺瘤；（右乳肿块）腺病伴导管扩张及大汗腺化生。1 个月后，患者于我院门诊复查泌乳素 >200.00ng/mL，PEG 沉淀后泌乳素为 53.28ng/mL。2 个月后，于我院门诊复查泌乳素（PEG 沉淀后）为 27.26ng/mL，当地医院 B 超显示卵巢可见成熟卵泡，患者可正常排卵。

四、最终诊断

1. 巨泌乳素血症。
2. 左乳纤维腺瘤。

五、总结讨论

回顾本病例特点：①青年女性，"高泌乳素血症"病史 7 年，长期口服溴隐亭，外院及本院测 PRL 水平明显升高，>200.00ng/mL。②患者无胃药、镇静剂、避孕药、降压药等服药史。③有溢乳，无月经异常、头痛、视野缺损。垂体 MRI 未见明显异常。④PEG 沉淀后 PRL 水平正常（PEG 沉淀后泌乳素回收率仅 5.9%）。综上所述，患者诊断考虑为巨泌乳素血症。

高泌乳素血症是由持续的血浆泌乳素升高引起的一系列病理生理改变，临床特征在女性主要表现为月经异常、溢乳和不孕，若肿瘤累及鞍外，可出现视野缺损和其他的占位效应；男性则常表现为性欲下降、阳痿、乳房女性化、不育或中枢神经系统压迫症状如头痛和视力损害[1]。正常人血清 PRL 的基础浓度一般小于 20ng/mL，生理性增幅为 20～60ng/mL。由于血 PRL 水平受许多生理因素和应激因素影响，因此测定血 PRL 水平有严格的采血要求：最好的方法是留置静脉导管，早餐进食碳水化合物，在安静清醒状态下，上午 10 点至 11 点开始取血，1 小时内取 3 次血检测。PRL 水平显著高于正常者一次检查即可确定；当 PRL 测定结果在正常上限 3 倍以下时至少检测 2 次，以确定有无高泌乳素血症[2]。

高泌乳素血症的原因可归纳为生理性、药理性、病理性和特发性四类（表 1-7-4）[3]。①生理性：许多日常活动如体育运动、精神创伤、睡眠、低血糖、进食、应激、性交及各种生理现象如妊娠、哺乳、产褥期、乳头刺激、卵泡晚期和黄体期等，均可导致 PRL 水平暂时性升高，但升幅不会太大，持续时间也不会太长，不会引起相关病理症状。本病例患者病史 7 年，外院及本院多次测得 PRL 水平明显增高（>200.00ng/mL），故不考虑生理性原因。②药理性：许多药物可引起高泌乳素血症，大多数是由于兴奋下丘脑 PRL 释放因子（PRF）或拮抗下丘脑 PRL 释放抑制因子（PIF，多巴胺为典型的内源性 PIF）而引起的。少数药可能对 PRL 细胞也有直接影响。一般药物引起高泌乳素血症的 PRL 水平在 100ng/mL 以下，但也有报道长期服用一些药物可使 PRL 水平升高至 500ng/mL，从而引起溢乳、闭经等症状。详细询问本病例患者用药史，确认无胃药、镇静剂、避孕药、降压药等服药史，因此不考虑药理性原因。③病理性：高 PRL 血症常见的病理原因有下丘脑 PIF 不足或下达至垂体的通路受阻、原发性和（或）继发性甲状腺功能减退、创伤性及肿瘤性疾病、

表 1-7-4　高泌乳素血症的病因 [3]

分类	举例
Ⅰ.生理性高分泌	妊娠、哺乳、胸壁刺激、睡眠、应激
Ⅱ.下丘脑–垂体柄损害	肿瘤、颅咽管瘤、鞍上垂体占位、脑膜瘤、无性细胞瘤、转移瘤、空泡蝶鞍、淋巴细胞性垂体炎、腺瘤压迫垂体柄、肉芽肿、Rathke 裂囊肿、放射、外伤、垂体柄离断、鞍上手术
Ⅲ.垂体分泌过多	泌乳素瘤、肢端肥大症
Ⅳ.系统性疾病	慢性肾衰竭、甲状腺功能减退、肝硬化、假妊娠、癫痫发作
Ⅴ.药物引起的分泌过多	多巴胺受体阻滞剂 非典型类抗精神病药：利培酮 吩噻嗪类：氯丙嗪、奋乃静 丁酰苯类：氟哌啶醇 硫杂蒽类 甲氧氯普胺 多巴胺合成抑制剂：α–甲基多巴 儿茶酚胺耗竭剂：利血平 阿片制剂 H_2受体拮抗剂：西咪替丁、雷尼替丁 丙米嗪类：阿米替林 苯二氮䓬类：氯氮平 5–羟色胺再摄取抑制剂：氟西汀 钙通道阻滞剂：维拉帕米 激素：雌激素、TRH

慢性肾功能不全、垂体泌乳素细胞瘤等。其治疗主要是针对原发病的治疗。垂体泌乳素细胞瘤治疗方法包括药物、手术和放疗。药物（多巴胺受体激动剂）包括溴隐亭和卡麦角林，是垂体泌乳素瘤的首选治疗方法。如有药物抵抗或不耐受，可选择手术或放疗。本病例患者既往无肝病、肾病、肿瘤、妇产科手术等病史，查肝肾功能、甲状腺功能、肿瘤标志物、GH、ACTH-Cor 节律等无异常，乳腺肿块病理示良性病变，垂体 MRI 增强扫描未见明显异常强化信号，暂不考虑病理性。④特发性：此类患者多因其下丘脑–垂体功能紊乱而导致PRL 分泌增加，其中大多数患者 PRL 轻度升高，长期观察可恢复正常。临床上当无病因可循时，可诊断为特发性高泌乳素血症。但对部分伴月经紊乱并且PRL 水平高于 100ng/mL 者，需警惕隐性垂体微腺瘤的可能，应密切随访。

另外需注意一些临床表现和血 PRL 水平不一致的情况：某些患者血 PRL 水平明显升高而没有相关临床症状，或者症状不能解释升高程度，需考虑巨泌乳素血症可能[4]。如本病例患者多次查血 PRL 水平明显增高（＞200ng/mL），有溢乳，但平素月经规则，垂体 MRI 未见明显异常强化信号，临床症状不能解释其 PRL 升高程度，需考虑巨泌乳素血症可能。经 PEG 沉淀后，血 PRL 水平显示正常，考虑患者为巨泌乳素血症。

血清泌乳素具有高度不均一性的特点，主要有 3 种存在形式，包括单体泌乳素（23kD）、泌乳素二聚体（即大泌乳素 40~60kD）和巨泌乳素（macroprolactin，M–PRL，150kD）。泌乳素的 3 种主要形式在血清中的占比不同，单体泌乳素占 60%~90%、大泌乳素占 15%~30%、巨泌乳素占 0~10%。不同存在形式的泌乳素生物活性和免疫原性也不相同。在体内，单体泌乳素具有免疫活性和生物活性，而巨泌乳素是 PRL 与其 IgG 型抗体（抗 PRL 的自身抗体）结合形成的免疫复合物，因其分子质量大，不能通过毛细血管壁，无法与靶细胞 PRL 受体结合，故在体内不能发挥生物学效应[5]，但它在体内的半衰期较长，易在体循环中蓄积，造成 PRL 增多的假象[6]，进而导致不必要的检查及药物治疗，因此筛查并排除巨泌乳素血症十分重要。

巨泌乳素血症是高泌乳素血症的第三大非生理性病因，仅次于药物性病因和垂体泌乳素瘤。荟萃分析结果显示全球高泌乳素血症中巨泌乳素血症的发生率为 18.9%[7]。一项回顾性队列分析研究示高泌乳素血症患者中 40% 有巨泌乳素血症[8]。据国外文献报道[9-10]，巨泌乳素所致的高泌乳素血症误诊率达 10%，并可导致 22%~87% 误诊病例接受错误的药物治疗，结果可能造成巨泌乳素血症患者单体泌乳素过度抑制，从而引起黄体功能不全。因此，确认患者是否为巨泌乳素所致的高泌乳素血症尤为重要。美国临床内分泌医师协会提出下列临床线索可辅助判断检测的必要性：无症状高泌乳素血症患者；无泌乳伴或不伴月经紊乱，促性腺激素和（或）性激素水平正常；多巴胺受体激动剂治疗后临床或生化无反应或反应差；垂体影像阴性[11]。

巨泌乳素血症患者的临床表现可与一般高泌乳素血症相同，但也可以性腺功能减退或骨质疏松为主要表现[12]。本病例患者有溢乳症状，乳房有肿块，但月经周期规则，可正常排卵，肿块病理显示良性病变，考虑溢乳与巨泌乳素血症有关。目前实验室诊断巨泌乳素血症的常用方法是聚乙二醇沉淀法（polyethylene glycol precipitation method，PEG 沉淀法）：其原理是 25%PEG 与蛋白质混合，随着浓度的升高，蛋白质的溶解度下降，分子量大的蛋白质首先被沉淀出来。一般认为 PEG 沉淀后单体泌乳素分子回收率低于 40% 即可诊断为巨泌乳素血症。

综上所述，巨泌乳素是造成高泌乳素血症的常见原因[13]。临床上需注意一些症状和血 PRL 水平不一致的情况，如血 PRL 水平明显升高而没有相关临床症状，或者症状不能解释其升高程度，需考虑巨泌乳素血症可能。临床医生应加强对巨泌乳素血症的关注和认识，以提高对高泌乳素血症诊断的准确性，避免不必要的检查和错误的治疗。

参考文献

［1］陈家伦．临床内分泌学 [M]．上海：上海科学技术出版社，2011.

［2］中华医学会妇产科学分会内分泌学组．女性高催乳素血症诊治共识 [J]．中华妇产科杂志，2016，51（3）：161-168.

［3］Larry Jameson J．哈里森内分泌学 [M].3 版．胡仁明，李益明，译．北京：科学出版社，2018.

［4］Melmed S，Casanueva F F，Hoffman A R．et al. Diagnosis and treatment of hyperprolactinemia：an Endocrine Society clinical practice guideline[J]. J Clin Endocrinol metab，2011，96（2）：273-288.

［5］Lippi G，Plebani M. Macroprolactin：searching for a needle in a haystack? [J].Clin Chem Lab Med，2016，54（4）：519-522.

［6］Mark W J，Strachan，Weileng Teoh，Andrew C Don-Wauchope，et al. Donauchope clinical and radiological feature of patients with maroprolactinaemia[J].Clincal Endocrinology，2002，59：339-346.

［7］Che Soh N A A，Yaacob N M，Omar J，et al. Global Prevalence of Macroprolactinemia among Patients withHyperprolactinemia：A Systematic Review and Meta-Analysis [J]. Int J Environ Res Public Health，2020，17（21）：8199.

［8］Donadio F，Barbieri A，Angioni R，et al. Patients with macroprolactinaemia：clinical and radiological features[J]. Eur J Clin Invest，2007，37（7）：552-557.

［9］Elenkova A, Genov N, Abadzhieva Z, et al. Macroprolactinemia in patients with prolactinomas: prevalenceand clinical significance [J]. Exp Clin Endocrinol Diabetes, 2013, 121（4）: 201–205.

［10］Kasum M, Pavičić-Baldani D, Stanić P, et al. Importance of macroprolactinemia in hyperprolactinemia[J]. Eur J Obstet Gynecol, 2014, 183: 28–32.

［11］Melmed S, Casanueva F F, Hoffman A R, et al. Diagnosis and treatment of hyperprolactinemia: an Endocrine Society clinical practice guideline[J].J Clin Endocrinol Metab, 2011, 96（2）: 273–288.

［12］廖二元. 内分泌代谢病学 [M]. 北京: 人民卫生出版社, 2012.

［13］Samson S L, Hamrahian A H, Ezzat S, et al. American association of clinical endocrinologists, American college of endocrinology disease state clinical review: clinical relevance of macroprolactin in the absence or presence of true hyperprolactinemia[J]. Endocr Pract, 2015, 21（12）: 1427–1435.

（撰写者：郝晓；病例提供者：李志臻）

第二篇

肾上腺疾病

性早熟、双侧肾上腺占位、双侧睾丸病变

一、病史与体格检查

患者，男，65岁。以"发现双侧肾上腺占位1个月"为主诉于2022年1月10日就诊于我院泌尿外科。患者1个月前因腰酸于当地医院行全腹CT平扫：右肾上腺结合部结节（直径19mm），左肾上腺增粗且见不规则混杂密度影。无高血压、头痛、头晕、心悸、出汗，无腹痛、恶心、呕吐、乏力等不适。2022年1月10日我院泌尿外科以"左肾上腺占位、右肾上腺结节"收入院。查ACTH-Cor节律：ACTH 265.5–61.95–28.07pg/mL，Cor 5.90–5.30–0.89μg/dL。24小时UFC 700nmol，24小时尿量2.0L。肾素活性–血管紧张素–醛固酮卧立位试验：卧位，PRA 0.47ng/（mL·h），AngⅡ 34.7pg/mL，ALD 240.0pg/mL；立位，PRA 2.80ng/（mL·h），AngⅡ 59.0pg/mL，ALD 313.0pg/mL。24小时尿NE、E及DA未见异常。肾上腺CT平扫+增强：右侧肾上腺占位（21mm×15mm），考虑腺瘤；左侧肾上腺占位（41mm×48mm），髓样脂肪瘤？请结合临床。垂体MRI平扫+增强：垂体强化欠均匀，不排除垂体微腺瘤，请结合临床。PET/CT：左侧肾上腺混杂密度影，代谢活跃，考虑髓样脂肪瘤可能；右侧肾上腺增粗并结节，代谢活跃，考虑腺瘤；余未见明显异常。请内分泌科会诊，建议进一步评估垂体及肾上腺相关激素等，未执行。于2022年1月18日全麻下行"腹腔镜下左侧肾上腺切除术"，术后病理示左肾上腺髓脂肪瘤。术后未服用糖皮质激素类药物。

患者于2022年6月13日在我院泌尿外科复诊，以"①右侧肾上腺结节；②左侧肾上腺术后"再次收入院。入院后查ACTH-Cor节律：ACTH 308.1–105.2–110.0pg/mL，Cor 6.72–5.70–2.73μg/dL。24小时UFC 453nmol，24小时尿量4.0L。请我科会诊后，建议转至我科进一步诊治。自发病以来，神志清，

精神可，食欲可，术后易乏困，睡眠较多，二便正常，体重无明显变化。

既往史：6 个月前体检发现反流性食管炎及慢性非萎缩性胃炎，余无特殊。

个人史：足月顺产，产程顺利，出生时肤色正常，外阴呈男童外阴。幼年时生长速度快，7 岁身高达 160cm，8 岁出现阴茎增大及阴毛生长，后无生长加速期。患者父亲身高 180cm，母亲身高 163cm，1 弟身高 180cm，患者遗传身高 178cm。

婚育史：24 岁结婚，爱人体健，婚后第一年妻子人流 1 次，第二年妻子产 1 女，女儿体健，已婚已育。

家族史：父亲因脑中风去世，母亲因肺心病去世，1 弟体健。无与患者类似疾病，无其他家族性遗传病史。

体格检查：T 36.2℃，P 75 次 / 分，R 18 次 / 分，BP 103/66mmHg，身高 163cm，体重 70kg，BMI 26.34kg/m^2，上部量 81cm，下部量 82cm，臂展 155.5cm。神志清，精神可，体型正常，全身肤色偏黑，嘴唇及乳晕色深，皮肤未见紫纹，无满月脸、水牛背。左侧腰腹部可见陈旧性手术瘢痕。心肺听诊未见明显异常。有龋齿、义齿，无关节肿痛。Tanner 分期：外阴 G4 期，阴毛 P5 期，睾丸计测双侧睾丸容积约 5mL。

▌二、实验室及影像学检查

（一）一般实验室检查

血常规、尿常规、粪常规、肝肾功能、血脂、电解质、凝血功能、传染病筛查、肿瘤标志物全套等未见异常。ECG：正常。

（二）内分泌相关检查

HbA1c 5.20%，糖耐量试验、甲状腺功能、降钙素、单胺类神经递质及其代谢产物、胃泌素 –17、GH 与 IGF-1 均未见明显异常。

（三）影像学检查

超声：甲状腺右侧叶囊实性回声结节（TI-RADS 分级：3 级）。左室舒张功能下降。肝、胆、胰、脾、泌尿系未见明显异常。双侧颈总动脉内中膜增厚，左侧颈内动脉斑块形成，右侧锁骨下动脉斑块形成。双侧股总动脉内中膜增厚，双侧股浅、胫前、胫后动脉多发小硬斑。

三、诊治经过

　　患者 2022 年 1 月因腰酸发现"肾上腺意外瘤（adrenal incidentalomas，AI）"。根据《中华内分泌外科杂志》2021 年 8 月发表的"肾上腺意外瘤多学科管理专家共识"[1]，发现 AI 后的"首要任务"是评估其良恶性及激素分泌功能。临床上主要根据结节大小和影像学特征进行良恶性评估。肾上腺 CT 平扫 + 增强（图 2-1-1）：右侧肾上腺占位（21mm×15mm），考虑腺瘤；左侧肾上腺占位（41mm×48mm），髓样脂肪瘤？请结合临床。进一步评估激素分泌功能，查 ACTH-Cor 节律（表 2-1-1）示上午 8 时 ACTH 高、Cor 低和 24 小时 UFC 高。肾素活性 - 血管紧张素 - 醛固酮卧立位试验（表 2-1-2）示卧位和立位的 ALD 均高。24 小时尿 NE、E 和 DA 均未见异常。为进一步明确病因，完善垂体 MRI 平扫 + 增强（图 2-1-2）：垂体强化欠均匀，不排除垂体微腺瘤，请结合临床。进一步完善 PET/CT：①左侧肾上腺混杂密度影，代谢活跃，考虑髓样脂肪瘤可能；②右侧肾上腺增粗并结节，代谢活跃，考虑腺瘤。以上建议结合病理。余未见明显异常。至此，结合患者病史、体征及上述检查结果，不支持库欣病导致的高 ACTH 血症。请内分泌科会诊，建议进一步评估垂体及肾上腺激素等，未执行。2022 年 1 月 18 日全麻下行"腹腔镜下左侧肾上腺切除术"，病理结果示左肾上腺髓脂肪瘤（图 2-1-3）。

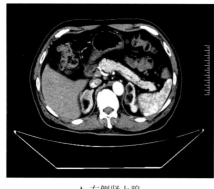
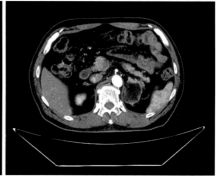

A. 右侧肾上腺　　　　　　　　　　　B. 左侧肾上腺

图 2-1-1　术前肾上腺 CT

表 2-1-1　　ACTH-Cor 节律（2022-01-11）

	上午 8 时	下午 4 时	午夜 0 时
ACTH（pg/mL）	265.5（7.2 ~ 63.3）	61.95	28.07
Cor（μg/dL）	5.90（6.02 ~ 18.4）	5.30	0.89

24 小时 UFC 700nmol（73 ~ 372nmol），24 小时尿量 2.0L。

表 2-1-2　　肾素活性 - 血管紧张素 - 醛固酮卧立位试验（2022-01-11）

	PRA [ng/（mL·h）]	AngII（pg/mL）	ALD（pg/mL）
卧位	0.47（0.15 ~ 2.33）	34.7（25 ~ 80）	240.0（30 ~ 160）
立位	2.80（0.1 ~ 6.56）	59.0（50 ~ 120）	313.0（70 ~ 300）

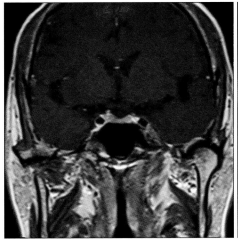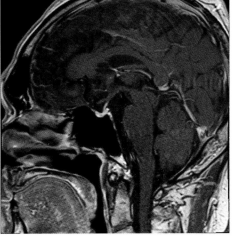

A. 冠状位　　　　　　　　　　　　　　　B. 矢状位

图 2-1-2　术前垂体 MRI

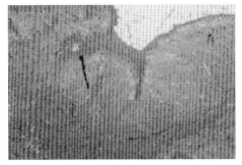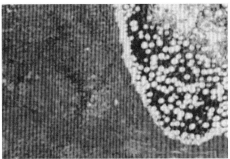

图 2-1-3　左侧肾上腺病理：髓样脂肪瘤

患者于 2022 年 6 月 13 日再次入我院泌尿外科住院，预行右侧肾上腺占位切除术。为进一步评估右侧肾上腺占位的性质与激素分泌功能，查 ACTH–Cor 节律（表 2-1-3），肾上腺 CT 平扫 + 增强（图 2-1-4）：左侧肾上腺术后，右侧肾上腺增生，腺瘤？与术前对比，术后 5 个月患者右侧肾上腺占位直径从 20.20mm 增长至 23.33mm，右侧肾上腺内侧支宽度由 8.82mm 增长至 10.95mm，推测可能是因术后 ACTH 升高进一步刺激肾上腺皮质增生所致。垂体 MRI 平扫 + 增强：垂体强化欠均匀，与 2022 年 1 月 12 日对比变化不明显，请结合临床。

表 2-1-3　ACTH-Cor 节律（2022-06-14）

	上午 8 时	下午 4 时	午夜 0 时
ACTH（pg/mL）	308.1（7.2～63.3）	105.2	110.0
Cor（μg/dL）	6.72（6.02～18.4）	5.70	2.73

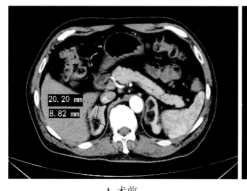 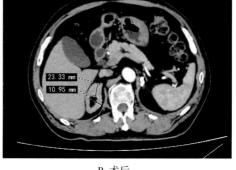

A. 术前　　　　　　　　　　　　　　　　B. 术后

图 2-1-4　右侧肾上腺 CT

因患者上午 8 时 ACTH 高及肾上腺占位，请我科会诊，通过详细追问病史及体格检查得知，患者幼年时即出现线性生长及男性性早熟，成年身高也受损，同时患者皮肤和黏膜色素增深，以乳晕和嘴唇为著。有研究表明[2]，ACTH 浓度长期升高可能在肾上腺髓样脂肪瘤的发生中起作用。患者双侧肾上腺占位，左侧肾上腺髓样脂肪瘤病史。至此，根据病史、体征及检查检验结果，高度怀疑患者存在先天性肾上腺皮质增生症（congenital adrenal

hyperplasia，CAH），建议转至我科进一步诊治。根据《中华儿科杂志》2016
年8月发表的"先天性肾上腺皮质增生症21-羟化酶缺陷诊治共识"[3]，入科
后完善相关激素评估，如 ACTH-Cor 节律（表2-1-4）和24小时 UFC、肾素
活性-血管紧张素-醛固酮卧立位试验和24小时尿醛固酮（表2-1-5）及性
激素。

表 2-1-4　ACTH-Cor 节律（2022-06-18）

	上午 8 时	下午 4 时	午夜 0 时
ACTH（pg/mL）	505.00（7.2 ~ 63.3）	148.00	53.30
Cor（μg/dL）	6.90（6.02 ~ 18.4）	6.16	1.43

24 小时 UFC 352nmol（73 ~ 372nmol），24 小时尿量 2.21L。

表 2-1-5　肾素活性 - 血管紧张素 - 醛固酮卧立位试验（2022-06-18）

	PRA [ng/（mL·h）]	Ang II [pg/mL]	ALD [pg/mL]
卧位	0.01（0.15 ~ 2.33）	75.70（25 ~ 80）	54.10（30 ~ 160）
立位	0.91（0.1 ~ 6.56）	73.10（50 ~ 120）	59.50（70 ~ 300）

24 小时尿醛固酮 3.0U（1 ~ 8U），24 小时尿量 2.21L。

性激素全套（表2-1-6）：

表 2-1-6　性激素全套

	FSH (mIU/mL)	LH (mIU/mL)	PRL (ng/mL)	E$_2$ (pg/mL)	P (ng/mL)	T (ng/mL)
结果	0.30	0.30	29.60	51.40	9.67	3.90
参考值	1.5 ~ 12.4	1.7 ~ 8.6	4.04 ~ 15.2	11.3 ~ 43.2	0.05 ~ 0.149	1.93 ~ 7.4
	FT (pg/mL)	17α-OHP (ng/mL)	DHEA-S (μg/dL)	AND (ng/mL)	SHBG (nmol/L)	
结果	39.96	221.30	231.00	22.2	19.30	
参考值	15 ~ 50	0.48 ~ 2.25	80 ~ 560	0.6 ~ 3.1	10 ~ 57	

为进一步明确诊断，完善午夜 1mg 地塞米松抑制试验（DST）+ACTH 激
发试验（表2-1-7），结果分析：① 1mg DST 后上午 8 时 Cor 0.30μg/dL，

< 1.8 μg/dL，提示 Cor 可被抑制，表明右侧肾上腺腺瘤非自主高分泌皮质醇腺瘤；② ACTH 兴奋试验后，血 Cor 1.69 μg/dL，< 18 μg/dL，提示患者存在肾上腺皮质储备功能减退；③ ACTH 兴奋试验后，P、17α-OHP、AND、T 均被明显激发，考虑为经典型 21- 羟化酶缺陷症（21-hydroxylase deficiency，21-OHD）。

表 2-1-7   午夜 1mg DST+ACTH 激发试验

	Cor (μg/dL)	P (ng/mL)	17α-OHP (ng/mL)	AND (ng/mL)	T (pg/mL)
激发前	0.30	1.21	10.8	6.6	5.91
激发后	1.69	12.1	264.3	28.2	23.44

进一步完善中剂量（3mg）地塞米松抑制试验（表 2-1-8）。据文献报道[4]，21-OHD 的中剂量地塞米松抑制试验（3mg DST）中，17α-OHP 抑制率最佳切点值为 73.5%（特异度 100.0%）。结果分析：3mg DST 后，该患者 17α-OHP 抑制达 98%，提示为 21-OHD。

表 2-1-8   中剂量地塞米松抑制试验

	ACTH (pg/mL)	Cor (μg/dL)	17α-OHP (ng/mL)	T (pg/mL)
试验前	453.30	3.24	190.30	2.83
试验后	10.80	0.06	3.70	1.98

为明确分子诊断，行全外显子基因测序（图 2-1-5），检测到患者存在 CYP21A2 基因 c.293-13A/C > G 和 c.518T > A（p.I173N）复合杂合突变，均为致病变异热点。

根据 2016 年 8 月发表的"先天性肾上腺皮质增生症 21- 羟化酶缺陷诊治共识"，21-OHD 可合并睾丸内肾上腺残余瘤（TART）及肾上腺皮质占位性病变的并发症。为评估患者是否存在 TART，查睾丸超声（图 2-1-6A）：双侧睾丸体积小（左侧容积 3.9mL、右侧容积 2.8mL）并弥漫性回声改变，双侧睾丸多发稍高回声，双侧睾丸内多发点状强回声（考虑微石症）。泌尿外科会诊后完善睾丸 MRI（图 2-1-6B）：双侧睾丸体积小并信号欠均匀，请结合临床，

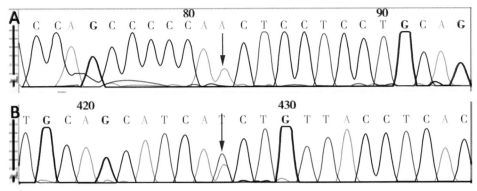

图 2-1-5　*CYP21A2* 基因突变序列 c.293-13A/C > G（A）与 c.518 T > A（p.I173N）（B）

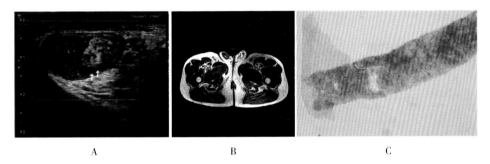

A   B   C

图 2-1-6　睾丸肾上腺残余瘤（TART）的超声（A）、MRI（B）和组织学检查（C）

不排除 TART 可能。进一步行左侧睾丸穿刺活检，病理结果（图 2-1-6C）：（左侧睾丸穿刺活检）镜下见肾上腺组织，考虑肾上腺异位，不完全排除间质细胞瘤，请结合临床及实验室检查。免疫组化结果：AE1/AE3（散 +），EMA（−），Inhibin-α（部分 +），CR（灶 +），S-100（−），Melan-A（灶 +），CD68（灶 +），CD163（+），SYN（−），CD56（+），WT-1（灶 +），D2-40（灶 +），Ki-67 指数（约 1%+），SF-1（+）。至此，患者双侧睾丸 TART 诊断明确。考虑患者年龄偏大及无手术意愿，TART 暂不处理。患者在长期高 ACTH 刺激下，出现双侧肾上腺占位性病变（左侧肾上腺髓样脂肪瘤，右侧肾上腺腺瘤）。相较于术前，术后 5 个月肾上腺 CT 显示右侧肾上腺腺瘤直径较前增大、内侧支较前增粗。为了抑制 ACTH 刺激肾上腺增生，改善糖皮质激素相对不足的情况，我们给予患者睡前半片（0.375mg）地塞米松抑制 ACTH 分泌、早上氢化可的松 20mg 替代治疗。出院 1 个月后随访，患者嗜睡、乏力等症状消失。

四、最终诊断

1. 经典型 21-OHD（单纯男性化型）合并左侧肾上腺髓样脂肪瘤术后、右侧肾上腺腺瘤、双侧睾丸内肾上腺残余瘤。

2. 甲状腺结节。

3. 低骨量。

4. 外周动脉粥样硬化。

五、总结讨论

先天性肾上腺皮质增生症（congenital adrenal hyperplasia，CAH）是一组由肾上腺皮质类固醇合成通路各阶段各类催化酶缺陷引起的以皮质类固醇合成障碍为主的常染色体隐性遗传性疾病。CAH 以 21- 羟化酶缺陷症（21-hydroxylase deficiency，21-OHD）最常见，约占 95%，发病率为 1/20 000 ~ 1/10 000。本症有发生致命性肾上腺失盐危象的风险，高雄激素血症可导致生长和性腺轴紊乱。

21-OHD 由 *CYP21A2* 基因突变引起，它编码 21- 羟化酶（P450c21）。P450c21 催化 17α- 羟孕酮（17α-OHP）为 11- 脱氧皮质醇，催化孕酮（P）为 11- 脱氧皮质酮，两者分别为皮质醇和醛固酮的前体。P450c21 活性低下可致皮质醇和醛固酮合成受损。皮质醇低下，经负反馈使 ACTH 分泌增加，刺激肾上腺皮质细胞增生，以期增加皮质醇合成；但酶缺陷使皮质醇依然低下。因雄激素合成通路无缺陷，在高 ACTH 刺激下，堆积的 17α-OHP 和孕酮向雄激素转化增多，产生了旁路代谢亢进的特征性后果——高雄激素血症（图 2-1-7）。雄激素升高显著程度依次为雄烯二酮、睾酮和脱氢表雄酮。盐皮质激素合成通路阻滞使孕酮不能向醛固酮转化而致醛固酮水平低下，水盐平衡失调，可发生致命的失盐危象。酶缺陷程度因基因型而异，在基本病理生理基础上形成 21-OHD 基因型 - 生化病理和临床表现的宽阔谱带。分型有助于指导临床诊治。按以上基因型 - 临床表型的关系，醛固酮、皮质醇缺乏的程度和高雄激素的严重程度，21-OHD 分为两大类型：①典型 21-OHD。按醛固酮缺乏程

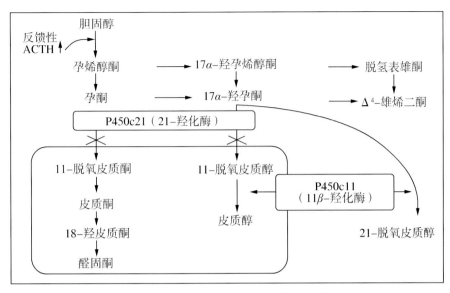

图 2-1-7　21-OHD 患者的肾上腺类固醇激素代谢通路 [5]

度又分为失盐型（WS，约占 75%）和单纯男性化型（SV，约占 25%）。②非典型 21-OHD（NCAH）。按基础 17α-OHP 测值划分为 3 个区段指导诊断和分型：17α-OHP > 30nmol/L（1 000ng/dL）时考虑为典型 21-OHD；6～30nmol/L（200～1 000ng/dL）时考虑为非典型 21-OHD；③< 6nmol/L（200ng/dL）时不支持 CAH 或为 NCAH。如临床拟似诊断，需做 ACTH 激发试验。*CYP21A2* 基因突变方式复杂多样，各基因型间生化和临床表现可有所重叠。21-OHD 临床可表现如下。①失盐表现：醛固酮低下致失盐危象常是典型失盐型 21-OHD 在出生后的早期首发表现，呈现以低血钠、低血容量为主要特征的休克，伴或不伴低血糖。失盐危象一般由应激诱发。②高雄激素血症：不同年龄表现不一。男性新生儿期和婴儿期无阴茎增大等外生殖器异常，是延误诊断的常见原因。至幼儿期，会呈现外周性性早熟，男孩因对雄激素受体开始敏感，呈现阴茎增大，伴或不伴阴毛早生。由于高水平性激素对下丘脑促性腺激素释放激素神经元的长期影响，患儿自 5 岁起可转化为中枢性性早熟。幼年期开始发生线性生长伴骨龄增长加速，使成年身高受损。③其他表现：皮肤和黏膜色素增深，以乳晕和外阴为著。结合该患者幼年期即出现男性性早熟及线性生长加速，以及

17α-OHP 等检验检查结果，可判定为经典型 21-OHD（单纯男性化型）。

该患者病史长达 60 余年未被发现，因腰酸检查意外发现双侧肾上腺占位。表明 21-OHD 在男性患者中有一定的隐匿性，可能存在部分患者漏诊的现象。该患者幼年时期已有性早熟等临床表现，但由于未对该患者造成不育、基层医院对该疾病认识不够和当时医疗资源有限等因素而未得到及时诊治，在一定程度上造成患者双侧肾上腺占位和双侧睾丸 TART。因此应重视新生儿 21-OHD 筛查阳性者和出生后早期有症状婴幼儿的规范诊断及治疗。

肾上腺意外瘤（adrenal incidentalomas，AI）的检出率呈升高趋势，其管理需要内分泌科、泌尿外科、影像科、病理科、肿瘤科等多学科协作。一经发现 AI，应尽快进行良恶性评估。临床上主要根据结节大小和影像学特征进行良恶性评估。结节大小是区分良恶性的重要线索，绝大多数肿瘤最大径 < 4cm 的 AI 为良性结节，> 6cm 的 AI 恶性可能性更大[6]。有报道称 80% ~ 93% 的肾上腺恶性肿瘤在诊断时最大径超过 4cm，故研究者建议切除最大径 4cm 以上的肿块，以免遗漏肾上腺恶性肿瘤。当然，临床上不能完全依赖结节大小决定诊疗方案，应结合病史及影像学特点进行综合评估。根据 CT 平扫结果初步评估 AI 良恶性：CT 值 ≤ 10HU，可基本排除恶性，CT 值 > 20HU 需考虑恶性可能。肿瘤最大径 ≤ 4cm 且 CT 值 ≤ 20HU 可基本排除恶性，而 CT 值 > 20HU 的 AI 常需警惕恶性可能。此外，密度均匀、轮廓光滑、边界清晰的 AI 常为良性结节，而密度不均、形状不规则、有钙化或液化、有局部侵犯证据的 AI 常为恶性结节。还可通过 MRI、PET/CT、^{131}I-MIBG 以及肾上腺活检来评估结节的良恶性。另外，要对 AI 进行功能评估，如评估血醛固酮/肾素比值、1mg 地塞米松抑制试验、血或尿 MNs、性激素等甾类激素。无症状、无激素分泌功能且影像学检查显示明显良性特征（最大径 < 3cm，CT 值 < 10HU，边缘光滑，密度均匀）的 AI 无需手术。该患者发现 AI 后于泌尿外科住院手术治疗，术前并没有通过内分泌科相关评估，存在一定的误诊风险。因此，诊治 AI 需要加强多学科协作。

该患者左侧肾上腺为髓样脂肪瘤，髓样脂肪瘤是否与 CAH 相关？肾上腺髓样脂肪瘤是一种脂肪瘤性、含有髓样细胞成分的良性肿瘤，大多数表现为肾上腺意外瘤。较大的肾上腺髓样脂肪瘤可引起占位效应症状，偶可并发出血。如果伴有肾上腺皮质腺瘤或增生，则可能在肾上腺髓样脂肪瘤患者中检测到肾上腺激素分泌过量。先天性肾上腺皮质增生患者的肾上腺髓样脂肪瘤患病率高于其他患者，并且有发生大的双侧病变的风险。有研究表明，ACTH 浓度升高与发生肾上腺髓样脂肪瘤的风险增加之间存在关联[7]。因此，对任何肾上腺髓样脂肪瘤患者，都需要考虑与先天性肾上腺皮质增生的相关性，尤其是大病灶和双侧病灶的患者。

睾丸内肾上腺残余瘤（testicular adrenal rest tumor，TART）是肾上腺内残留的性腺原基细胞过度增殖性良性病变，是 CAH 不少见的并发症。TART 多见于 CAH 治疗控制欠佳患者，是男性 CAH 患者生育力降低的重要原因之一。TART 对睾丸的危害在于它位于睾丸纵隔旁和睾丸网上的特殊位置，使曲细精管受压迫并致管周透明样变和纤维化，甚至发生梗阻性无精和 Leydig 细胞功能的不可逆性损害。早期诊治可避免瘤体对睾丸的不可逆性损害。为保护瘤外正常睾丸组织功能，对瘤体较大的儿童和青春期患者，应及早行 TART 剔除术。该患者为无生育要求的老年患者，可不采取手术治疗。

综上，肾上腺意外瘤的管理需要内分泌科、泌尿外科、影像科等多学科协作，需要尽快进行良恶性评估和内分泌激素功能评估，从而尽可能避免误诊。对任何肾上腺髓样脂肪瘤患者，都应考虑与 CAH 的相关性，尤其是大病灶和双侧病灶的患者。21-OHD 诊断需综合判断包括 17α-OHP 在内的各相关激素水平以及必要的基因检测。皮质醇替代治疗目标是防止肾上腺危象、保证正常生长和青春发育以及保护远期生殖健康。尽可能将糖皮质激素控制在最低有效剂量，避免对生长的抑制和发生医源性库欣综合征。盐皮质激素替代治疗需要在防止失盐危象的同时，关注理盐激素敏感性的年龄变化规律，及时调整剂量，避免发生医源性高血压。定期监测并发症，尤其是睾丸肾上腺残余瘤，保证成年生育健康。

参考文献

[1] 肾上腺意外瘤多学科管理专家组 . 肾上腺意外瘤多学科管理专家共识 [J]. 中华内分

泌外科杂志，2021，15（4）：325-336.

［2］Nermoen I，Falhammar H. Prevalence and characteristics of adrenal tumors and myelolipomas in congenital adrenal hyperplasia：a systematic review and meta-analysis [J]. Endocr Pract，2020，26（11）：1351-1365.

［3］中华医学会儿科学分会内分泌遗传代谢病学组 . 先天性肾上腺皮质增生症 21- 羟化酶缺陷诊治共识 [J]. 中华儿科杂志，2016，54（8）：569-576.

［4］Speiser P W，Azziz R，Baskin L S，et al. Endocrine Society Congenital adrenal hyperplasia due to steroid 21-hydroxylase deficiency：an Endocrine Society clinical practice guideline[J].J Clin Endocrinol Metab，2018，103（11）：4043-4088.

［5］陈家伦 . 临床内分泌学 [M]. 上海：上海科学技术出版社，2011.

［6］Kostiainen I，Hakaste L，Kejo P，et al. Adrenocortical carcinoma：presentation and outcome of a contemporary patient series[J]. Endocrine，2019，65（1）：166-174.

［7］Hamidi O，Raman R，Lazik N，et al. Clinical course of adrenal myelolipoma：A long-term longitudinal follow-up study [J]. Clin Endocrinol，2020，93（1）：11-18.

（撰写人：刘飞；病例提供者：任蕾、刘飞）

青少年患者高血压伴低血钾

一、病史与体格检查

患者，男，17 岁。以"头晕 20 天"为主诉于 2017 年 11 月 17 日入院。20 天前出现头晕，呈持续性，不伴眩晕，程度中等，可忍受。无头痛、面色苍白、心慌、大汗，无四肢无力、发作性软瘫，无胸闷、呼吸苦难，无肌痛、手足搐搦、麻木，无烦渴、多饮、多尿，无怕热、多汗、手抖、脾气暴躁，无恶心、呕吐、腹泻。至当地医院就诊，查血压 230/170mmHg、血钾 3.11mmol/L、肌酐 113.6μmol/L，头颅 MRI 示双侧放射冠区多发小缺血灶。予硝苯地平缓释片 20mg，1 次 / 日，血压控制于（170～180）/（90～100）mmHg。为求进一步诊治，以"高血压、低血钾查因"收入我科。发病以来，神志清、精神可，睡眠一般，大便每天 1 次，为成形软便，夜尿 0～1 次，近期体重无明显变化。

既往史：既往无肾实质疾病病史。

个人史：无棉籽油、排钾利尿剂、中药、甘草制剂服用史。

家族史：祖父因"高血压"已故（具体不详）。父亲患"高血压"，其 35 岁患"脑卒中"，曾查血钾在正常范围内（具体不详）。

体格检查：T 36.6℃，P 92 次 / 分，R 17 次 / 分，BP 左上肢 200/120mmHg、右上肢 220/140mmHg、左下肢 214/118mmHg、右下肢 224/142mmHg，身高 174cm，体重 75kg。全身皮肤无明显色素沉着，无满月脸、水牛背，无皮肤紫纹。甲状腺不大。胸廓无畸形，双侧乳房对称，未触及乳核及肿块。心率 92 次 / 分，律齐，各瓣膜听诊区未闻及病理性杂音。腹平软，未闻及腹部血管杂音。外生殖器 Tanner 分期 V 期。双下肢无水肿。四肢肌力、肌张力正常，Babinski 征（巴宾斯基征）阴性。

二、实验室及影像学检查

（一）一般实验室检查

1. 血、尿、粪常规：尿常规示尿 pH 7.0、尿蛋白（±）。血、粪常规无异常。

2. 血生化：乳酸脱氢酶 1 172U/L（313~618U/L）；肌酐 102.5 μmol/L；电解质监测见表 2-2-1。

表 2-2-1　电解质监测（单位：mmol/L）

	2017-11-17（入院当天）	2017-11-18	2017-11-19	2017-11-20	2017-11-21	2017-11-22	2017-11-25
血钾	3.24	3.4	3.45	3.32	3.58	3.69	4.53
血钠	147.0	150.0	141.3	143.0	143.0	143.0	143.0
血氯	104.0	105.3	100.0	99.0	99.0	102.0	104.0
血钙	2.33	2.36	2.45	2.34	2.43	2.40	2.51
血磷	1.31	1.08	1.08	1.29	1.21	1.51	1.18
血镁	0.90	0.97	0.88	0.94	1.02	1.00	0.98
二氧化碳结合力	34.0	28.1	32.0	37.7	32.9	34.0	25.0
备注	未补钾	未补钾	晨8点开始留24小时尿电解质至第二天晨8点	未补钾，留完24小时尿电解质开始予氯化钾缓释片1.0g/d，3次/日	氯化钾缓释片1.0g/d，3次/日	氯化钾缓释片1.0g/d，3次/日	氯化钾缓释片1.0g/d，3次/日

3. 血气分析：pH 7.41，钾 2.70mmol/L，碳酸氢根 27.20mmo/L，实际碱剩余（ABE）2.60mmol/L。

4. 24 小时尿电解质（24 小时尿量 1.6L）：尿钾 64.19mmol（同步血钾 3.32mmol/L），尿钠 168.0mmol，尿钙 3.20mmol，尿氯 147.68mmol，尿磷 25.44mmol。

5. 24 小时尿蛋白 0.58g（0 ~ 0.15g），24 小时尿微量白蛋白 192mg（0 ~ 30mg）。

6. ECG：T 波异常改变（Ⅱ、Ⅲ、aVF、V4 ~ V6 导联倒置）。

7. 动态血压：①全天、昼间及夜间的收缩压平均值均高于正常范围，夜间的舒张压平均值高于正常范围；②夜间血压下降率减小；③全天血压动态变化呈弱杓型曲线。

（二）内分泌相关检查

甲状腺功能正常。24 小时尿肾上腺相关激素（24 小时尿量 1.6L）：醛固酮 1.10μg（1 ~ 8μg/d），游离皮质醇 333nmol（73 ~ 372nmol），去甲肾上腺素 36.0μg（0 ~ 50μg），肾上腺素 18.0μg（0 ~ 20μg），多巴胺 178.0μg（0 ~ 500μg）。血 3- 甲基肾上腺素 2.18ng/mL（0 ~ 20ng/mL），血 3- 甲基去甲肾上腺素 22.56ng/mL（0 ~ 170ng/mL）。ACTH–Cor 节律见表 2-2-2。肾素 – 血管紧张素 – 醛固酮卧立位试验见表 2-2-3。

表 2-2-2　ACTH-Cor 节律

	上午 8 时	下午 4 时	午夜 0 时
ACTH（pg/mL）	12.30（7.2 ~ 63.3）	9.70	3.80
Cor（μg/dL）	3.36（6.02 ~ 18.4）	4.24	2.40

表 2-2-3　肾素活性 - 血管紧张素 - 醛固酮卧立位试验

	PRA[ng/（mL·h）]	AngⅡ（pg/mL）	ALD（pg/mL）
卧位	2.93（0.15 ~ 2.33）	55.22（25 ~ 80）	70.26（30 ~ 160）
立位	5.88（0.1 ~ 6.56）	77.67（50 ~ 120）	76.91（70 ~ 300）

（三）影像学检查

1. 超声：①双肾弥漫性回声改变；②双肾动脉未见异常；③左心增大、左室壁增厚、二尖瓣少量反流；④胸主动脉、腹主动脉未见异常；⑤双侧颈总动脉、颈内动脉、颈外动脉、椎动脉、锁骨下动脉未见明显异常；双侧股总动脉、股浅动脉、腘动脉、胫前动脉、胫后动脉、腓动脉、足背动脉未见异常；⑥甲状腺未见异常；⑦肝、胆、胰、脾未见异常。

2. 头颅 MRI：双侧放射冠区多发小缺血灶。

三、诊治经过

1. 诊断及鉴别诊断：本病例为低钾查因患者。按照低钾血症的鉴别诊断思路（图 2-2-1），患者无进食量减少，排除摄入减少；无发作性软瘫，亦不考虑分布异常导致的低血钾。患者无呕吐、腹泻病史，排除经胃肠道失钾。化验示尿钾高，考虑"肾性失钾"引起的低钾血症。

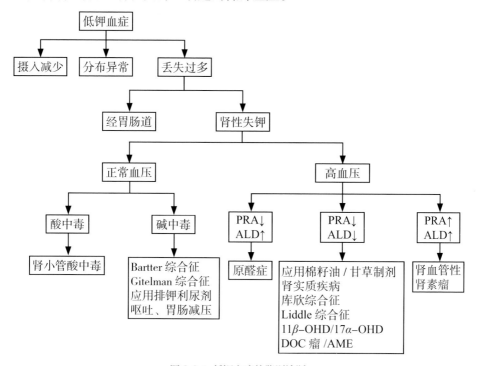

图 2-2-1　低钾血症的鉴别诊断

PRA：肾素活性　ALD：醛固酮　11β-OHD：11β-羟化酶缺陷症　17α-OHD：17α-羟化酶缺陷症
DOC：脱氧皮质酮　AME：拟盐皮质激素增多综合征

患者高血压明显，化验醛固酮水平偏低，24 小时尿醛固酮正常低限，询问患者无棉籽油、甘草制剂服用史，既往无肾实质疾病病史，体格检查无皮肤色素沉着、无外阴发育异常，故不考虑 11β-OHD 和 17α-OHD，查 ACTH-Cor 节律排除库欣综合征。进一步结合该患者特点——青少年（17 岁）发病，其父高血压病史多年并于较年轻时患脑血管并发症，考虑 Liddle 综合征可能性大。行基因检查提示 *SCNN1B* 基因突变，变异来源于父亲，详见图 2-2-2。患者家系图见图 2-2-3。

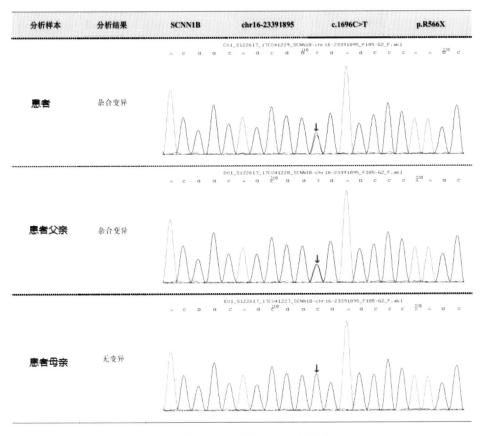

图 2-2-2　患者及患者父母基因检测结果

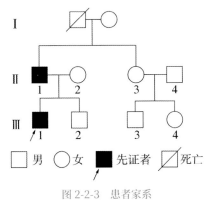

图 2-2-3　患者家系

2.治疗及随访情况：予低钠饮食，氯化钾缓释片 50mg、3 次 / 日，氨苯蝶啶片 50mg、3 次 / 日，口服，于 1 周后血钾恢复正常，半个月后停服氯化钾缓释片。就诊 4 年后随访，多次复查血钾在正常范围，血压（140～150）/（70～90）mmHg。

四、最终诊断

Liddle 综合征。

五、总结讨论

本例患者仅 17 岁，化验显示尿蛋白高，心电图及心脏彩超显示高血压靶器官病变，提示已出现高血压并发症，令人惋惜。那么进一步研究该疾病，尽量做到早发现早治疗，减缓并发症的发生，应当成为临床医生关注的重点。文献报道也显示 Liddle 综合征患者往往较年轻就出现严重的心血管并发症，如脑卒中、心力衰竭、肾衰竭，甚至主动脉夹层[1]，考虑与高血压发病早、程度重、未及时诊治等因素有关。Liddle 综合征临床少见，误诊率高，但高血压的靶器官并发症较重，因此提高对该病的认识显得尤为重要。

Liddle 综合征是一种少见的常染色体显性遗传的单基因高血压，由 Grant Liddle 等在 1963 年首次描述。Liddle 综合征的主要病因是编码远端肾小管上皮钠通道（epithelial sodium channel，ENaC）的基因发生突变。ENaC 存在于肾小管、结肠、肺等组织细胞腔面的质膜中，主要负责钠离子的跨膜转运。在肾远曲小管中，ENaC 调节原尿中钠离子的重吸收，可以影响血压水平。肾小管远端 ENaC 包含 α、β 和 γ 三个结构相同的亚单位，Liddle 综合征最常见的突变是 β 和 γ 亚单位 C 末端（羧基末端）和富含脯氨酸的高度保守的 PY 基序错义突变、无义突变或移码突变。β 和 γ 亚单位的基因突变可阻止神经前体细胞表达的发育下调基因与 ENaC 上的 PY 基序结合，导致远端肾小管大量的 ENaC 不能被内吞和降解，ENaC 持续活化，引起钠重吸收增加、血容量扩张，从而引起高血压[2]。

Liddle 典型临床表现包括：高血压伴低血钾，严重时可发展为代谢性碱中毒；肾素及醛固酮水平降低。该病因其临床表现酷似原发性醛固酮增多症（简称原醛症），故又称为"假性醛固酮增多症"，很多患者初期被误诊为原发性醛固酮增多症。此外，基因表型差异也使其临床表现多样，难以识别，容易造成误诊。Liddle 综合征与原发性醛固酮增多症临床方面的主要区别在于其血浆醛固酮水平低，对醛固酮抑制剂螺内酯不敏感，而对上皮钠通道抑制剂（阿米洛利、氨苯蝶啶）非常敏感。常规治疗包括限盐、口服阿米洛利或氨苯蝶啶。这两种药物都是 ENaC 阻滞剂，对大多数患者疗效确切。不同 Liddle 综合征患者对阿米洛利或氨苯蝶啶的反应不同，原因是突变基因不同。在使用了 ENaC 阻滞剂后，如果低血钾得到纠正而血压仍高，亦可加用其他降压药物[2]。

　　我们对该疾病应当保持警醒，该疾病比较"狡猾"的地方在于基因型与表现型不对等。近年来研究显示，不是所有 Liddle 综合征患者都存在严重高血压、低血钾等典型临床表现，一些 Liddle 综合征患者可能仅有轻、中度高血压，甚至血压在正常范围，还有一些患者虽然有高血压，但是血钾在正常范围[3, 4]。Liddle 综合征患者的临床表现因人而异[5]，即使在同一个家系中不同患者的表型亦存在巨大差别[6]。本例患者基因检测显示病变基因遗传自父亲，但是其父血钾正常，既往亦无发作性软瘫病史，与文献报道相符。Liddle 综合征患者血钾正常的原因可能为 ENaC 活性受体等位基因特异性、血钾浓度与细胞内钾离子浓度并非呈线性关系（血钾正常不能排除细胞内钾离子浓度轻到中度下降）、饮食摄钠减少限制了钾离子的分泌、患者摄入钾增多等[7, 8]。既然低钾血症并非本病敏感的筛查指标，那么按照"高血压 + 低血钾"的标准，相当一部分 Liddle 综合征患者可能漏诊，从而延误病情，早期即出现心脑血管并发症。此外，鉴于药物对肾素 – 血管紧张素系统的影响例如血管紧张素转换酶抑制剂可升高肾素活性，螺内酯既升高血浆肾素活性又升高血清醛固酮水平，有上述用药史的患者不能因"肾素、醛固酮不低"而做出排除诊断。因此，Liddle 综合征确诊仍依赖基因检测，选择合适的目标人群进行基因检测尤为重要。

　　本例患者的祖父、父亲均患高血压，祖父因"高血压"已故（具体不详），父亲年轻时（35 岁）即患脑卒中，为明显的早发心血管疾病家族史。由于 Liddle 综合征为单基因遗传病，在人群中有明显的家族聚集现象，因此建议对早发高血压患者，特别是有早发心脑血管并发症（如脑卒中、心肌梗死）家族史的患者进行 SCNN1B 和 SCNN1G 基因的筛查。若能早期基因诊断和治疗，经限盐和口服阿米洛利或氨苯蝶啶等药物治疗，会有较好的疗效。

随着临床医生重视程度的提高和基因检测的开展，Liddle 综合征的确诊病例可能会增加，也许 Liddle 综合征并不是一个罕见疾病。鉴于 Liddle 综合征是儿童、青少年早发严重高血压的一个重要病因，对于儿童高血压患者需警惕此类单基因遗传性高血压。高血压伴低血钾、肾素及醛固酮水平降低以及对螺内酯反应差都是重要的诊断线索。父母一方如果患有 Liddle 综合征，建议行遗传咨询，以便对高危个体较早地进行监测和干预。全基因组测序（whole-exome sequencing，WES）、二代测序技术也可以为该病提供关键技术支持。运用 WES 甚至可识别和确定少见基因，或者发现新的致病基因[1]。

综上所述，对有早发心血管疾病家族史、临床表现为高血压且有或无低血钾的患者，应及早进行肾素、醛固酮水平的检查，必要时行 ENaC 基因突变检测，提高 Liddle 综合征的早期诊断率，及时治疗，减缓并发症的发生。

参考文献

［1］Abbass A，D'Souza J，Khalid S，et al. Liddle syndrome in association with aortic dissection[J]. Cureus，2017，9（5）：e1225.

［2］蒋晖. Liddle 综合征研究进展 [J]. 心血管病学进展，2018，39（2）：263-266.

［3］洪富源，李健榕，高美珠，等.Liddle 综合征 1 例及国内文献复习 [J]. 国际泌尿系统杂志，2012，32（1）：59-61.

［4］郑燕芳，陆菊明，杜锦.血钾正常的 Liddle 综合征一例报道并文献复习 [J]. 中国综合临床，2013，29（2）：213-214.

［5］史瑾瑜，陈香，任艳，等 .一个中国人 Liddle 综合征家系 SCNN1G 基因新突变及其临床特征 [J]. 中华医学遗传学杂志，2010，27（2）：132-135.

［6］马晓伟，田亚男，高妍，等. 对一个 Liddle 综合征家系临床和上皮细胞钠通道基因突变的研究 [J]. 中华内科杂志，2001，40（6）：390-393.

［7］Rossi E，Fametti E，Nicoli D，et al. A clinical phenotype mimicking essential hypertension in a newly discovered family with Liddle's syndrome[J]. Am J Hypertens，

2011，8：930-93.

［8］武倩琳，田浩明.Liddle 综合征 [J].国际内分泌代谢杂志，2011，31（5）：346-348.

(撰写者：马笑堃；病例提供者：马笑堃)

青年男性，面圆、面红，高血压，糖尿病

一、病史与体格检查

患者，男，30岁。主因"体重增加7年，血压高6年，面圆4年，血糖高半年"于2019年7月23日收住院。患者7年前出现体重增加，以面部及腹部肥胖为著，7年内体重增加10kg，未诊治。6年前体检发现血压高，最高200/130mmHg，监测血压波动在（140～170）/110mmHg，未治疗。4年前出现面圆，腹部膨隆较前加重，伴腹部皮肤紫纹，未诊治。半年前在当地医院体检查餐后2小时血糖16mmol/L，后多次测随机血糖波动在11mmol/L以上，诊断为"糖尿病"，予"二甲双胍片（0.5g）qd"，未控制饮食，间断测空腹血糖波动在8～10mmol/L。服用上述药物1个月后，因血糖控制不佳自行停药。2个月前出现头晕、双眼视物模糊，测血压波动在160/110mmHg上下，自行间断口服"坎地沙坦片8mg/d、苯磺酸氨氯地平片5mg/d"，监测血压波动在（130～150）/（90～110）mmHg，上述症状呈持续性加重。3天前至当地医院查上午8时血皮质醇513.2nmol/L（172～497nmol/L）、ACTH 21.98pmol/L（1.6～13.9pmol/L），行垂体MRI平扫未见异常。门诊以"库欣综合征"收住院。

既往无特殊。25岁结婚，育有1女。父母、1妹及1女均体健，家中无类似疾病患者。

体格检查：体温36.1℃，脉搏96次/分，呼吸24次/分，血压124/85mmHg，身高165cm，体重63kg，BMI 23.10kg/m²。发育正常，营养一般，满月面容，四肢可见多处皮下瘀斑，全身浅表淋巴结未触及肿大。颈项部未见明显脂肪垫，甲状腺未触及。心肺听诊未闻及异常。腹膨隆，腹部可见多条皮肤紫纹，较宽处直径约6mm，无压痛、反跳痛，肝、脾肋下未触及。双大腿内侧可见多条紫纹，双下肢中度凹陷性水肿。

二、实验室及影像学检查

（一）一般实验室检查

1. 血常规：RBC 3.63×10^{12}/L，Hb 119.0g/L，N% 81.7%。

2. 尿常规：葡萄糖（+++）。

3. 粪常规、传染病筛查、凝血功能、肝肾功能、电解质：未见异常。

4. 血脂：总胆固醇 5.50mmol/L，甘油三酯 2.01mmol/L，低密度脂蛋白胆固醇 3.65mmol/L。

5. 肿瘤标志物：癌胚抗原 7.07ng/mL，非小细胞肺癌抗原 21-1 6.63ng/mL，余均在正常范围。

6. 24 小时尿蛋白定量：24 小时尿蛋白总量 0.87g，24 小时尿白蛋白总量 234.821mg（24 小时尿量 3.102L）。

7. 糖尿病筛查：口服葡萄糖耐量试验示"糖尿病"。C 肽释放试验示 C 肽高峰延迟（表 2-3-1）。

表 2-3-1　OGTT 及 C 肽释放试验

	空腹/0 分钟	30 分钟	60 分钟	120 分钟	180 分钟
血糖（mmol/L）	7.7（3.9~6.1）	9.1	14.2	15.7	12.3
C 肽（ng/mL）	4.44（0.79~4.8）	5.16	6.49	10.45	10.37

（二）激素相关检查

1. 甲状腺功能（表 2-3-2）：

表 2-3-2　甲状腺功能

	FT$_3$（pmol/L）	FT$_4$（pmol/L）	TSH（μIU/mL）
结果	3.91	7.13	0.39
参考值	3.28~6.47	7.9~18.4	0.34~5.6

2. 性激素六项（表 2-3-3）：

表 2-3-3　性激素六项

	FSH (mIU/mL)	LH (mIU/mL)	E₂ (pg/mL)	P (ng/mL)	T (ng/mL)	PRL (ng/mL)
结果	5.99	2.49	19.00	0.37	1.31	15.63
参考值	1.5~12.4	1.7~8.6	11.3~43.2	0.05~0.149	1.93~7.4	4.04~15.2

3. 17α-羟孕酮 0.90ng/mL。血 ACTH-Cor 节律消失，ACTH 升高（表 2-3-4），24 小时 UFC 明显增高（1 700nmol，正常值 73~372nmol），小剂量地塞米松抑制试验未被抑制（对照：1 700nmol；小剂量地塞米松抑制试验后：543nmol），大剂量地塞米松抑制试验被抑制（对照：1 700nmol；大剂量地塞米松抑制试验后：150nmol）（表 2-3-5）。

表 2-3-4　ACTH-Cor 节律

	上午 8 时	下午 4 时	午夜 0 时
ACTH（pg/mL）	97.40（7.0~61.1）	143.00	121
Cor（μg/dL）	24.80（5~25）	27.70	24.9

表 2-3-5　小、大剂量地塞米松抑制试验（早上 8 时）

	ACTH（pg/mL）	Cor（μg/dL）	24 小时 UFC（nmol）
小剂量试验后	79.40	11.8	543.00（尿量 3.31L）
大剂量试验后	58.70	6.08	150.00（尿量 2.43L）
对照	97.40	24.80	1 700.00（尿量 3.1L）

（三）影像学检查

1. 肾上腺 CT 平扫 + 增强（图 2-3-1）：考虑双侧肾上腺增生。

2. 垂体 MRI 平扫 + 动态增强（图 2-3-2）：①垂体后方异常信号，垂体后叶高信号？鞍背骨质信号？②所扫双侧额顶叶、双侧基底核区异常信号，请结合脑部 MRI 平扫协诊；③双侧筛窦、上颌窦炎。

3. 胸腹部 CT 平扫 + 增强：双肾多发结石，左肾囊肿，左下肺小结节，两肋骨陈旧性病变。

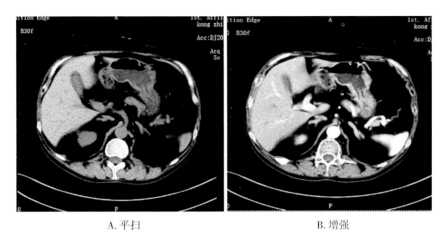

A. 平扫　　　　　　　　　　　　　　　　B. 增强

图 2-3-1　肾上腺 CT

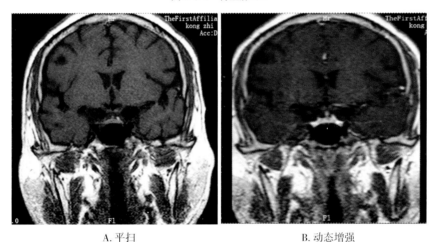

A. 平扫　　　　　　　　　　　　　　　　B. 动态增强

图 2-3-2　垂体 MRI

4. 骨密度（QCT）：患者腰椎骨密度值介于 50 ~ 80mg/cm^3，诊断为骨质疏松。

5. 腰椎正侧位片：腰椎轻度骨质增生并曲度变直。

6. 超声：肝弥漫性回声改变（脂肪肝）；双侧颈动脉、椎动脉、锁骨下动脉未见明显异常；甲状腺左侧叶实性结节（TI-RADS 分级 3 级）；室间隔增厚；双肾符合髓质海绵肾改变，双肾多发结石。

7. PET/CT：①双侧肾上腺增粗代谢稍活跃，SUV$_{max}$约 2.4，考虑增生；②左侧侧脑室后角旁软化灶，双侧岛叶腔隙性梗死；③右肺中叶及左肺上叶舌段少许炎症，双侧胸膜增厚，代谢未见异常；④双肾结石；⑤右侧阴囊积液；⑥双侧多根肋骨、腰椎多个椎体横突及右侧耻骨多处陈旧性骨折。

患者于 2019 年 8 月 1 日行岩下窦静脉取血，结果未提示外周或中枢 ACTH 优势分泌（表 2-3-6）。患者于 2019 年 9 月于北京某医院行生长抑素受体显像，未见明确异常。

表 2-3-6　岩下窦静脉取血

	ACTH（pg/mL）			PRL（ng/mL）			ACTH/PRL
	1	2	平均值	1	2	平均值	
左侧岩下窦	70.80	70.60	70.70	10.96	11.36	11.16	6.34
右侧岩下窦	77.30	79.7	78.5	18.37	19.68	19.03	4.13
左侧颈内静脉	64.80	63.90	64.35	10.90	11.28	11.09	5.80
右侧颈内静脉	68.90	77.30	73.1	12.45	12.42	12.44	5.88
上腔静脉	64.10	63.10	63.6	11.41	11.49	11.45	5.55
股静脉	69.30	67.90	68.6	10.89	11.18	11.04	6.21

左侧岩下窦 / 左侧颈内静脉（PRL）：1.00；右侧岩下窦 / 右侧颈内静脉（PRL）：1.53；左侧岩下窦 / 右侧岩下窦（PRL）：0.59；左侧岩下窦 / 上腔静脉（PRL）：0.97；右侧岩下窦 / 上腔静脉（PRL）：1.66；左侧岩下窦 / 股静脉（PRL）：1.01；右侧岩下窦 / 股静脉（PRL）：1.72（用泌乳素校正显示插管失败）。左侧岩下窦 / 左侧颈内静脉（ACTH/PRL）：1.09；右侧岩下窦 / 右侧颈内静脉（ACTH/PRL）：0.70；左侧岩下窦 / 右侧岩下窦（ACTH/PRL）：1.54；左侧岩下窦 / 上腔静脉（ACTH/PRL）：1.14；右侧岩下窦 / 上腔静脉（ACTH/PRL）：0.74；左侧岩下窦 / 股静脉（ACTH/PRL）：1.02；右侧岩下窦 / 股静脉（ACTH/PRL）：0.67。

三、诊治经过

根据患者的症状、体征，初步考虑为库欣综合征，ACTH-Cor 节律示皮质醇昼夜节律消失、ACTH 明显升高、24 小时尿游离皮质醇明显升高；行小剂量地塞米松抑制试验未被抑制，支持库欣综合征的诊断。肾上腺 CT 平扫 + 增强示双侧肾上腺增粗；行大剂量地塞米松抑制试验被抑制，结合其 ACTH 明显升高，初步诊断为 ACTH 依赖性库欣综合征。垂体 MRI 平扫 + 动态增强未见明显占位性病变，胸腹部 CT 平扫加增强未见明确占位性病变，PET/CT 未见明确占位性病变，岩下窦取血未明确提示中枢或外周 ACTH 优势分泌，生长抑素受体显像亦未见明确占位性病变。

该患者虽然 ACTH 依赖性库欣综合征诊断明确，但是 ACTH 过度分泌的来源并不明确。患者年纪较轻但高血压、糖尿病、骨质疏松诊断明确，为延缓疾病进展，2019 年 9 月 24 日于我院泌尿外科行全麻下"后腹腔镜下左侧肾上腺大部切除术"。手术切除左侧肾上腺标本一件，大小约 5.3cm×2.6cm×1.0cm，切面灰黄，质中，病理诊断为左侧肾上腺皮质增生（图 2-3-3A）。术后复查 ACTH-Cor 节律：Cor 昼夜节律消失，ACTH 仍较高（表 2-3-7）；术后复查 24 小时尿游离皮质醇 950.00nmol（24 小时尿量 1.8L）。术后患者向心性肥胖、皮肤紫纹、双下肢水肿较前加重，血糖、血压、血脂仍需药物控制且控制效果不佳。患者 2019 年 11 月 21 日再次于我院泌尿外科行全麻下"后腹腔镜下右侧肾上腺切除术"。手术切除右侧肾上腺标本一件，大小约 4.5cm×2.5cm×2.0cm，组织切面灰黄、灰红，质软，病理诊断为右侧肾上腺皮质结节状增生（图 2-3-3B）。术后复查上午 8 时 ACTH 807.00pg/mL，Cor 1.43μg/dL；

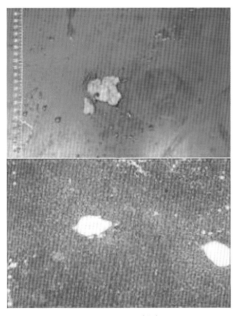

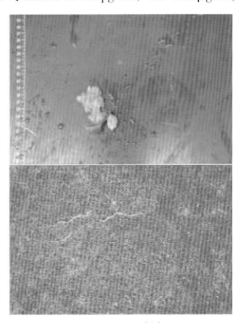

A. 2019-09-24 标本　　　　　　　　　　　B. 2019-11-21 标本

图 2-3-3　肾上腺切除标本

表2-3-7　ACTH-Cor皮质醇节律（2019-09）

	上午8时	下午4时
ACTH（pg/mL）	133.00（7.0~61.1）	154.00
Cor（μg/dL）	25.80（5~25）	25.80

术后复查24小时尿游离皮质醇344.00nmol（24小时尿量1.4L）。予氢化可的松（上午8时20mg、下午4时10mg口服）替代治疗，停止服用降糖药物，仅服用氨氯地平片5mg/d即可使血压维持在（120~140）/（70~85）mmHg。术后患者满月面容、向心性肥胖、皮肤紫纹、双下肢水肿较前明显缓解，但皮肤色素沉着较前明显加重，以皮肤皱褶处、乳头、乳晕、牙龈等部位为著。

　　患者2020年6月30日因复查再次入住我科，复查血ACTH-Cor节律：Cor水平降低，ACTH水平明显升高（表2-3-8），24小时尿游离皮质醇197.00nmol（24小时尿量1.6L）。再次行胸部及双侧肾上腺CT示左下肺微小结节，两肋骨陈旧性病变，双侧肾上腺术后改变，双肾多发结石。再次行垂体MRI平扫+动态增强，未见明显异常。患者2020年7月7日于郑州市某医院行生长抑素受体显像（图2-3-4）示：①生长抑素受体显像阳性；②垂体摄取奥曲肽增高，考虑垂体腺瘤可能性大；③左肺上叶结节影，摄取奥曲肽异常增高，考虑神经内分泌肿瘤；④双侧肾上腺大部切除术后改变。患者2020年7月8日于我院CT室行CT引导下左肺结节穿刺活检术，术后病理：神经内分泌源性肿瘤，请结合临床除外转移性；如肿瘤非胃、肠、胰来源，则符合类癌；如肿瘤来源于胃、肠、胰，则符合神经内分泌瘤（NET），G2；送检组织未见明确核分裂及坏死（图2-3-5）。免疫组化：AE1/AE3（+），EMA（部分+），CK8/18（+），CD56（+），Syn（+），CgA（+），SOX-10（-），Ki-67指数（5%+），P63（-），CD34（-），CD3（-），CD20（-）。结合患者病史和既往实验室及影像学检查结果，考虑该结节为神经内分泌源性肿瘤，异位分泌ACTH可能性较大。患者2020年7月15日于我院胸外科行全麻下"胸腔镜下左上肺肿瘤切除术+胸膜粘连熔断术+胸腔镜下左下肺肿瘤楔形切除术"。术后病理（图2-3-6）示：①左上肺肿瘤考虑神经内分泌肿瘤，不典型类癌；②

表 2-3-8　ACTH-Cor 节律（2020-06）

	上午 8 时	下午 4 时	午夜 0 时
ACTH（pg/mL）	794.00（7.0～61.1）	575.00	879.00
Cor（μg/dL）	2.75（5～25）	8.83	3.19

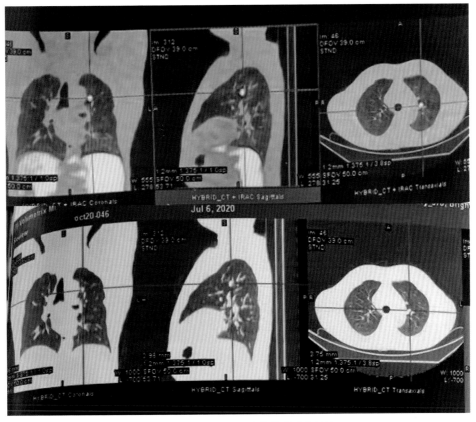

图 2-3-4　2020-07-07 生长抑素受体显像

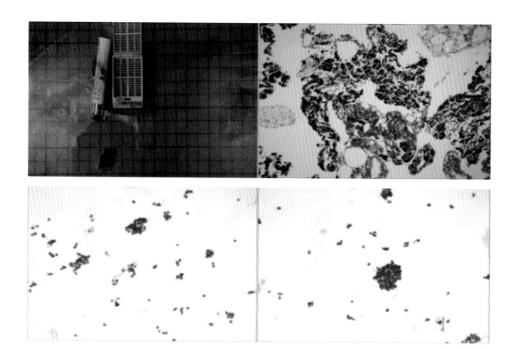

图 2-3-5　左肺结节活检

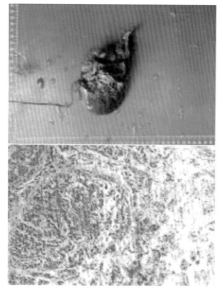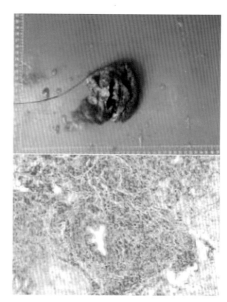

图 2-3-6　左肺切除标本

左下肺肿瘤肉芽肿性炎，倾向结核。免疫组化：CK（＋），EMA（－），CK8/18（＋），TTF–1（－），CD56（＋），Syn（＋），CgA（＋），CK5/6（－），P63（－），Ki–67 指数（5%+）。特染：PAS（－），抗酸（－），GMS（－）。分子检测：TB–DNA（－）。术后复查血 ACTH–Cor 节律示 ACTH 水平明显降低，Cor 水平亦较低（表 2–3–9），24 小时尿游离皮质醇 256.00nmol（24 小时尿量 1.4L）（患者口服氢化可的松片上午 8 时 20mg、下午 4 时 10mg）。

表 2-3-9　ACTH-Cor 节律（2020-07）

	上午 8 时	下午 4 时	午夜 0 时
ACTH（pg/mL）	< 5.00（7.0～61.1）	< 5.00	< 5.00
Cor（μg/dL）	< 1.00（5～25）	4.44	1.65

　　患者 2021 年 12 月 9 日再次至我科住院复查，无满月面容、腹型肥胖、皮下瘀斑，皮肤紫纹亦较前明显减轻，皮肤色素沉着亦较前明显减轻。复查血 ACTH–Cor 节律示：ACTH 水平明显降低，Cor 水平亦较低（表 2–3–10），继续予氢化可的松片口服替代治疗。复查胸部 CT 及肾上腺 CT（图 2–3–7），均为术后改变。复查垂体 MRI 示垂体内信号欠均匀（图 2–3–8）。

表 2-3-10　ACTH-Cor 节律（2021-12）

	上午 8 时	下午 4 时	午夜 0 时
ACTH（pg/mL）	6.28（7.0～61.1）	< 5.00	< 5.00
Cor（μg/dL）	< 1.00（5～25）	< 1.00	1.12

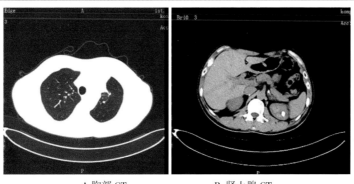

A 胸部 CT　　　　　　　　　B. 肾上腺 CT

图 2-3-7　左肺肺叶切除术后、双侧肾上腺切除术后 CT

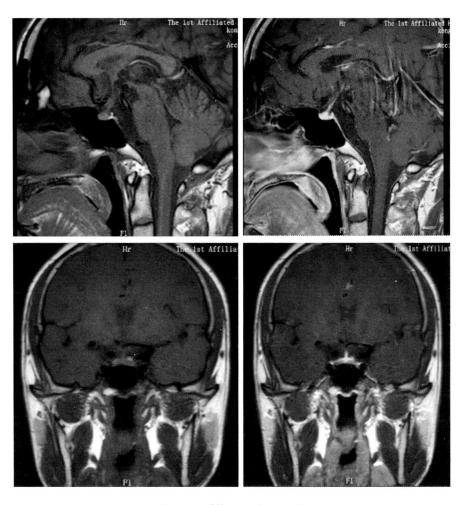

图 2-3-8 垂体 MRI（2021-12）

四、最终诊断

1. ACTH 依赖性库欣综合征，异位 ACTH 综合征，左肺不典型类癌切除术后。

2. 原发性肾上腺皮质功能减退症，双侧肾上腺大部切除术后。

3. 类固醇性糖尿病。

4. 继发性高血压。

5. 重度骨质疏松症。

五、总结讨论

库欣综合征（Cushing syndrome，CS）是一种由皮质醇分泌过多引起的潜在致命性疾病，最常见的是由产生 ACTH 的垂体腺瘤 [库欣病（Cushing's disease，CD）]，或者很少由产生 ACTH 的类癌肿瘤 [异位 ACTH 综合征（ectopic adrenocorticotropic hormone syndrome，EAS）] 或原发性肾上腺疾病[1]引起。内源性 CS 是一种非常罕见的疾病，发病率约为每年每百万人 4 例[2]。在 ACTH 依赖性 CS 中，CD 占所有病例的 80%，而 EAS 占 15%～20%[2]。ACTH 依赖性 CS 的鉴别诊断是一个具有挑战性的临床问题，因为高达 20% 的分泌 ACTH 垂体腺瘤并不能通过 MRI 和（或）其他方法检测到，分泌 ACTH 的类癌肿瘤的 CT 敏感性不超过 43%[3]。此外，高达 16% 的普通人群中可能有一个无功能的垂体微腺瘤（瘤体直径 <6mm）。因此，有可能在 EAS[4,5]患者中存在垂体无功能微腺瘤。双侧岩下窦静脉取血（BIPSS）是区分两种 ACTH 依赖性 CS 的金标准，诊断 CD 的敏感度为 95%～99%，特异性为 95%～99%[6]。然而，BIPSS 手术是侵入性的、昂贵的，并有某些禁忌证和潜在的并发症[7]。目前国内鉴别 CD 与 EAS 应用较多的定位试验为大剂量地塞米松抑制试验（high dose dexamethasone suppression test，HDDST），CS 患者经 HDDST 后，如以 24 小时 UFC 或血皮质醇下降≥ 50% 为阳性，则该试验鉴别 CD 和 EAS 的敏感度为 60%～80%，特异性为 80%～90%[8]。因此，ACTH 依赖性 CS 的鉴别诊断是内分泌科医生临床工作的难点。

EAS 是 ACTH 依赖性 CS 中较为罕见的类型，过高的皮质醇水平增加了患者的死亡率。EAS 可分为两种类型：①缓慢进展型：肿瘤恶性程度较低，如类癌，病史可长达数年，临床表现及实验室检查类似 CD。②快速进展型：肿瘤恶性程度高，病情进展迅速，可以不出现库欣综合征的典型临床表现和体征，血 ACTH、血皮质醇明显升高。ACTH 和 CRH 几乎可由所有具有内分泌和非内分泌来源的良性肿瘤和恶性肿瘤产生[9]。在过去的几十年里，我们观察到 EAS 更常见于神经内分泌肿瘤[10]。在建立 EAS 定义后的头几十年里，大多数病例都是由小细胞肺癌（SCLCs）引起的（表 2-3-11）。然而，近几年的研究

表 2-3-11   与异位 ACTH 综合征有关的肿瘤

肿瘤类型	发病率（%）
小细胞肺癌	50
非小细胞肺癌	5
胰腺肿瘤（包括类癌）	10
胸腺肿瘤（包括类癌）	5
肺类癌	10
其他类癌	2
甲状腺髓样癌	5
嗜铬细胞瘤和相关肿瘤	3
少见的前列腺癌、乳腺癌、卵巢癌、胆囊癌、结肠癌	10

发现 EAS 更常见于支气管类癌和小细胞肺癌[11]。与库欣病（CD）相比，EAS 患者皮质醇水平更高，会出现更为严重的低钾血症，也更容易合并感染。EAS 患者常伴有肌无力和高血压，由于过高的皮质醇水平抑制了下丘脑-垂体-甲状腺轴，常导致 TSH 水平的下降。如果患者存在严重低钾血症、肌无力和低 TSH（既往没有甲状腺疾病病史），则可以强烈表明高皮质醇血症和 EAS 的可能性。因此，有研究者认为 TSH 可作为一种简单的测试手段，提示高皮质醇血症和 EAS 诊断的可能性[12]。确诊 EAS 非常具有挑战性，EAS 诊断的金标准是 BIPSS，EAS 的确诊需要肿瘤细胞中的 ACTH 或 CRH 呈阳性染色。在积极寻找异位 ACTH 产生的来源时，结合不同的影像学技术可以提高诊断的敏感度。

本例患者青年男性，病程进展缓慢，具有典型的库欣外貌和体征，伴有高血压、糖尿病、骨质疏松。皮质醇昼夜节律消失，血、尿皮质醇和血 ACTH 水平明显升高，小剂量地塞米松抑制试验不被抑制，ACTH 依赖性库欣综合征诊断明确。虽大剂量地塞米松抑制试验被抑制，但垂体磁共振检查阴性，并未发现垂体占位。BIPSS 为 ACTH 依赖性 CS 诊断的金标准，但由于该试验的局限性，未能为本患者的诊断提供有效的帮助，FDG-PET/CT 及生长抑素受体显像亦都是阴性结果，患者的诊断一度陷入僵局。为缓解患者高皮质醇血症带来的危害，在医患双方知情同意的情况下，进行了双侧肾上腺大部切除术，术后患者的血皮质醇水平明显下降，但血 ACTH 水平进一步显著升高。重新梳理患者病情，再次回到原点，重复进行垂体 MRI、胸部 CT 及生长抑素受体显像等检查，发现左肺占位，该占位生长抑素受体显像阳性，遂进行左肺占位 CT 引导下穿刺活检，提示神经内分泌源性肿瘤。转入胸外科行左肺占位加肺叶切除术，术后病理提示神经内分泌源性肿瘤、不典型类癌。但较为遗憾的是该患者未进行肿瘤细胞的 ACTH 或 CRH 染色。术后复查血 ACTH 水平明显下降。至此，本患者诊断明确，为左肺不典型类癌引起的异位 ACTH 综合征（EAS）。查阅文献，该患者具有 EAS 的部分特征：过高的皮质醇水平、过高的 ACTH 水平、高血压、低 TSH，但因类癌恶性程度较低，病程进展缓慢，并无严重低钾血症及显著肌无力，亦无原发肿瘤的任何临床表现，使患者的诊断一度止步不前。

　　总结经验及教训，对于 ACTH 依赖性 CS 须综合利用多种检测手段，弥补各种检测手段的不足，结合患者的临床特点，通过多学科协作达到精准诊断的目的。在诊断陷入僵局的时候，重新梳理病情，回到原点，重新审视一切，不失为一个有效的方法。

　　库欣综合征诊疗流程总结如图 2-3-9 所示。

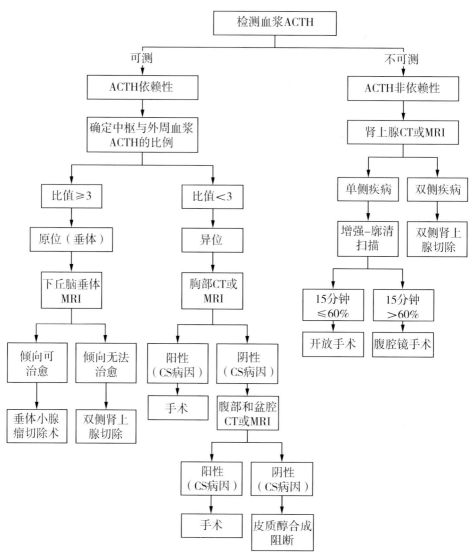

图 2-3-9　库欣综合征诊疗流程

参考文献

［1］Pivonello R，De Martino M C，De Leo M，et al. Cushing's syndrome [J]. Endocrinol Metab Clin North Am，2008，37：135‐49. doi：10.1016/j.ecl.2007.10.010.

［2］Sharma S T，Nieman L K，Feelders R A. Cushing's syndrome epidemiology and developments in disease management [J]. Clin Epidemiol，2015，7：281‐93. doi：

10.2147/CLEP. S44336.

［3］Utz A，Biller B M K. The role of bilateral inferior petrosal sinus sampling in the diagnosis of Cushing's syndrome [J]. Arq Bras Endocrinol Metabol，2007，51：1329-38. doi:10.1590/s0004-27302007000800019.

［4］Ezzat S，Asa S L，Couldwell W T，et al. The prevalence of pituitary adenomas：a systematic review [J]. Cancer，2004，101：613-9. doi:10.1002/cncr.20412.

［5］Hall W A，Luciano M G，Doppman J L，et al. Pituitary magnetic resonance imaging in normal human volunteers：occult adenomas in the general population [J]. Ann Intern Med，1994，120：817-20. doi：10.7326/0003-4819-120-10-199405150-00001.

［6］Kaltsas G A，Giannulis M G，Newell-Price J D C，et al. A critical analysis of the value of simultaneous inferior petrosal sinus sampling in Cushing's disease and the occult ectopic adrenocorticotropin syndrome [J]. J Clin Endocrinol Metab，1999，84：487-92. doi：10.1210/jcem.84.2.5437

［7］Zampetti B，Grossrubatscher E，Dalino Ciaramella P，et al. Bilateral inferior petrosal sinus sampling [J]. Endocr Connect，2016，5：R12-R25. doi：10.1530/EC-16-0029.

［8］中国垂体腺瘤协作组. 中国库欣病诊治专家共识（2015）［J］. 中华医学杂志，2016，96（11）：835-840.

［9］Alexandraki K I，Grossman A B. The ectopic ACTH syndrome [J]. Rev Endocr Metab Disord，2010，11（2）：117-26. https：//doi.org/10.1007/s11154-010-9139-z PMID：20544290.

［10］Ozbey N，Bozbora A，Kalayci G，et al. Cushing's syndrome caused by ectopic Corticotropin secretion by multiple peripheral pulmonary carcinoids and tumorlets of carcinoid type [J]. J Endocrinol Invest，2000，23（8）：536-41. https：//doi.org/10.1007/BF03343771 PMID：11021771.

［11］Doi M，Sugiyama T，IzumiyamaH，et al. Clinical features and management of ectopic ACTH syndrome at a single institute in Japan [J]. Endocr J，2010，57（12）：1061-9. https：//doi.org/10.1507/ endocrj.k10e-265 PMID：21076235.

［12］Joanna Ewelina Paleń-Tytko，Elwira Maria Przybylik-MazurekID，et al.Ectopic ACTH syndrome of different origin- Diagnostic approach and clinical outcome [J]. Experience of one Clinical Centre，2020，PLoS One 15（11）：e0242679.

（撰写者：任蕾；病例提供者：余勤、任蕾）

高血压、双侧肾上腺占位

■、病史与体格检查

　　患者，女，48 岁，以"血压升高 10 年，双下肢乏力 3 个月"为主诉入院。患者于 10 年前劳累后突发晕厥伴意识不清，无大小便失禁，至当地医院就诊，测血压升高，最高血压 160/90mmHg，完善检查后诊断为"脑出血"，给予抗凝、降压等治疗（具体用药不详）后好转，遗留言语不清、右侧肢体灵活性欠佳等症状。院外规律服用降压药（具体用药不详），血压控制在 150/85mmHg 左右。3 个月前运动后出现双下肢乏力，不能行走，无心悸、气短、胸部不适，至当地医院查血电解质提示血钾低（未见单），给予口服"盐酸特拉唑嗪、阿司匹林、阿托伐他汀钙（立普妥）、氯化钾缓释颗粒"等药物治疗，上述症状缓解。3 天前为求进一步诊治至当地医院，查血钾 2.7mmol/L，HbA1c 6.5%，甘油三酯 2.48mmol/L，TSH 5.17μIU/mL，随机位醛固酮 755pg/mL，肾素 1.5pg/mL；行盐水输注试验，输注后醛固酮 967.5pg/mL；肾上腺 CT 示双侧肾上腺占位，考虑腺瘤，双肺炎症，胸腔积液，胸膜局部增厚，给予补钾、降压等对症支持治疗，1 天前复查血钾 3.04mmol/L。发病以来，精神、睡眠、饮食好，大小便正常，体重无明显变化。

　　既往史、个人史、婚姻史：无特殊。

　　月经生育史：14 岁月经初潮，48 岁绝经，绝经前月经规律。孕 1 产 1，足月顺产，无产后大出血及产褥感染史。

　　家族史：父、1 哥已故（死因不详），母及 1 姐患高血压，1 弟、1 妹健康状况良好，无其他家族性遗传病史。

　　体格检查：T 36.30℃，P 82 次 / 分，R 20 次 / 分，BP 156/92mmHg，身高 159cm，体重 63.0kg，BMI 24.92kg/m^2。发育正常，营养中等，体形偏胖，无急

慢性面容，自主体位，神志清楚，体格检查合作。无向心性肥胖、满月脸、水牛背、皮肤紫纹等。双肺呼吸音清，心界未见扩大，律齐，腹部未见异常，右侧肢体灵活性欠佳，四肢无水肿。

二、实验室及影像学检查

（一）一般实验室检查

1. 血常规、粪常规、肝肾功能、空腹血糖、凝血功能未见明显异常。尿常规：隐血（+++），红细胞 16/μL。ESR 25.00mm/h。血钾 3.24mmol/L，24 小时同步尿钾 68.44mmol。

2. 血脂：TC 3.78mmol/L，TG 3.46mmol/L，HDL 0.99mmol/L，LDL 1.71mmol/L。

3. 血气分析：pH 7.42，二氧化碳分压 50.90mmHg，钾 2.38mmol/L，乳酸 1.76mmol/L，标准碱剩余（SBE）6.80mmol/L，实际碱剩余（ABE）7.20mmol/L，实际碳酸氢盐（AB）32.40mmol/L，标准碳酸氢盐（SB）29.90mmol/L，阴离子间隙（AG）17.20mmol/L。

4. ECG：T 波异常改变（T 波 I、aVL、V3 ~ V6 导联平坦及倒置）。动态 ECG：未见明显异常。

5. 动态血压监测：①夜间的血压平均值高于正常范围。②夜间血压下降率显著减小。③全天血压动态变化呈反杓型曲线。

（二）内分泌相关检查

1. HbA1c：6.40%。

2. OGTT+ 胰岛素释放试验（表 2-4-1）：提示糖尿病。

表 2-4-1　OGTT+ 胰岛素释放试验

	0 分	30 分	60 分	120 分	180 分
血糖（mmol/L）	5.3	10.2	14.7	11.1	7.0
胰岛素（μU/mL）	25	18.7	33.47	53.7	36.1

3. 甲状腺功能（表 2-4-2）：

表 2-4-2　甲状腺功能

	FT$_3$（pmol/L）	FT$_4$（pmol/L）	TSH（μIU/mL）
结果	5.22	13.60	8.730
参考值	3.28 ~ 6.47	7.9 ~ 18.4	0.34 ~ 5.6

TPOAb 16.90IU/mL，TGAb 13.20IU/mL。

4. 24 小时尿醛固酮 9.50μg（0 ~ 8μg），24 小时尿游离皮质醇 367.0nmol。血、尿儿茶酚胺均正常。

（三）影像学检查

1. 超声：双侧椎动脉内径不对称（右侧纤细）；甲状腺右侧叶囊实性结节（TI-RADS 分级 3 级）；胆囊息肉样变；左室舒张功能下降；双肾、输尿管未见明显异常。

2. 胸部 CT：双肺多发小结节，建议动态观察；双肺炎症；双侧胸腔少量积液。

3. 肾上腺 CT 平扫 + 增强（图 2-4-1，外院）。可见双侧肾上腺结节，双侧肾上腺占位，右侧肾上腺 13mm × 14mm，左侧肾上腺 16mm × 18mm。

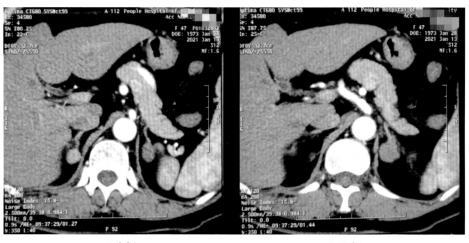

A 右侧　　　　　　　　　　　　　　B 左侧

图 2-4-1　患者双侧肾上腺 CT

三、诊治经过

结合患者高血压病史 10 年，入院后查出低血钾、高尿钾及 24 小时尿醛固酮升高等，根据《中华内分泌代谢杂志》2020 年发表的"原发性醛固酮增多症诊断治疗的专家共识"，有必要对患者进行原发性醛固酮增多症的诊断，并将血浆醛固酮 / 肾素浓度比值（ARR）作为原发性醛固酮增多症筛查指标，最常用的切点是 30。

醛固酮卧立位试验（表 2-4-3）中 ARR > 30，提示原发性醛固酮增多症筛查阳性，需再行原发性醛固酮增多症确诊试验。目前公认的标准为卡托普利抑制试验后血醛固酮抑制率低于 30% 或醛固酮 > 110pg/mL，原发性醛固酮增多症诊断明确。

表 2-4-3　卧立位试验（同步血钾：3.62mmol/L）

	醛固酮（pg/mL）	血管紧张素（pg/mL）	肾素活性 [（ng/mL·h）]	ARR
卧位	1 184.30	400.10	0.15	789.5
立位	1 046.00	173.00	0.26	402.3

卡托普利抑制试验（表 2-4-4）示醛固酮抑制率 20.2%，2 小时醛固酮 834.6pg/mL，提示原发性醛固酮增多症诊断成立。

表 2-4-4　卡托普利抑制试验（同步血钾：3.62mmol/L）

	醛固酮（pg/mL）	血管紧张素（pg/mL）	肾素活性 [ng/（mL·h）]
0 分钟	1 046.00	173.00	0.26
60 分钟	819.30	169.10	0.20
120 分钟	834.6	177.8	0.17

ACTH- 皮质醇节律（表 2-4-5）存在，下午 4 时 ACTH 偏低，过夜 1mg 地塞米松抑制试验（DST）及 2mg DST 均未抑制（表 2-4-6），结合患者无皮质醇增多症临床表现，诊断为非 ACTH 依赖性亚临床库欣综合征。

表 2-4-5   ACTH–Cor 节律

	上午 8 时	下午 4 时	午夜 0 时
ACTH（pg/mL）	27.2（7.0～61.1）	＜ 5	＜ 5
Cor（μg/dL）	17.2（7～27）	9.10	3.73

表 2-4-6   地塞米松抑制试验

	ACTH（pg/mL）	皮质醇（μg/dL）	24 小时 UFC（nmol）
对照	27.2	17.2	367.00
1mg DST	—	3.08	—
2mg DST	＜ 5	5.97	281

DST：地塞米松抑制试验。

原发性醛固酮增多症根据病因的不同可分为 6 型，即醛固酮瘤、特发性醛固酮增多症、原发性肾上腺皮质增生、家族性醛固酮增多症、分泌醛固酮的肾上腺皮质癌及异位醛固酮分泌瘤。其中单侧肾上腺病变建议行单侧肾上腺切除术，特发性醛固酮增多症则采用药物干预治疗。目前原发性醛固酮增多症分型方法中，"金标准"仍是双侧肾上腺静脉取血。

根据患者情况，予以双侧肾上腺静脉取血（ACTH 兴奋下非同步顺序取血），因为存在异常分泌的皮质醇，分别采用皮质醇、3- 甲氧基肾上腺素及雄烯二酮校正醛固酮，结果均提示左侧优势（表 2-4-7～2-4-9）。

表 2-4-7   肾上腺静脉取血（皮质醇校正）

	醛固酮（pg/mL）	皮质醇（μg/dL）	SI	校正后醛固酮	LI
右肾上腺	3 579	396	17.76	9.23	
下腔（右）	1 841	22.3		82.56	
左肾上腺	79 360	391	16.71	202.97	22.36
下腔（左）	1 884	0.12		157	

SI：肾上腺静脉与下腔静脉皮质醇比值。LI：优势侧醛固酮 / 皮质醇比值与非优势侧醛固酮 / 皮质醇比值。校正后醛固酮：醛固酮与皮质醇比值。

AVS（肾上腺静脉取血）评价标准：① SI ≥ 3：1，插管成功；② LI ≥ 4：1，有优势分泌。

表 2-4-8　肾上腺静脉取血（3- 甲氧基肾上腺素校正）

	醛固酮 （pg/mL）	3- 甲氧基肾上腺素 （nmol/L）	SI	校正后醛固酮	LI
右肾上腺	3 579	19.05	158.75	187.87	
下腔（右）	1 841	0.12		15 341.67	
左肾上腺	79 360	18.89	157.42	4 201.16	22.36
下腔（左）	1 884	0.12		15 700	

SI：肾上腺静脉与下腔静脉 3- 甲氧基肾上腺素比值。LI：优势侧醛固酮 /3- 甲氧基肾上腺素与非优势侧醛固酮 /3- 甲氧基肾上腺素比值。校正后醛固酮：醛固酮与 3- 甲氧基肾上腺素比值。

AVS 评价标准：① SI ≥ 3∶1，插管成功；② LI ≥ 4∶1，有优势分泌。

表 2-4-9　肾上腺静脉取血（雄烯二酮校正）

	醛固酮 （pg/mL）	雄烯二酮 （ng/mL）	SI	校正后醛固酮	LI
右肾上腺	3 579	158	192.68	22.65	
下腔（右）	1 841	0.82		2 245.12	
左肾上腺	79 360	131.25	160.06	604.65	26.69
下腔（左）	1 884	0.82		2 297.56	

SI：肾上腺静脉与下腔静脉雄烯二酮比值。LI：优势侧醛固酮 / 雄烯二酮比值与非优势侧醛固酮 / 雄烯二酮比值。校正后醛固酮：醛固酮与雄烯二酮比值。

AVS 评价标准：① SI ≥ 3∶1，插管成功；② LI ≥ 4∶1，有优势分泌。

转入泌尿外科行"腹腔镜左侧肾上腺切除术"，术中可见左侧黄色结节。病理诊断：肾上腺腺瘤。术后 3 天复查血钾正常，醛固酮 56.93pg/mL，肾素活性 1.17ng/（mL·h），ARR < 30。

四、最终诊断

1. 原发性醛固酮增多症，左侧醛固酮瘤。

2. 非 ACTH 依赖性亚临床库欣综合征。

3. 2 型糖尿病。

4. 亚临床甲减。

5. 高脂血症。

6.维生素 D 缺乏。

7.脑出血后遗症。

五、总结讨论

原发性醛固酮增多症（primary aldosteronism，PA，简称原醛症），是指肾上腺皮质自主分泌醛固酮，导致体内潴钠排钾，血容量增多，肾素 – 血管紧张素系统活性受抑制。临床常表现为高血压、低血钾，是继发性高血压最常见的类型。目前认为，原醛症不再是少见病，有文献报道，原醛症在难治性高血压患者中占 17% ~ 23%，新诊断高血压中 PA 占 4.0%[1]。

原醛症的诊疗流程如图 2-4-2 所示[2]：

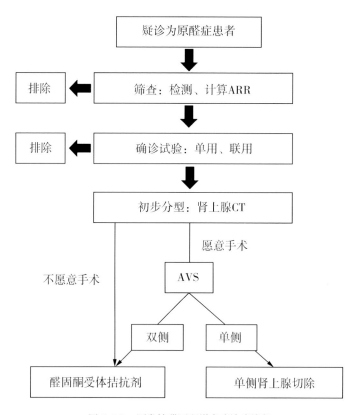

图 2-4-2　原发性醛固酮增多症诊疗流程

原醛症的诊断首先是定性诊断。ARR 是原醛症筛查指标。检测 ARR 需要提前做以下工作：①尽量纠正钾到正常范围；②维持正常钠盐摄入；③停用对 ARR 影响较大的药物（包括醛固酮受体拮抗剂、保钾和排钾利尿剂、甘草制剂）至少 4 周，停用血管紧张素转化酶抑制剂（ACEI）、血管紧张素 II 受体阻滞剂（ARB）类药物至少 2 周。由于目前缺乏统一的检测方法，各实验室得到的 ARR 切点有所不同，按照本中心 ARR 的切点为 30，本例患者初筛阳性。ARR 作为原醛症筛查指标存在一定的假阳性率，仍需从 4 项确诊试验中采取至少 1 项来进行确诊，包括卡托普利试验、盐水输注试验、口服高钠饮食及氟氢可的松试验，本例患者行卡托普利试验后醛固酮下降率＜ 30%，服药后 2 小时醛固酮＞ 110pg/mL，结合病例存在经肾失钾，24 小时尿醛固酮升高，原醛症诊断明确。

其次为分型诊断，原醛症分为 6 型，即醛固酮瘤、特发性醛固酮增多症（简称特醛症）、原发性肾上腺皮质增生、家族性醛固酮增多症、分泌醛固酮的肾上腺皮质癌及异位醛固酮分泌瘤，其中最常见的是醛固酮瘤和特醛症。临床上原醛症的分型尤为重要，直接决定下一步的治疗方案，醛固酮瘤建议行手术治疗，特醛症则选择醛固酮受体拮抗剂治疗。而分型诊断往往又是临床上的难点，肾上腺 CT 在诊断上往往有一定的局限性，尤其对于较小的病灶不能准确识别和区分，而肾上腺静脉取血（adrenal vein sampling，AVS）是目前国内外指南中公认的原醛分型诊断的"金标准"。

原醛症合并亚临床库欣综合征（subclinical cushion syndrome，SCS，简称亚临床库欣）在原醛症患者中的患病率并不明确，多为散发。亚临床库欣由 Beierwaltes 于 1974 年首次提出，多发生在肾上腺意外瘤中，国内有报道亚临床库欣约占肾上腺意外瘤的 8.29%[3]。亚临床库欣目前并没有明确的诊断标准，虽然各国存在各种各样的争议，但是根据美国国家卫生研究院（NIH）的科学现状声明、美国内分泌学会（ES）、法国内分泌学会（FSE）、美国临床内分泌学家协会（AACE）/美国内分泌外科医生协会（AAES）、意大利临床内分泌学家协会（IACE）、欧洲内分泌学会（ESE）和日本内分泌学会（JES）的指南，临床对亚临床库欣的三个主要组成部分已经有了趋于一致的共识：①存在肾上腺意外瘤或肾上腺肿块 / 病变；②基于生化评估的皮质醇过量（所用的标准和检测方法根据不同的指南有所不同）；③没有明显库欣综合征的经典临床表现（即颈背部脂肪垫、满月脸、宽大紫纹、近端肌病、易瘀伤等）。本例患者 ACTH- 皮质醇节律存在，行小剂量地塞米松抑制试验皮质醇未被完全抑制，结合患者无库欣综合征的典型表现，故诊断为亚临床库欣综合征。

AVS 在原醛症分型中的重要性毋庸置疑，在原醛症合并 SCS 中，AVS 仍是指导下一步治疗的分型方法。该病例患者原醛症合并亚临床库欣，这主要会影响到 AVS 结果的解读。AVS 结果分析时皮质醇是常用的校正醛固酮的参数，由于 SCS 可能导致单侧皮质醇分泌增多，使该侧的醛固酮 / 皮质醇比值降低，而对侧由于皮质醇受到抑制，醛固酮 / 皮质醇比值升高，这会造成错误的分型诊断[4]，因此推荐在原醛症合并 SCS 患者中采用 ACTH 兴奋下 AVS 或选择其他校正指标，比如 3- 甲氧基去甲肾上腺素[5]。我们采用 ACTH 兴奋下非同步 AVS 的方式，同时采用皮质醇、3- 甲氧基肾上腺素及雄烯二酮进行醛固酮校正，计算结果表现为较好的一致性，均提示左侧醛固酮优势分泌，支持进一步手术治疗。

在原醛症治疗上，无优势侧分泌的原醛症及无手术意向的患者，可以选择醛固酮受体拮抗剂，如无法耐受螺内酯带来的性腺相关的副作用，可以选择依普利酮作为候选（目前国内尚未批准该药物上市）。而对于单侧优势侧分泌且有手术意向的患者，目前指南推荐进行单侧肾上腺切除[2]。本例患者在确诊优势侧后，选择了单侧优势侧肾上腺切除，切除后电解质及 ARR 都恢复正常，术后 1 年随访电解质正常，血压控制在 130/80mmHg 左右。而对于原醛症合并 SCS 的患者，术后是否需要激素替代仍然没有明确的要求。目前对于 SCS 的治疗，并没有一个明确的指南。在没有更好的临床证据之前，多数临床医生或学者倾向于保守治疗，除非合并其他手术指征或治疗指征，如肾上腺腺瘤大小超过 3～4cm、腺瘤性质判断不清等。遗憾的是，本例患者第一次术后，血压、电解质、醛固酮水平都得到了较好的恢复，但多次电话随访，患者均拒绝进一步评估。

总结：原醛症的患病率较高，确诊后如患者有手术意向，均建议行 AVS

进行分型，建议术前常规进行 1mg 地塞米松抑制试验。如果存在原醛症合并 SCS，可以选择 ACTH 兴奋下 AVS，或者选择 3- 甲氧基肾上腺素或雄烯二酮作为校正醛固酮的参数，这样可以避免对 AVS 结果的错误解读。

参考文献

［1］Xu Z，Yang J，Hu J，et al. Primary aldosteronism in patients in China with recently detected hypertension [J]. J Am Coll Cardiol，2020，75（16）：1913-1922.

［2］中华医学会内分泌学分会. 原发性醛固酮增多症诊断治疗的专家共识 [J]. 中华内分泌代谢杂志，2020，36（09）：727-736.

［3］李乐乐，窦京涛，谷伟军，等. 1173 例肾上腺意外瘤病因构成分析 [J]. 中华医学杂志，2014，94（8）：587-590.

［4］Goupil R，Wolley M，Ungerer J，et al. Use of plasma metanephrine to aid adrenal venous sampling in combined aldosterone and Cortisol over-secretion[J].Endocrinol Diabetes Metab Case Rep，2015，2015：150075.

［5］Mulatero P，Sechi L A，Williams T A，et al. Subtype diagnosis，treatment，complications and outcomes of primary aldosteronism and future direction of research：a position statement and consensus of the Working Group on Endocrine Hypertension of the European Society of Hypertension[J]. J Hypertens，2020，38（10）：1929-1936.

（撰写者：王海滨；病例提供者：马晓君）

青年男性，阵发性头痛、心悸、视物模糊

■ 一、病史与体格检查

患者，男，30岁。主因"视物模糊伴阵发性头痛、心悸19年，视物模糊再发3个月"于2020年3月入住我院内分泌科。19年前（11岁）无诱因出现视物模糊，伴阵发性头痛、心悸、恶心，无多汗及手抖，至当地医院眼科检查"双眼底出血"，测血压200/100mmHg，输液后出现昏迷，血压监测情况不详。至我院行超声检查显示右侧肾上腺区实性占位（5cm×2.6cm×3.5cm），拟诊"嗜铬细胞瘤"，建议手术治疗。后至当地医院行"右侧肾上腺切除术"，病理示嗜铬细胞瘤。术后测血压正常，视力好转。每年复查影像学及监测血压无异常。15年前（15岁）常规复查CT示左侧肾上腺区实性占位，血压正常，当地医院按"嗜铬细胞瘤"行"左侧肾上腺瘤摘除术"。4年前（26岁）复查彩超示腹主动脉旁低回声结节，腹部CT示：①腔静脉前门脉后嗜铬细胞瘤；②左侧肾上腺区多发占位；③右侧未见肾上腺影。至北京某医院行 ^{131}I-MIBG 示：右腹膜后放射性增高区，考虑嗜铬细胞瘤。再次至当地医院行"腹腔镜下腹膜后副神经节瘤切除术"，病理示（腹主动脉旁）副神经节瘤。3个月前（30岁）出现左眼视物模糊，外院查眼底示左眼眼底出血，肾上腺CT示：①腹膜后嗜铬细胞瘤术后改变；②左侧肾上腺区多发病灶。遂至我院就诊，门诊以"①双侧肾上腺嗜铬细胞瘤及腹膜后副神经节瘤术后，左侧肾上腺病变性质待查；②视物模糊查因"收入院。发病以来，神志清，精神可，睡眠可，大小便正常，体重近期无明显变化。

既往史、个人史：无特殊。

婚育史：已婚，妻子体健，育2女。

家族史：祖母患高血压20年，口服降压药血压控制可。祖父体健。父母

非近亲结婚。父亲患高血压 3 年，口服降压药治疗，血压波动在 160/90mmHg 左右。母亲、1 兄 1 姐 1 弟及 2 女体健，监测血压无异常。

体格检查：身高 170cm，体重 65kg，BMI 22.5kg/m²，血压 131/88mmHg，心率 55 次 / 分。一般状况良好，体形匀称。甲状腺未触及肿大，心肺无异常。双肋下 2 ~ 3cm 均可见一长约 15cm 手术瘢痕，右中下腹可见 4 个直径约 1cm 的腹腔镜手术瘢痕，余未见明显异常。

二、实验室及影像学检查

(一) 一般实验室检查

1. 血常规、尿常规、粪常规、肝肾功能、电解质、凝血功能未见异常。

2. ECG：心率 55 次 / 分，窦性心动过缓。

3. 动态血压监测：①全天、昼间及夜间的血压平均值均在正常范围；②夜间血压下降率减小；③全天血压动态变化呈弱杓型曲线。

(二) 内分泌相关检查

1. 空腹血糖 5.0mmol/L，HbA1c 5.2%。

2. 甲状腺功能、骨代谢指标、降钙素、GH、IGF-1 未见异常。

3. 性激素六项（表 2-5-1）：

表 2-5-1　性激素六项

	FSH (mIU/mL)	LH (mIU/mL)	E₂ (pg/mL)	P (ng/mL)	T (ng/mL)	PRL (ng/mL)
结果	1.2	2.1	31	0.21	7.36	21.12
参考值	0.95 ~ 11.95	1.14 ~ 8.75	< 11 ~ 44	< 0.1 ~ 0.2	1.42 ~ 9.23	3.46 ~ 19.4

4. 单胺类神经递质（表 2-5-2）：

表 2-5-2　单胺类神经递质

检测项目	检测结果（nmol/L）	参考值（nmol/L）
去甲肾上腺素	3.35	0 ~ 5.17
肾上腺素	0.20	0 ~ 0.34

续表

检测项目	检测结果（nmol/L）	参考值（nmol/L）
3- 甲氧基去甲肾上腺素	0.33	0 ~ 0.71
3- 甲氧基肾上腺素	< 0.12	0 ~ 0.42
多巴胺	< 0.14	0 ~ 0.31
高香草酸	27.55	14.27 ~ 163.03
香草扁桃酸	20.69	0 ~ 62
5- 羟色胺	350.40	4 ~ 180
5- 羟吲哚乙酸	36.93	25 ~ 105

24 小时尿儿茶酚胺：24 小时尿 NE 54μg（0 ~ 50μg），24 小时尿 E 16μg（0 ~ 20μg），24 小时尿 DA 244μg（0 ~ 500μg）。

5. ACTH-Cor 节律（表 2-5-3）：

表 2-5-3　ACTH-Cor 节律

	上午 8 时	下午 4 时	午夜 0 时
ACTH（pg/mL）	28.4（7.0 ~ 61.1）	22.5（4 ~ 32）	6.62
Cor（μg/dL）	13.3（5 ~ 25）	8.03（64 ~ 327）	2.12

24 小时 UFC 216nmol（73 ~ 372nmol），24 小时尿 ALD 3.1μg（1 ~ 8μg），24 小时尿量 1.8L。

（三）影像学检查

1. 外院全腹部 CT 平扫 + 增强（图 2-5-1）：①腹膜后嗜铬细胞瘤术后改变；②左侧肾上腺区多发病灶，考虑嗜铬细胞瘤可能。

2. 超声：甲状腺左侧叶囊性回声；双肾、输尿管、膀胱、前列腺未见异常；双肾及肾动脉未见明显异常；心内结构及功能未见明显异常；双侧颈动脉、椎动脉及锁骨下动脉、颈内静脉未见明显异常。

3. ^{131}I-MIBG（图 2-5-2）：左侧肾上腺软组织结节、腹膜后软组织结节显像阳性。

4. 眼底照相显示左眼视神经盘表面可见橘红色圆形隆起病灶，左眼 FFA（眼底荧光血管造影）提示视网膜毛细血管瘤（图 2-5-3）。

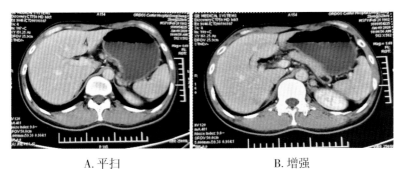

A. 平扫 　　　　　　　　　　　　　B. 增强

图 2-5-1　全腹 CT 平扫 + 增强

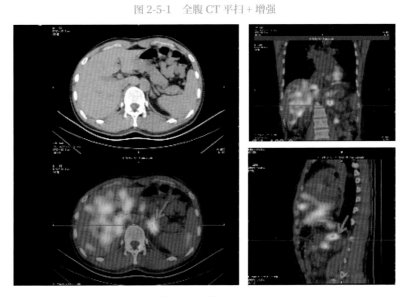

图 2-5-2　^{131}I-MIBG

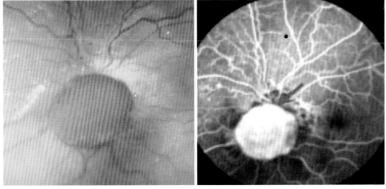

A. 眼底照相 　　　　　　　　　　　B. 眼底血管造影

图 2-5-3　眼底照相及眼底血管造影

5. 头颅 MRI 平扫与增强（图 2-5-4）：①右侧额叶占位，考虑转移？②左侧下鼻甲增厚，鼻中隔偏曲。

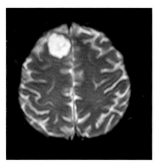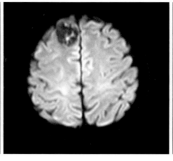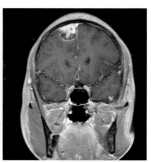

图 2-5-4 头颅 MRI 平扫与增强

三、诊治经过

患者自 11 岁起，因高血压陆续发现双侧肾上腺嗜铬细胞瘤和腹膜后副神经节瘤。此次因左眼视物模糊入院，FFA 提示左眼视网膜毛细血管瘤，综合考虑可能为 VHL 病，进一步对血液和嗜铬细胞瘤病理组织进行基因检测，显示该患者携带 VHL 杂合错义突变 c. 284C > G，导致第 95 位氨基酸由脯氨酸 Pro 变为精氨酸 Arg（p. Pro 95 Arg），为胚系突变。对患者及其父母、2 女完善基因检测（图 2-5-5），患者父母及一个女儿均未携带该变异，提示该变异为新生变异，另一个女儿为该变异杂合子携带者。此外，患者合并右侧大脑额叶占位，经多学科会诊后，2020 年 3 月 26 号于我院神经外科行 "右额叶肿块切除术"，术后病理（图 2-5-6）提示脑膜瘤。

四、最终诊断

1. VHL 病 2C 型

> 双侧肾上腺嗜铬细胞瘤术后
> 腹主动脉副神经节瘤瘤术后
> 左肾上腺嗜铬细胞瘤术后复发
> 左眼视网膜毛细血管瘤。

2. 右额叶脑膜瘤术后。

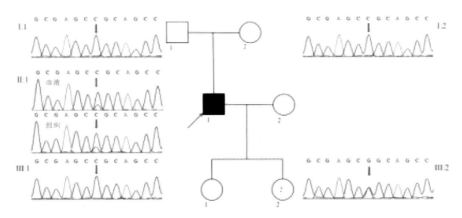

图 2-5-5　基因检测结果

红色箭头示变异位置，先证者（Ⅱ：1）病理样本及血液样本测序结果均提示携带变异 *c.* 284C>G；父（Ⅰ：1）、母（Ⅰ：2）、女儿1（Ⅲ：1）未携带该变异；女儿2（Ⅲ：2）携带变异 *c.* 284C>G。

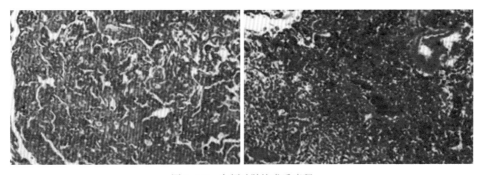

图 2-5-6　右额叶肿块术后病理

五、总结讨论

患者青年男性，少年起病，慢性病程，主因"视物模糊伴阵发性头痛、心悸19年，视物模糊再发3个月"入院。患者11岁时出现血压高、视物模糊，影像学提示右侧肾上腺占位，行右侧肾上腺切除术，术后病理提示嗜铬细胞瘤，术后血压、视物模糊均好转。15岁时按嗜铬细胞瘤行左侧肾上腺瘤摘除术。26岁时行腹主动脉旁副神经节瘤切除术。既往史、个人史、婚育史无殊。家族史：祖母及父亲患高血压。体格检查无明显阳性体征。入院前外院腹部CT提示左侧肾上腺区多发病灶、嗜铬细胞瘤可能。入院后辅助检查提示血5-羟色胺、24小时尿NE升高，[131]I-MIBG示左侧肾上腺软组织结节、腹膜后软组织结节显像阳性，左眼 FFA（眼底荧光血管造影）提示视网膜毛细血管瘤，头颅 MRI 平扫与增强提示右侧额叶占位，术后病理提示脑膜瘤。基因检测提示 c.284C>G。

综上，患者共行 2 次肾上腺嗜铬细胞瘤手术及 1 次腹主动脉旁副神经节瘤手术，第一次术后症状缓解、血压恢复正常，结合术后病理，考虑嗜铬细胞瘤和副神经节瘤（pheochromocytoma and paraganglioma，PPGL）诊断明确。近期再次出现视物模糊，24 小时尿 NE 升高，左侧肾上腺区提示多发病灶，^{131}I-MIBG 阳性，考虑转移性 PPGL。PPGL 中遗传性 PPGL 占 35%～40%。该患者少年起病、有高血压家族史，需考虑遗传性 PPGL。根据中国 2020 版《嗜铬细胞瘤和副神经节瘤诊断治疗专家共识》推荐[1]，所有 PPGL 患者均应到正规实验室进行基因检测。引起 PPGL 的基因突变分两类：第一类与缺氧通路相关，包括 VHL、SDHx（SDHA、SDHB、SDHC、SDHD、SDHAF2）、HIF2A、FH、PHD1、PHD2、HRAS、MDH2 和 KIF1β；第二类与促进肿瘤生长相关，包括 NF1、RET、MAX 和 TMEM127 等。PPGL 相关遗传综合征包括：①多内分泌腺瘤病（MEN）2A 型：甲状腺髓样癌、原发性甲状旁腺功能亢进症、皮肤淀粉样变性苔藓；② MEN2B 型：甲状腺髓样癌、皮肤黏膜多发神经瘤、骨骼畸形、关节松弛、类马凡体型、角膜神经髓鞘化、肠神经节瘤（先天性巨结肠）；③希佩尔 – 林道病（von Hippel–Lindau disease，VHL 病）：除嗜铬细胞瘤外患者可有多器官肿瘤，包括中枢神经系统血管母细胞瘤（小脑、脊髓、脑干）、视网膜血管母细胞瘤、肾透明细胞癌（renal cell carcinoma，RCC）、肾囊肿、胰腺神经内分泌肿瘤和浆液性囊腺瘤、内耳淋巴囊腺瘤、附睾和子宫阔韧带的乳头状囊腺瘤等。④神经纤维瘤病 1 型（NF1）：全身多发神经纤维瘤、多发牛奶咖啡斑、腋窝和腹股沟斑点、虹膜错构瘤、骨异常、中枢神经系统神经胶质瘤、巨头畸形、认知障碍等。该患者除 PPGL 外还有左眼视网膜毛细血管瘤及右额叶脑膜瘤，考虑诊断为 VHL 病。

VHL 病是一种由 VHL 基因突变导致的常染色体显性遗传的多系统肿瘤综合征，发病率约为 1/36 000，平均起病年龄为 26 岁，60 岁前外显率达 95%。该病的致病基因位于染色体 3p25～26。VHL 基因编码 VHL 蛋白，并与延长因子 B 和 C 组成 VBCE3 泛素连接酶复合体，降解下游的缺氧诱导因子 -α（HIF-α）。VHL 蛋白失活导致其下游底物（HIF-α 等）上调进而促进一系列促癌因子的表达是该病的主要发病机制[2]。

VHL 病的诊断标准[3]：如有 VHL 病家族史，有任一肿瘤即可诊断；如无 VHL 病家族史，有 ≥ 2 种视网膜或中枢神经系统血管母细胞瘤，或 1 种血管母细胞瘤合并一处内脏肿瘤即可诊断。该患者存在 PPGL 及视网膜血管瘤，VHL 病诊断明确。根据嗜铬细胞瘤的发生风险，VHL 病可进一步分为 1 型（嗜铬细胞瘤发生风险低）和 2 型（嗜铬细胞瘤发生风险高，为 40% ~ 60%），而 2 型根据 RCC 发生风险又可进一步分为 A、B、C 三个亚型：① 2A 型：同时发生 RCC 的风险较低。② 2B 型：同时发生 RCC 的风险较高。③ 2C 型：仅发生嗜铬细胞瘤。对该患者考虑诊断为 2C 型。

由于临床诊断标准具有滞后性，部分患者在疾病早期并不符合临床标准，易导致漏诊发生。因此，当患者符合以下条件之一时，考虑疑似 VHL 病，应进行基因检测：单发的视网膜或中枢神经系统血管母细胞瘤，家族性或双侧嗜铬细胞瘤，家族性或者多发或早发的肾癌以及内淋巴囊肿瘤。目前认为基因诊断是确诊的金标准，当患者存在 VHL 致病性基因突变时即可确诊。若为新发突变，应进一步在 mRNA 水平及蛋白水平检测其引起的功能改变，以明确其致病性。我国 VHL 病患者约 20% 为大片段缺失，且存在嵌合体现象，基因检测时应予考虑[4]。该患者检测到致病性基因，而患者的父母均未检测到，考虑患者为基因突变所致。

VHL 病在家系内和家系间存在明显的表型差异，不同患者各器官肿瘤发生风险不同。我国患者中枢神经系统受累率最高（61.3%），其次为胰腺（46.7%）、肾脏（42.7%）、视网膜（22.3%）和肾上腺（13.9%）[5]。各器官表现如下。①中枢神经系统血管母细胞瘤：是 VHL 病最常见的肿瘤，也是最常见的死亡原因。患者平均发病年龄为 31 岁，病变好发部位依次为小脑、脊髓和脑干等，临床表现取决于肿瘤位置和对周围神经组织的压迫程度，可有头痛、麻木、眩晕、平衡失调、四肢疼痛或无力等临床表现。②视网膜血管母细胞瘤：国外报道视网膜血管母细胞瘤是 VHL 病患者第二高发的肿瘤，发病率为 73%，而我国患者发病率仅 22%，远远低于国外，提示 VHL 病表型特点可能具有种族差异性。患者平均发病年龄为 28 岁，多表现为双侧多发，肿瘤较小时无明显症状，难以被发现；若肿瘤继续增大，可出现眼内出血、视力障碍甚至失明。③肾细胞癌或肾囊肿：是 VHL 病患者死亡的第二位原因。患者早期通常无特殊症状，多数通过影像学检查发现，晚期可出现血尿、疼痛、腹部肿块等症状体征。与散发性肾癌相比，VHL 病相关肾细胞癌的发病年龄早（平均年龄 49 岁），病变累及双侧且为多发，病理类型几乎全部为透明细胞癌，肿瘤进展较慢，3cm 以下者极少发生转移[6]。VHL 病相关肾囊肿与普通肾囊肿不同，囊壁和囊液中可能有癌细胞，有转变为肾癌的潜在风险，需严密随访。④胰腺肿瘤或囊肿：VHL 病相关胰腺病变包括囊肿、浆液性囊腺瘤和神经内分泌肿瘤，其中多发性囊肿最常见（39%～91%）。超过 99% 的患者临床症状不明显，平均发病年龄 34 岁。当胰腺的囊肿或肿瘤堵塞胰管时，患者可出现腹泻、便秘、脂肪泻或其他的消化道并发症。当患者的胰腺病变导致胰岛素输送受阻，患者可能出现血糖升高或糖尿病。⑤嗜铬细胞瘤：VHL 病相关嗜铬细胞瘤平均发病年龄为 34 岁，90% 以上发生在肾上腺，其余可发生在颈动脉窦、迷走神经和腹主动脉旁。发生在肾上腺的嗜铬细胞瘤，可表现为单侧多发，也可为双侧多发，累及双侧肾上腺的概率约为 44%。血压升高是患者最常见的临床表现，其他症状包括头痛、心律失常、心悸、焦虑、恐惧和濒死感等。⑥内淋巴囊肿瘤：3%～16% 的 VHL 病患者会出现内淋巴囊肿瘤，最常见的病变部位是内淋巴囊或颞骨岩部，国外报道的发病年龄为 22～40 岁，可有耳鸣、眩晕、听力减退、耳胀感或颊部感觉减退等临床表现，临床应与梅尼埃病相鉴别。⑦生殖系统病变：男性 VHL 病患者多表现为附睾囊腺瘤，可累及单侧或双侧，发生率 25%～60%，平均发病年龄约 24 岁，一般不影响生育功能。女性表现为生殖系统囊腺瘤，最常见的部位为子宫阔韧带，一般不引起症状，少数情况下有腹痛。该患者除 PPGL、视网膜毛细血管瘤外，还合并有脑膜瘤。脑膜瘤是 VHL 病的组分之一还是其合并症？经过文献检索发现，脑膜瘤与 NF2 杂合缺失有关，在 VHL 病中非常罕见，通过对错义突变 c. 284C > G 的功能进行预测，提示该突变是功能突变，能显著影响 VHL 蛋白的活性，与临床表型关系密切，但是否导致其罹患右侧额叶脑膜瘤尚不清楚。

治疗方面，VHL病为遗传病，目前尚无治愈的方法。各器官肿瘤的处理方式不同，治疗应综合考虑。①中枢神经系统血管母细胞肿瘤：目前观点是治疗有症状的或进展较快的肿瘤，手术为首选方案，目的是切除实性肿瘤，放疗尚存在争议。②视网膜血管瘤：应尽早处理，防止失明等并发症发生。③肾脏肿瘤：由于VHL病相关肾肿瘤多发且不断新生，治疗原则为以最少的手术次数获得最大肾功能保护及肿瘤特异性生存时间。④胰腺肿瘤：不同类型的胰腺肿瘤临床处理方式不同。大量证据表明，胰腺囊肿和浆液性囊腺瘤无恶性倾向，一般不需要手术干预。胰腺神经内分泌肿瘤具有潜在的转移风险，应根据肿瘤大小、生长快慢和基因突变类型决定处理方式，手术指征为肿瘤直径＞3cm或肿瘤倍增时间＜500天。由于VHL 3号外显子突变的胰腺神经内分泌肿瘤转移风险更高，可将手术指征放宽至肿瘤直径2cm。⑤嗜铬细胞瘤：VHL病相关嗜铬细胞瘤可累及双侧，腹腔镜肾上腺部分切除术是首选治疗方式，术前需要充分内科准备（术前可用 α 受体阻滞剂控制血压，如血压仍不能控制，可加用钙通道阻滞剂；如患者发生心动过速，则加用 β 受体阻滞剂；绝对不能在未用 α 受体阻滞剂之前先用 β 受体阻滞剂，以免发生急性心功能不全。术前准备充分的条件：A.持续性高血压血压≤140/90mmHg，阵发性高血压发作频率减小、幅度降低；B.血容量恢复，血细胞比容降低，体重增加，肢端温暖，无明显体位性低血压；C.高代谢症候群及糖代谢异常改善。术前药物准备时间存在个体差异，一般为2～4周，伴严重并发症的患者，术前准备应相应延长）。手术指征包括：功能异常的肿瘤、影像学检查间碘苯甲胍摄取或肿瘤直径＞3.5cm。术中注意在完整切除肿瘤的前提下尽量保留正常肾上腺组织，以降低双侧肾上腺术后皮质功能不全的风险。⑥其他肿瘤：VHL病相关内淋巴囊肿瘤。手术对于保护患者听力具有一定效果，但是手术的时机需要把握。VHL病相关生殖系统病变多采取期待治疗，可通过B超定期检测肿瘤大小。

预后方面，VHL病为预后较差的一种遗传性肿瘤综合征，国外报道的中位生存期为男67岁、女60岁；我国VHL病患者数据为男62岁、女69岁。影响患者预后的因素主要是首发年龄、是否有家族史以及基因突变类型。首发年龄早、有明确的家族史以及 VHL 基因非错义突变的患者预后更差[7]。

筛查方面，VHL 病呈常染色体显性遗传方式，先证者的父母双方之一大多数为受累患者，极少数先证者表现为新生突变；先证者同胞患病风险取决于其父母的遗传状况，若先证者父母之一有突变等位基因，则其同胞遗传突变等位基因的风险为 50%；先证者有 50% 的机会将突变等位基因传递给子女。因此，对所有基因确诊的患者都应进行详细的家系调查，给予相应的遗传咨询。对于有生育需要的患者，应进行产前诊断，在妊娠 11~13 周采集胎儿绒毛或在妊娠 18~22 周羊水穿刺进行产前 VHL 基因检测。

筛查方案：大部分 VHL 相关病变在早期是可控制的。建议对 VHL 病患者的直系亲属进行基因检测，明确是否为 VHL 病患者。所有基因确诊的患者均应尽早规律筛查。由于各器官的平均发病年龄不同，不同部位的筛查方案各异。对于未出现显型的 *VHL* 基因突变者，为减少射线暴露，相对于 CT，MRI是更为推荐的影像学检查。在颅后窝、内耳及岩突部应做薄层扫描以排除内淋巴囊肿瘤和神经轴的血管母细胞瘤。另外，我国 VHL 患者家系中存在遗传早现现象，即子代比亲代发病更早、症状更重，故在对家系患者的监测中，对子代的关注时间应适当提前。

VHL 病患者应定期对各肿瘤谱进行监测（表 2-5-4），不同肿瘤谱的推荐监测策略稍有不同。例如，对于视网膜母细胞瘤，推荐对于明确有 *VHL* 基因突变的患者自婴幼儿期即每年进行眼底检查监测；而对于血管母细胞瘤，推荐每 1~3 年进行一次胸腰椎脊髓 MRI；对于肾透明细胞癌（RCC），推荐自 16岁开始每年进行肾脏超声或腹部 MRI 监测。

表 2-5-4　VHL 病患者筛查方案

筛查年龄	相关检查
1~4 岁	每年进行一次眼底检查； 每年筛查是否出现血压、视力和听力的改变。
5~15 岁	每年进行一次常规体格检查和神经系统症状评估； 每年进行一次眼底检查（散瞳）； 每年进行一次分段甲氧基肾上腺素检查，特别是对血浆游离异丙肾上腺素和尿 24 小时异丙肾上腺素； 从 8 岁（或更早）开始每年进行一次腹部 B 超检查，如果生化检测有异常，应进行腹部 MRI；

续表

筛查年龄	相关检查
5~15岁	每2~3年行一次全面的听力评估，如果出现听力损失、耳鸣或眩晕，应改为每年一次； 对于复发性耳部感染，每2~3年应行增强MRI薄层扫描以排除内淋巴囊肿瘤。
16岁以上	每年进行一次眼底检查（散瞳）； 每年进行一次体格检查和详细的腹部B超检查，如果生化检测有异常，应进行腹部MRI； 每年进行一次分段甲氧基肾上腺素检查，特别是对血浆游离异丙肾上腺素和24小时尿异丙肾上腺素； 从8岁（或更早）开始每年进行一次腹部B超检查，如果生化检测异常，应进行腹部MRI检查； 每2~3年进行一次头、颈椎、胸椎和腰椎的MRI平扫和增强（不低于1.5T），在颅后窝、内耳及岩突部应做薄层扫描以排除内淋巴囊肿瘤和神经轴的血管母细胞瘤； 每2~3年做一次听力评估。
孕期	常规眼底检查； 在孕早、中、晚期针对嗜铬细胞瘤进行检查，以确诊在孕期和分娩时无活动性嗜铬细胞瘤； 孕期第4个月进行头部和脊髓的MRI平扫； 由于孕期本身会出现头痛、恶心、呕吐等症状，可能会掩盖头部和脊髓病变的相关临床表现，因此当上述症状持续时应尽快前往医院就诊，以排除肿瘤出现或进展的可能。

参考文献

［1］中华医学会内分泌学分会肾上腺学组.嗜铬细胞瘤和副神经节瘤诊断治疗专家共识[J].中华内分泌代谢杂志，2020，36（9）：737-750.

［2］Gossage L，Eisen T，Maher E R . VHL, the story of a tumour suppressor gene[J]. Nat Rev Cancer, 2015, 15（1）：55-64.

［3］北京医学会罕见病学分会.中国von Hippel-Lindau病诊治专家共识[J].中华医学杂志，2018，98（28）：2220-2224.

［4］Chittiboina P，Lonser R R. Von Hippel-Lindau disease [J]. Handb Clin Neurol, 2015, 132：139-156.

［5］Wang J Y，Peng S H，Ning X H，et al. Shorter telomere length increases age-related patients[J]. Cancer Med, 2017, 6（9）：2131-2141.

［6］Walther M M，Choyk P L，Glenn G，et al.Rennal cancer in families with hereditary renal cancer: prospective analysis of a tumor size threshold for renal parenchymal sparing surgery [J]. J Urol, 1999, 161（5）: 1475-1479.

［7］Wang J Y, Peng S H, Li T, et al. Risk factors for survival in patients with von Hippel-Lindau disease [J]. Journal of Medical Genetics, 2018, 55（5）: 322-328.

（撰写者：张梦阳；病例提供者：栗夏连、李冲）

厌食、乏力、双侧肾上腺占位

一、病史与体格检查

患者，女，55岁。主因"厌食、乏力、体重减轻1个月，再发加重1天"于2020年2月入院。1个月前无诱因出现厌食、乏力，伴心悸，近1个月体重下降8kg，无咳嗽、咳痰、咯血，无多饮、多尿，无泡沫尿、肉眼血尿，无反酸、烧心，无黑便，无厌油、皮肤黄染。3天前当地医院查血常规：WBC 9.6×10^9/L，RBC 3.71×10^{12}/L，Hb 103g/L；HbA1c 4.9%。肿瘤标志物：神经元特异性烯醇化酶（NSE）24.42ng/mL（0～16.5ng/mL）。血生化：葡萄糖10.74mmol/L，钠124mmol/L，氯90mmol/L，钾5.2mmol/L，白蛋白39.6g/L，B型钠尿肽1 879pg/mL。腹部彩超：①双肾肾上腺区实性占位；②腹膜后实性占位并腹腔淋巴结肿大。中腹部CT平扫＋增强：①双侧肾上腺区占位，考虑嗜铬细胞瘤、神经节细胞瘤；②脾大。胸部CT：双肺纹理增粗、紊乱。予抗感染、降糖等治疗。1天前乏力加重，至我院急诊测体温37.9℃，无咳嗽、咳痰，无寒战。查血常规：WBC 4.19×10^9/L，RBC 2.54×10^{12}/L，Hb 71.8g/L。血电解质：钾4.38mmol/L，钠122mmol/L。予以纠正低钠等治疗。门诊以"①双肾上腺占位性质待查；②电解质紊乱"收入我科。发病以来，睡眠、大小便正常，近1个月体重下降8kg。

既往史：糖尿病半年，服用二甲双胍0.5g，每日2次，监测空腹血糖7～8mmol/L，餐后2小时血糖10～11mmol/L。

月经生育史：初潮12岁，经期2～3天，周期30天，45岁绝经。有1子1女。

家族史：无特殊。

体格检查：T 36.5℃，P 80次/分，R 20次/分，BP 125/77mmHg，身高

163cm，体重59kg，BMI 22.2kg/m^2。贫血貌，皮肤色深，皮肤褶皱处、唇部、舌体可见色素沉着，甲状腺未触及。心肺听诊无异常，腹部未触及包块，双下肢无水肿。

二、实验室及影像学检查

（一）一般实验室检查

1. 血常规：WBC 3.20×10^9/L，Hb 68.0g/L。

2. 尿常规：尿蛋白（±），尿酮体（−）。

3. 血生化：钠129.0mmol/L，ALB 29.1g/L，钾、校正钙、Cr、ALT、AST 正常。

4. 凝血功能：D−二聚体3.13mg/L。

5. HbA1c：6.10%。

6. 肿瘤标志物：铁蛋白1 749.00ng/mL，余阴性。

7. CRP 49.86mg/L，补体C3 1.42g/L，补体C4 0.27g/L，ESR 58.00 mm/h，PCT 0.167ng/mL。

8. ECG：基本正常。

（二）内分泌相关检查

1. ACTH−Cor节律：血皮质醇正常下限，ACTH明显升高（表2−6−1）。

表 2-6-1　ACTH-Cor 节律

	上午8时	下午4时	午夜0时
ACTH（pg/mL）	741.00（7.0~61.1）	11.90	237.00
Cor（μg/dL）	5.84（5~25）	20.20	8.12

2. 肾素活性−血管紧张素−醛固酮立位试验：肾素活性25.82ng/（mL·h）[0.10~6.56ng/（mL·h）]，血管紧张素、醛固酮正常。

3. 24小时UFC 88.00nmol（73~372nmol），24小时尿儿茶酚胺、醛固酮均正常。

4. 甲状腺功能、IGF−1、GH正常。

5.性激素六项示绝经期水平。

(三)影像学检查

彩超可见甲状腺左侧叶实性结节(TI-RADS 分级 3 级),双侧肾上腺区实性占位,肝、胆、胰、脾、双乳未见异常。

三、诊治经过

根据患者病史、症状、体征,应激状态下皮质醇偏低,ACTH 明显升高,24 小时游离皮质醇偏正常下限,考虑原发性肾上腺皮质功能减退症。患者肾上腺超声、外院 CT 均提示双侧肾上腺占位,进一步行病因筛查:LDH 308U/L(75~245U/L),血培养阴性,T-SPOT 示 A 孔 8(0~6)、B 孔 7(0~6)。PET/CT 示双侧肾上腺区不规则软组织肿块影放射性分布浓聚,代谢活跃,标准摄取值(SUV$_{max}$)约 25.3,最大层面约 7.4cm×10.9cm,与双肾分界不清,符合淋巴瘤,双肾受侵;双颈Ⅳ区、纵隔、腹腔、腹膜后、骶前、直肠周围、双侧髂血管旁多发肿大淋巴结及软组织肿块,代谢活跃,胃壁增厚、代谢活跃,宫颈及阴道增厚、代谢活跃,左侧胸膜及盆腔腹膜局部增厚、代谢活跃,鼻中隔及上颌骨代谢活跃灶,考虑浸润(图 2-6-1)。

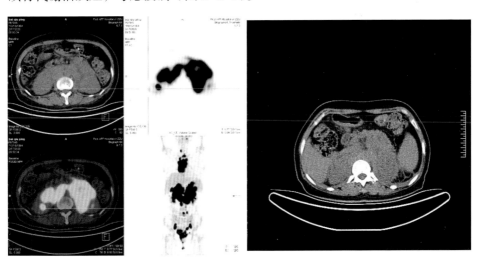

图 2-6-1　双侧肾上腺 PET/CT

骨髓穿刺活检：骨与骨髓组织，三系均可见，未见明确肿瘤累及。

行 CT 引导下肾上腺占位穿刺，病理示 B 细胞性非霍奇金淋巴瘤，倾向弥漫大 B 细胞淋巴瘤（diffuse large B-cell lymphoma，DLBCL）。免疫组化：CK（-），CD56（-），Syn（-），CD20（+），CD79a（+），CD3（-/+），CD43（+），Ki-67 指数（约 70%+），Bcl-2（-），CD10（-），Bcl-6（-），MUM-1（+），CD5（部分+），Cyclin D1（-），CD30（-）。原位杂交：EBER（-）（图 2-6-2）。

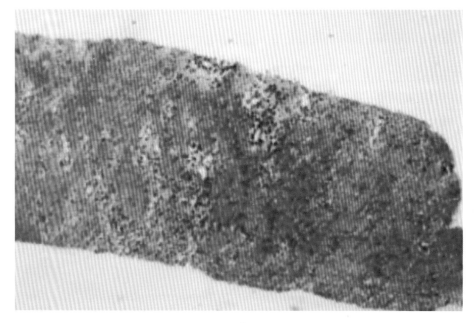

图 2-6-2　CT 引导下肾上腺占位穿刺病理

综上，考虑原发性肾上腺弥漫大 B 细胞淋巴瘤。治疗：予氢化可的松静脉滴注，肾上腺穿刺后明确病理诊断后转入血液科行利妥昔单抗联合环磷酰胺、多柔比星、长春新碱、泼尼松（R-CHOP 方案）化疗。3 程化疗后复查 PET/CT：原双侧肾上腺区软组织肿块代谢活跃灶及其他多处代谢活跃灶病灶基本消失（图 2-6-3）。6 程化疗后复查 PET/CT：双侧肾上腺见软组织密度结节影放射性分布浓聚，SUV_{max} 约 12.3，大者约 1.5cm×2.3cm。提示双侧肾上腺区软组织结节代谢活跃，结合病史，考虑淋巴瘤复发（图 2-6-4）。

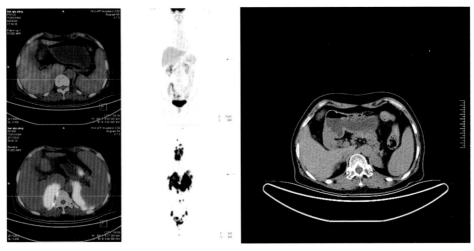

图 2-6-3　R-CHOP 方案 3 程化疗后肾上腺 PET/CT

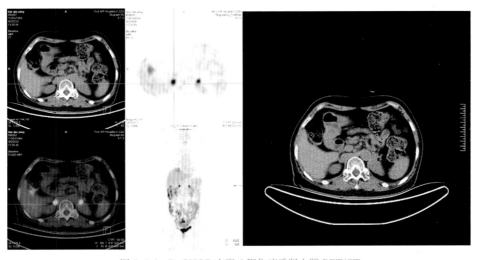

图 2-6-4　R-CHOP 方案 6 程化疗后肾上腺 PET/CT

四、最终诊断

1. 原发性肾上腺弥漫大 B 细胞淋巴瘤

  双侧肾上腺占位；

  原发性肾上腺皮质功能减退症；

    低钠血症。

2. 糖尿病，分型待定。

3. 中度贫血。

五、总结讨论

患者为中年女性，临床表现为乏力、厌食、体重减轻，外院检查提示低钠血症、贫血，腹部彩超及 CT 意外发现双侧肾上腺占位，疑似嗜铬细胞瘤。入院后体格检查见皮肤色深，监测血压不高。辅助检查提示中度贫血、中度低钠血症、低白蛋白血症。进一步检查血皮质醇、24 小时尿游离皮质醇正常低值，ACTH 明显升高，尿儿茶酚胺正常，考虑原发性肾上腺皮质功能减退症（primary adrenal insufficiency，PAI）。

肾上腺皮质功能减退症的临床表现十分多样，常常合并有低钠血症，任何患者出现不明原因的低钠血症时，应考虑该诊断。乏力、食欲下降、体重减轻、体位性低血压等是慢性肾上腺皮质功能减退症的常见临床表现，体格检查时可发现皮肤黏膜色素沉着，多集中于皮肤暴露、易摩擦部位。急性起病的肾上腺皮质功能减退症可表现为肾上腺危象，当慢性肾上腺皮质功能减退症患者出现恶心、呕吐、腹痛、疲乏、嗜睡、发热、意识模糊或昏迷时，有肾上腺危象可能，临床上要加以警惕。

PAI 的临床诊断包括三个步骤：首先需证明有皮质醇分泌过低；其次要确定皮质醇缺乏是否依赖于 ACTH 缺乏，并评估无 ACTH 缺乏患者的盐皮质激素分泌情况；最后寻找原发性疾病。ACTH 兴奋试验时皮质醇峰值水平低于 18 μg/dL，提示肾上腺皮质功能不全。当 ACTH 兴奋试验不可行时，测定清晨皮质醇 < 5 μg/dL 有助于诊断。测定基础血浆 ACTH 浓度对定位诊断非常重要，肾上腺皮质功能减退患者的 ACTH 值大于正常上限的两倍，除此之外，还要同时测定血浆肾素和醛固酮，以确定是否存在盐皮质激素缺乏[1]。本例患者有明显乏力、纳差等肾上腺皮质功能减退症状，在应激状态下皮质醇仍处于正常低限水平，ACTH 测定值大于正常上限的 10 倍，醛固酮正常，不考虑盐皮质激素缺乏，符合原发性肾上腺皮质功能减退症的诊断。患者基本情况差，入院时低钠血症、贫血、糖尿病，考虑 ACTH 兴奋试验不耐受，未行 ACTH 兴奋

试验。

PAI 病因多为自身免疫性肾上腺炎、感染、肿瘤或转移癌，一些遗传性疾病，包括肾上腺脑白质营养不良、X 连锁先天性肾上腺发育不良症等，均会导致原发性肾上腺皮质功能减退，成人 PAI 最常见的病因是肾上腺结核[2]。本例患者 T-SPOT 正常范围，胸部 CT 未见结核病灶，既往史、月经生育史、家族史均无特殊，无醛固酮合成增多或减少，尿儿茶酚胺均正常，性激素六项符合绝经期表现，肾上腺结核、遗传性疾病可能性不大。患者肾上腺 CT 可见双侧实性占位，转移性病变、先天性肾上腺皮质增生症、皮质腺瘤、感染、出血、ACTH 依赖性库欣综合征、嗜铬细胞瘤、原发性醛固酮增多症、淀粉样变性、肾上腺浸润性疾病和双侧肾上腺大结节性增生等均可表现为肾上腺双侧占位，需进行鉴别诊断[3]。有研究报道肾上腺淋巴瘤患者中 88% 会出现 LDH 升高，LDH 可作为肾上腺淋巴瘤（primary adrenal lymphoma，PAL）的肿瘤标志物[4]。PET/CT 示葡萄糖摄取明显增加、高代谢活性，可以帮助排除继发性肾上腺淋巴瘤[5]。虽然影像学检查可能有助于诊断，但是确诊仍需依靠影像引导下穿刺活检、手术切除活检或尸检。随着影像引导下穿刺技术的发展，CT 引导下肾上腺占位穿刺活检，对肾上腺相关疾病的明确诊断起到了很好的辅助作用，有益于进一步的治疗方案的制订，但由于存在高血压危象的风险，活检前要排除嗜铬细胞瘤。本例患者入院前曾在当地医院疑诊为嗜铬细胞瘤，LDH 高，PET/CT 示双侧肾上腺区软组织肿块代谢活跃，全身多处代谢活跃，考虑浸润，考虑淋巴瘤可能。行 CT 引导下肾上腺占位穿刺病理、免疫组化均提示原发肾上腺弥漫大 B 细胞淋巴瘤。

PAL 是肾上腺皮质功能减退症的罕见原因之一。PAL 的病因尚不清楚，可能是由造血组织病变引起的[5]，也有支持自身免疫性肾上腺疾病参与 PAL 发病的假说。EB 病毒感染、*p53* 和 *c-kit* 基因缺陷等已被认为与 PAL 发病有关。PAL 大多有明显的临床症状，一半以上的患者伴有肾上腺皮质功能减退[6]。对于不明原因发热、肾上腺意外瘤伴 LDH 水平升高、肾上腺皮质功能不全伴腹部不适的患者，尤其要警惕肾上腺淋巴瘤的可能[7]。对于此类患者，需进行内分泌功能的评估，借助影像学检查，必要时行 PET/CT 检查以明确诊断，确诊需依靠病理学检查。肾上腺弥漫大 B 细胞淋巴瘤组织学上表现为肾上腺组织被弥漫的肿瘤组织取代，其免疫表型均可表达 B 淋巴细胞标志物 CD20、CD79a、PAX5，Ki–67 增殖指数 50%～80%。

PAL 进展十分迅速，部分病例在治疗前即恶化死亡。血清 LDH 水平高和多个淋巴结外部位肿瘤提示 PAL 预后较差[8]。PET/CT 也可在监测治疗反应和复发病灶中发挥重要作用[5]。尽管 PAL 总体预后不佳，PAL 治疗仍可选择肾上腺切除术、联合化疗、手术后化疗、放疗、自体干细胞移植等综合治疗模式。目前，针对 PAL 尚无明确的治疗指南可供参考，大多观点认为利妥昔单抗联合环磷酰胺、多柔比星、长春新碱、泼尼松（R–CHOP 方案）化疗可作为肾上腺弥漫大 B 淋巴细胞瘤的一线治疗方案，中位化疗 6 个疗程，2 年总生存率和无进展生存率分别为 68% 和 51%，完全缓解率和部分缓解率分别达 55% 和 32%[9]。在化疗前应检测血和尿中的皮质醇水平，明确肾上腺皮质功能减退症诊断，补充糖皮质激素，以免在治疗过程中出现肾上腺危象。本例患者 R–CHOP 方案化疗 3 程病情缓解，但在 6 程化疗后复发，提示该例患者预后差。

综上，肾上腺淋巴瘤是肾上腺占位的罕见原因，可引起原发性肾上腺皮质功能减退症，其影像学表现与嗜铬细胞瘤相似，需完善定性定位诊断，PET/CT 对肾上腺淋巴瘤和嗜铬细胞瘤的鉴别诊断有一定帮助。CT 引导下肾上腺占位穿刺活检可明确诊断及免疫组化分型，为治疗方案提供可靠依据。

参考文献

[1] Bornstein S R, Bruno A, Wiebke A, et al. Diagnosis and Treatment of Primary Adrenal Insufficiency: An Endocrine Society Clinical Practice Guideline[J]. The Journal of Clinical Endocrinology & Metabolism, 2016, 101（2）: 364–389.

[2] 王龙，卢琳，陆召麟，等. 原发性肾上腺皮质功能减退症的病因构成及临床特点 [J]. 中华医学杂志，2020（12）: 915–916.

[3] 田勍，张诗婷，高洪伟，等. 双侧肾上腺病变 260 例病因分析 [J]. 中华医学杂志，2019，99（16）: 1246–1250.

[4] Rashidi A, Fisher S I. Primary adrenal lymphoma: a systematic review[J]. Annals of Hematology, 2013, 92（12）: 1583–1593.

［5］Kuritzkes B，arikh M，Melamed J，et al. False-positive rate of positron emission tomography/computed tomography for presumed solitary metastatic adrenal disease in patients with known malignancy [J]. Annals of Surgical Oncology，2015，22（2）：437-440.

［6］Wang J，Sun N C，Renslo R，et al. Clinically silent primary adrenal lymphoma：a case report and review of the literature [J]. Am J Hematol，998，58（2）：130-136.

［7］邓建华，李汉忠. 原发性肾上腺淋巴瘤的诊断与临床处理 [J]. 协和医学杂志，2020，11（1）：91-95.

［8］Boehme V，Zeynalova S，Kloess M，et al. Incidence and risk factors of central nervous system recurrence in aggressive lymphoma-a survey of 1693 patients treated in protocols of the German High-Grade Non-Hodgkin's Lymphoma Study Group（DSHNHL）[J]. Annals of Oncology，2007，18（1）：149-157.

［9］Kim Y R，Kim J S，Min Y H，et al. Prognostic factors in primary diffuse large B-cell lymphoma of adrenal gland treated with rituximab-CHOP chemotherapy from the Consortium for Improving Survival of Lymphoma（CISL）[J]. Journal of hematology and oncology，2012，5（1）：49.

（撰写者：张鹏宇；病例提供者：李志臻）

青少年高血压与性发育不良

一、病史与体格检查

患者，女，13岁。主因"发现血压高20天，13岁未月经初潮"于2017年10月入院。20天前体检测血压高，180/130mmHg，无头痛、头晕，无双下肢乏力、肌肉酸痛，无恶心、呕吐、视物模糊，休息10分钟后再次测血压170/100mmHg。1周前至当地医院查腹部CT平扫加增强提示双侧肾上腺结节、增生，未诊治。至今月经未来潮，双侧乳房未发育，身高、智力与同龄儿童相比无异。今为求进一步诊治来我院，门诊以"①高血压查因；②双侧肾上腺增生"为诊断收入院。发病以来，神志清，精神可，饮食、睡眠可，大小便正常，体重与同龄儿童相当。

既往史、家族史：无特殊。

生长发育史：足月顺产，头先露，出生Apgar评分不详，出生后母乳喂养，至半岁后添加辅食，3个月会抬头，7个月会坐，1岁会走，性格外向，学习成绩优异，预防接种随当地进行。

月经生育史：月经未来潮，未育。

体格检查：T 36.6℃，P 94次/分，R 17次/分，BP左上肢180/100mmHg、右上肢176/98mmHg、左下肢204/110mmHg、右下肢200/112mmHg，身高163cm，体重60kg，BMI 22.58kg/m²，腹围77cm。营养良好，对答切题。全身皮肤较细腻，无明显色素沉着。发际正常，未见腋毛。甲状腺无肿大、质软、无压痛，未触及结节。胸廓无畸形，双侧乳房对称，未触及乳核及肿块，乳晕色淡，Tanner分期Ⅰ期（图2-7-1）。双肺呼吸音清，未闻及干、湿啰音。心率94次/分，律齐，各瓣膜听诊区未闻及病理性杂音。腹平软，无压痛、反跳痛，肝、脾肋下未触及，未闻及腹部血管杂音。外生殖器呈女性幼稚型，无阴毛，Tanner 分期 I 期（图 2-7-1）。四肢肌力、肌张力正常。未见短指（趾）畸形，巴宾斯基征阴性。

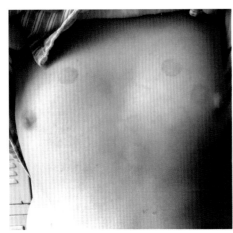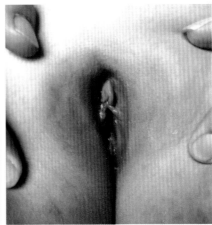

图 2-7-1　患儿双乳及外阴 Tanner 分期 I 期

二、实验室及影像学检查

（一）一般实验室检查

1. 血常规、粪常规、肝肾功能、血脂、凝血功能、传染病筛查、甲状腺功能、甲状旁腺素均无异常。

2. 血气分析：pH 7.42，二氧化碳结合力（CO_2CP）41.40mmHg，K^+ 2.89mmol/L，实际碱剩余 +3.1mmol/L，HCO_3^- 28.40mmol/L。

3. 血、尿电解质（表 2-7-1）：

表 2-7-1　24 小时尿电解质及同步血电解质

	钠	钾	氯	钙	磷
尿电解质（mmol）	184.2	34.2	150.1	9.18	19.9
血电解质（mmol/L）	144	3.13	103	2.34	1.56

24 小时尿量：2.1L。

4. 动态血压监测：全天、昼间及夜间血压平均值均高于正常范围，收缩压最高 176mmHg，平均 148mmHg；舒张压最高 106mmHg，平均 94mmHg。

（二）内分泌相关检查

1. HbA1c：5.0%。

2. OGTT 及胰岛素释放试验（表 2-7-2）：

表 2-7-2　OGTT 及胰岛素释放试验

	0 分钟	30 分钟	60 分钟	120 分钟	180 分钟
血糖（mmol/L）	5.0	9.2	8.6	6.4	5.1
胰岛素（μU/mL）	12.6	182.9	148.6	85.3	27.5

3. 24 小时 UFC：56nmol（73～372nmol），尿量 2.1L。复测 24 小时 UFC：84.00nmol，尿量 2.35L。ACTH-Cor 节律见表 2-7-3。

表 2-7-3　ACTH-Cor 节律

	上午 8 时	下午 4 时	午夜 0 时
ACTH（pg/mL）	79.70（7.0～61.1）	54.00	22.10
Cor（μg/dL）	1.26（5～25）	< 1.00	< 1.00

4. 24 小时尿醛固酮：2.60μg（1～8μg）。尿量 2.1L。肾素活性–血管紧张素–醛固酮卧立位试验见表 2-7-4。

表 2-7-4　肾素活性–血管紧张素–醛固酮卧立位试验

	PRA[ng/（mL·h）]	Ang II（pg/mL）	ALD（pg/mL）
卧位	0.13（0.15～2.33）	57.16（25～80）	83.20（30～160）
立位	0.21（0.10～6.56）	66.27（50～120）	109.00（70～300）

5. 血 3-甲氧基肾上腺素 2.52ng/mL（0～20ng/mL），血 3-甲氧基去甲肾上腺素 26.73ng/mL（0～170ng/mL）；24 小时尿香草苦杏仁酸 82.00μmol（17～85μmol），24 小时尿去甲肾上腺素 50.00μg（0～50μg），24 小时尿肾上腺素 22.00μg（0～20μg），尿量 2.1L。

6. 性腺轴及生长激素轴相关激素测定（表 2-7-5）：

表 2-7-5　性腺轴及生长激素轴相关激素测定

	FSH mIU/mL	LH mIU/mL	E₂ (pg/mL)	P (ng/mL)	T (ng/mL)	PRL (ng/mL)
测定值	38.14	20.19	< 10.00	4.54	< 0.13	20.82
参考值	3.03 ~ 8.08	2.39 ~ 6.60	21 ~ 251	< 0.1 ~ 0.3	0.11 ~ 0.57	5.18 ~ 26.53
	SHBG (nmol/L)	DHEAS (μg/dL)	AND (ng/mL)	17α-OHP (ng/mL)	GH (ng/mL)	IGF-1 (ng/mL)
测定值	36.10	< 15	< 0.3	0.26	0.5	233.6
参考值	18 ~ 114	35 ~ 430	0.3 ~ 3.3	0.40 ~ 4.28	0.06 ~ 0.5	183.0 ~ 850.0

（三）影像学检查

1. 双侧肾上腺 CT：双侧肾上腺增粗（图 2-7-2）。

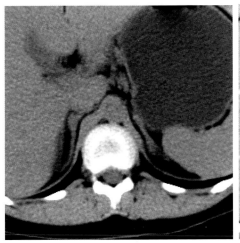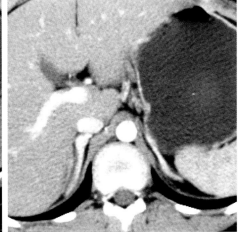

图 2-7-2　双侧肾上腺 CT

2. 经直肠盆腔彩超：子宫缺如；双乳彩超：双乳未发育，未见结节；泌尿系彩超：双肾、输尿管及膀胱未见异常。

3. 垂体 MRI：垂体高约 6mm，上缘轻微膨隆，内信号均匀，垂体柄无偏移、下丘脑视交叉区结构较清楚。

4. 盆腔核磁平扫 + 增强：子宫及双侧附件未见明确显示；阴道显示欠佳，远端似可见阴道盲端，考虑先天发育异常（图 2-7-3）。

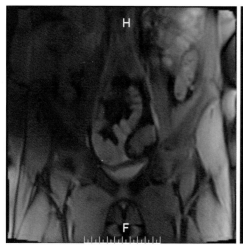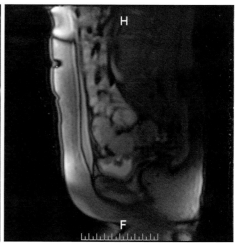

图 2-7-3　盆腔核磁平扫 + 增强

H（head）代表身体头端；F（foot）代表身体足端

5. 骨龄片：左手腕部见 8 枚腕骨，尺骨茎突尚未形成，约符合 8 岁女孩骨龄。

三、诊治经过

患者青春期女性，13 岁，起病隐匿，入院时临床表现主要为高血压、低钾血症、月经未来潮、第二性征未发育。2017 年美国内分泌协会的内分泌性高血压筛查声明解读中提出，约 15% 的高血压为继发性高血压；在儿童和年龄低于 40 岁的成人高血压患者中，这一比例更高，分别为 50% 和 30%。故首先要考虑继发性高血压可能。继发性高血压的常见病因如下。

1. 肾源性高血压：各种急慢性肾炎、肾炎型肾病、先天性多囊肾、结缔组织病肾损害等多种肾实质性病变均可引起继发性高血压，这些患者的血尿、蛋白尿、氮质血症、水肿等表现较为突出，且多有水钠潴留、血容量增加，故表现出舒张压增高、脉压减小的特点。该患者无上述肾病的临床表现，且检测肾功能正常，双肾超声也未见明显异常，不支持肾源性高血压诊断。

2. 肾血管性高血压：是单侧或双侧肾动脉主干或分支狭窄引起的高血压。主要病因包括多发性大动脉炎、肾动脉纤维肌性发育不良和动脉粥样硬化。前两者主要见于青少年，后者主要见于老年人。肾血管狭窄导致肾血流量下降从而激活肾素 – 血管紧张素 – 醛固酮系统（RAAS），肾动脉彩超、肾动脉造影有助于诊断。该患者所行双肾血管超声示双肾动脉无狭窄，肾素活性 – 血管紧张素 – 醛固酮卧立位试验未见高肾素活性、高醛固酮，不支持肾血管性高血压诊断。

3. 肾上腺性高血压：①皮质醇增多症：具有向心性肥胖（水牛背、满月脸）、多毛、血压升高等临床表现及体征，实验室检测可存在低血钾、糖耐量减退、血尿皮质醇增多，且小剂量地塞米松抑制试验不被抑制。该患者无皮质醇增多症的临床表现，且检测血、尿皮质醇均低于正常，不支持该诊断。②原发性醛固酮增多症：是由于肾上腺自主分泌醛固酮过多，表现为高血压、低血钾、低肾素活性、高醛固酮等特点，而该患者有高血压、低血钾的特点，且血、尿电解质提示低血钾系经肾失钾，血气分析提示代偿性代谢性碱中毒，但该患者肾素活性 – 血管紧张素 – 醛固酮卧立位试验提示低肾素活性、低醛固酮，24 小时尿醛固酮亦处于正常低限水平，故不支持原发性醛固酮增多症诊断。③嗜铬细胞瘤：是由于肾上腺嗜铬细胞过度分泌儿茶酚胺引起的继发性高血压及多个器官功能代谢紊乱，其典型特点为阵发性高血压，发作时常伴有头痛、心悸、大汗等表现，有时还表现高血压与低血压交替发作，来势凶猛，该患者为持续性高血压，且无上述临床表现，血、尿相关激素测定均不支持该诊断。④先天性肾上腺皮质增生症（CAH）：其中有高血压表现的疾病主要包括 17α- 羟化酶缺陷和 11β- 羟化酶缺陷症。17α- 羟化酶缺陷症主要的临床表现为高血压、低血钾、骨龄延迟、男性女性化、女性性幼稚等。辅助检查特点：性激素检测示低雄激素、低雌激素、高孕酮；ACTH–Cor 轴示高 ACTH、低 Cor；肾素活性 – 血管紧张素 – 醛固酮试验示低肾素活性、低醛固酮；影像学表现为双侧肾上腺增生。该患者的主要临床表现与上述症状相符，考虑 17α- 羟化酶缺陷症可能性大。11β- 羟化酶缺陷症主要临床表现为高血压、低血钾、女性男性化、男性性早熟。该患者表现为性幼稚，故不支持该病诊断。

4. 主动脉缩窄：多数为先天性，少数是由多发性大动脉炎所致。临床表现为上臂血压增高，而下肢血压不高或降低，腹部听诊可有血管杂音，该患者表现与之不符。

5. Liddle 综合征：属于常染色体显性遗传疾病，因远端肾小管与集合管的上皮细胞钠通道调控序列改变导致 Na$^+$ 离子的重吸收显著增加，血容量扩张。由于持久性的 Na$^+$ 重吸收增加导致排 K$^+$、泌 H$^+$ 增多，产生高血压、低血钾、碱中毒以及低肾素性低醛固酮血症，但此类患者无性腺发育不良体征。该患者同时合并性腺发育不良，临床不支持该病诊断。

6. 其他：甲状腺功能亢进症、药物等原因，该患者行相关检查，不支持此类疾病诊断。

综上，继发性高血压的病因考虑先天性肾上腺皮质增生症 17α- 羟化酶缺陷症可能。进一步完善染色体核型分析示 46，XY；高通量测序法对患者及母亲进行基因检测示先证者为 CYP17A1 基因 c.985–987delTACinsAA（p.Y329FS）纯合变异，先证者母亲为 CYP17A1 基因 c.985–987delTACinsAA（p.Y329FS）杂合变异（图 2-7-4）。

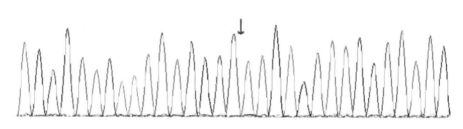

患者	基因	转录本	核苷酸改变	氨基酸改变	杂合性	致病性	遗传方式	疾病表型
先证者	CYP17A1	NM_00102	c.985_987 delTACinsAA	p.Y329FS	纯合	已知致病	常隐	17α- 羟化酶缺陷症
母亲	CYP17A1	NM_00102	c.985_987 delTACinsAA	p.Y329FS	杂合			

图 2-7-4　先证者及母亲基因检测结果

明确诊断后，如何治疗也是需要关注的重点。第一，性别如何选择？患儿外阴呈女性外观，无明显阴茎发育，外观矫形为男性外观极其困难；且患儿自幼按女孩抚养，社会及心理性别均为女性。因此，综合实际情况及监护人意见，选择女性性别。第二，染色体核型分析示男性性别，患儿体内应该存在发育不全的睾丸等男性生殖器，长期存在体内有恶变风险，但影像学检查并未发现睾丸等原始生殖器。为进一步定位，妇科会诊后建议手术探查。术中在双侧腹股沟上端发现灰红色组织，切除后病理证实为发育不成熟的睾丸组织及钙化灶（图 2-7-5）。第三，如何降压？17α- 羟化酶缺陷症发生高血压的机制为皮质醇的正常合成受损，ACTH 水平升高，刺激双侧肾上腺皮质增生，因为失去正常的负反馈抑制，导致近段肾上腺类固醇前体增加。结果是皮质醇缺乏和盐皮质激素（皮质酮与去氧皮质酮）过量，后者发挥保钠排钾作用，引起低血钾性高血压。因此，糖皮质激素是最重要的治疗手段。患儿目前身高 163cm，骨龄为 8 岁，明显落后，故选择应用对 ACTH 轴抑制较强的地塞米松 0.75mg qn、硝苯地平 30mg bid、特拉唑嗪 2mg qd 进行降压治疗。第四，何时促进第二性征发育？患者实际年龄 13 岁，已进入青春期，结合患者身高情况，目前可行雌激素替代治疗，可予雌二醇 1mg qd。此外，患儿成年后可行阴道成形术。

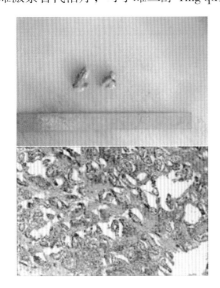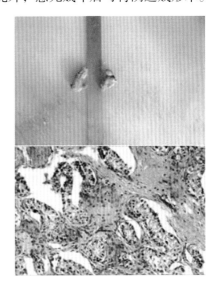

图 2-7-5　发育不成熟的睾丸组织病理结果

在 4 年随访中，患者临床特征、辅助检查及根据随访情况进行的治疗方案的调整见表 2-7-6。

表 2-7-6　患者 4 年随访诊治过程

时间	身高(cm)	BMI(kg/m²)	乳房Tanner分期	血压(mmHg)	血钾(mmol/L)	孕酮(ng/mL)	ACTH(pg/mL)	24小时UFC(nmol)	肾素[ng/(mL·h)]	骨龄(岁)	调整方案
2017-10	163	22.58	I	168/104	3.13	4.54	79.70	56	0.13	8	地塞米松 0.75mg qn, 雌二醇 1mg qd, 硝苯地平 30mg bid, 特拉唑嗪 2mg qn
2018-02	165	27.11	I	145/100	4.37	0.39	< 5	—	0.31	9	地塞米松 0.375mg qn, 雌二醇 2mg qd, 氨氯地平 5mg qd, 螺内酯 20mg bid
2019-07	171	26.33	II	146/95	4.64	0.28	< 5	—	0.27	12	地塞米松 0.188mg qn（3个月后自行停用）, 雌二醇 2mg/d, 氨氯地平 5mg qd, 螺内酯 20mg bid
2021-07	177	25.88	II	165/102	3.61	4.25	144.1	102	0.10	14	氢化可的松 10mg bid, 雌二醇 4mg qd, 氨氯地平 5mg qd, 螺内酯 20mg bid
2022-05	178	24.97	III	136/88	3.95	0.79	42.5	188	0.33	骨骺已闭合	氢化可的松 10mg bid, 雌二醇 2mg qd, 氨氯地平 5mg qd, 螺内酯 20mg bid

四、最终诊断

46，XY 性发育异常（DSD）

先天性肾上腺皮质增生症（CAH）

17α- 羟化酶缺陷症。

五、总结讨论

先天性肾上腺皮质增生症（congenital adrenal hyperplasia，CAH）是一组由编码皮质激素合成必需酶基因突变导致的肾上腺皮质类固醇合成障碍所引起的疾病，为常染色体隐性遗传病，其主要病因是皮质醇合成过程中，由于酶缺陷引发皮质醇合成不足，激发下丘脑促肾上腺皮质激素释放激素（CRH）和垂体 ACTH 代偿性分泌增加，导致双侧肾上腺增生[1, 2]。

17α- 羟化酶 /17，20- 碳链裂解酶缺陷症（17 alpha-enzyme deficiency，17-OHD）是其中一种罕见类型。发病原因是编码细胞色素 P450c17 酶的 *CYP17A1* 基因发生突变。由于该酶兼具羟化酶（17α- 羟化酶）和裂解酶（17，20- 碳链裂解酶）的活性，因此，17α- 羟化酶促使孕烯醇酮、孕酮转化为 17- 羟孕烯醇酮、17- 羟孕酮（17-OHP），最终生成糖皮质激素。而 17，20- 碳链裂解酶主要在性腺及肾上腺网状带生成雄激素和雌激素过程中发挥关键作用[3]（图 2-7-6）。17-OHD 患者，由于酶的缺陷引起皮质醇合成减少，ACTH 分泌因此大量增加，盐皮质激素途径活性增强，皮质酮和去氧皮质酮（DOC）合成分泌显著增加，造成高血压及低钾血症；同时性腺及肾上腺的类固醇性激素合成障碍导致性别分化异常，使得女性患者（46，XX）表现为性幼稚，男性患者（46，XY）表现为男性假两性畸形，即男性女性化，且无青春期发育[1]。

研究证实，不同类型的 *CYP17A1* 基因突变可导致 17α- 羟化酶和 17，20- 碳链裂解酶的活性不同程度地丧失。根据 17α- 羟化酶和 17，20- 碳链裂解酶受损程度不同，17-OHD 分为完全性和部分性 17-OHD，部分性较完全性少见[1-4]。部分性 17-OHD 患者与完全性 17-OHD 患者相似，但有少量性激素产生，因此可有一定程度的第二性征发育。无法解释的血孕酮升高及反复发生卵巢囊肿

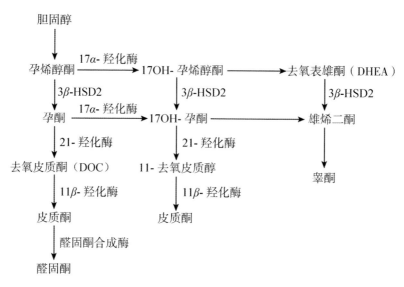

图 2-7-6 类固醇激素的合成路径及相关转化酶
注：3β-HSD2 为 3β- 羟基脱氢酶。

是 46，XX 部分性 17-OHD 的两个特征性表现[5]。而保留 17α- 羟化酶活性，仅有 17，20- 碳链裂解酶活性受损的病例称为孤立性 17，20- 碳链裂解酶缺陷症（ILD）[1, 4, 6, 7]。ILD 在临床中更为罕见，这些患者仅仅表现为性幼稚，无高血压及低血钾，盐皮质激素与糖皮质激素合成通路不受影响。

　　基于 17-OHD 的发病机制及其临床表现，疑诊 17-OHD 的患者需要完善的辅助检查及典型特点如下。①血、尿电解质及血气分析：低钾碱中毒、同步 24 小时尿钾升高。②性激素测定：低雄激素（睾酮、硫酸脱氢表雄酮、雄烯二酮等）、低雌激素（雌二醇）、高孕酮、低 17α-OHP。③ ACTH-Cor 轴示 ACTH 升高、Cor 降低，24 小时尿 UFC 降低。④肾素活性 - 血管紧张素 - 醛固酮卧立位试验：低肾素活性，醛固酮正常或降低。⑤肾上腺 CT 示双侧肾上腺增粗，有时表现双侧肾上腺巨大结节。⑥乳腺及盆腔彩超，必要时行盆腔磁共振，以定位发育不良的内生殖器。⑦染色体核型分析，明确染色体性别。最重要的检查为基因检测，*CYP17A1* 基因发生突变是诊断该病的金标准。

　　诊断明确后，长期的治疗和随访是管理 17-OHD 患者的重要策略。糖皮质激素替代是最主要的治疗方案。糖皮质激素以小剂量为主，目前常用的有地塞米松、醋酸泼尼松及氢化可的松等[8]。0.5~1.5mg地塞米松可以纠正高血压、低血钾等盐皮质激素相关症状[9]。由于地塞米松对骨龄的影响，针对青春期前的患者常选择氢化可的松，青春期后患者一般选择中、长效糖皮质激素[10]。部分患者单用糖皮质激素控制效果不佳，需加用盐皮质激素受体拮抗剂等辅助治疗，以阻断盐皮质激素对心、肾等靶器官的损害。螺内酯50~200mg、1~2次/日为适宜剂量[8]。近年来有研究提出，持续皮下泵入氢化可的松（CSHI）可减少药物剂量及减轻药物不良反应。与口服糖皮质激素相比，CSHI是一种安全有效的皮质醇替代疗法，可有效模拟生理性皮质醇分泌，目前关于CSHI的长期效益尚需要更多证据支持[11]。还有研究表明每天1~2次10mg氢化可的松联合50mg螺内酯治疗，血压和血钾水平可恢复正常且不会导致肾上腺轴的抑制和肾上腺危象的发生[8]。由于治疗周期长，治疗过程中需严密监测患者激素水平、电解质及生长发育情况。长期使用糖皮质激素可能造成骨量流失，还需关注骨密度情况，及时补充钙剂及维生素D。此外，由于确诊为17-OHD的患者大多数处在青春期并存在性发育异常，应根据患者的外阴特点、年龄、自我性别认知度、心理及家庭社会因素等，给予个体化的性激素替代治疗及外科手术干预，同时给予有效的心理疏导，帮助患者重建信心，以达到心理和生理的康复[5]。

回顾本例患者的诊治过程：初次就诊原因为青少年高血压，经询问病史及体格检查，发现患者同时合并性发育不良，由此考虑CAH相关性高血压可能性大。经完善相关检查检验及基因检测，确诊为17-OHD。治疗上给予抑制ACTH较强作用的地塞米松，使用雌二醇进行雌激素替代治疗，同时给予降压药物。在随访过程中，由于患者依从性较差，随访间隔时间长，前期激素剂量调整不及时，患者出现体重增加明显、ACTH过低、第二性征发育欠佳等，甚至因自行停用糖皮质激素导致血压再次升高。最终以氢化可的松（10mg/次，每日2次）联合螺内酯（20mg/次，每日2次）与氨氯地平（5mg/次，每日1次）方案使得血压水平得到良好的控制，且ACTH轴没有被明显抑制。

综上所述，17-OHD是由CYP17A1基因突变导致的CAH。典型临床表现包括高血压、低血钾、性幼稚等。临床中对此类患者需进一步完善性激素检查、ACTH-Cor、RAAS 评估、肾上腺和盆腔的影像学检查及染色体和基因检测。确诊为 17-OHD 的患者需要长期糖皮质激素替代治疗，长期随访监测，及时调整药物剂量。同时需要关注此类患者的心理状况，进行心理及生理等多方面干预，提高患者的生活质量。

参考文献

［1］吴朝明. 17α- 羟化酶 /17、20- 碳链裂解酶缺陷症的临床与分子遗传学研究 [D]. 济南：山东大学，2017.

［2］Auchus R J. The classic and nonclassic conenital adrenal hyperplasias [J]. Endocr Pract，2015，21（4）：383–389.

［3］Miller W L，Auchus R J. The molecular biology，biochemistry，and physiology of human steroidogenesis and its disorders [J]. Endocr Rev，2011，32（1）：81–151.

［4］刘亚萌，夏艳洁，李小英，等. 17α- 羟化酶 /17，20- 裂解酶缺陷症六例分析 [J]. 中华内分泌代谢杂志，2019，35（10）：825–828.

［5］田秦杰，张以文，陆召麟，等. 不完全型 P450 17α- 羟化酶缺陷症六例报道及分析 [J]. 中华妇产科杂志，2007，42（10）：670–674.

［6］Kok R C，Timmerman M A，Wolffenbuttel K P，et al. Isolated 17，20–lyase deficiency due to the cytochrome b5 mutation W27X[J]. J Clin Endocrinol Metab，2010，5（3）：994–999.

［7］Miller WL. The syndrome of 17，20 lyase deficiency[J]. J Clin Endocrinol Metab，2012，97（1）：59–67.

［8］马靖，杜雅丽，权金星. 17α- 羟化酶缺陷症诊治研究进展 [J]. 国际内分泌代谢杂志，2020，40（5）：323–326.

［9］魏红玲，鲁珊，王新利，等. 以严重高血压就诊的 17α- 羟化酶缺陷症 [J]. 中国当代儿科杂志，2018，20（8）：675–679.

［10］中华医学会儿科分会内分泌遗传代谢学组. 先天性肾上腺皮质增生症 21- 羟化酶缺陷诊治共识 [J]. 中华儿科杂志，2016，54（8）：569–576.

［11］Nella A A，Mallappa A，Perritt A F，et al. A phase 2 study of continuous subcutaneous hydro Cortisone infusion in adults with congenital adrenal hyperplasia[J]. J Clin Endocrine Metab，2016，101（12）：4690–4698.

（撰写者：赵琳琳；病例提供者：赵艳艳）

第三篇
性腺疾病

女性阴蒂肥大、双侧腹股沟包块

一、病史与体格检查

患者，社会性别女，13岁。因"发现阴蒂肥大4年"于2017年10月来诊。4年前（患儿9岁）家属发现患儿外生殖器发育异常，似阴茎样改变，智力与同龄人相当，嗅觉、视力、听力正常，无头晕、头痛、视野缺损，无蹼状颈、肘外翻、肢体无力，至当地医院就诊，查子宫及附件彩超，盆腔内未见子宫及附件，至我院妇科就诊。查外阴：阴蒂肥大，似阴茎样，无阴道。24小时尿17-羟类固醇20.86μmol（19.2~28.2μmol），24小时尿17-酮类固醇12.40μmol（20.7~51.7μmol），17-羟孕酮0.16ng/mL（0.07~1.53ng/mL）。彩超：盆腔未见子宫及卵巢声像，双侧肾上腺区未见异常，未诊治。1个月前我院门诊查染色体核型：46，XY。门诊以"46，XY性发育异常（disorder of sexual development，DSD）"收入我科。发病以来，神志清、精神可，食欲、睡眠正常，大小便正常，体重随年龄增加。

既往史：无特殊。

生长发育史：母孕期无用药史。患儿足月顺产，出生时Apgar评分不详，出生时身长55cm，体重3kg。出生时外生殖器为幼女外观，无呕吐、腹泻、乏力、抽搐等失盐表现，母乳喂养至8个月，生长与智力发育同正常同龄儿，生长速度与同龄人无异，现小学六年级，学习成绩中等，与同龄人相处愉快。

家族史：父母非近亲结婚，父母及2兄体健，生长发育与同龄人相当。

体格检查：T 36.2℃，P 76次/分，R 20次/分，BP 116/78mmHg，身高157.3cm，体重45.0kg，BMI 18.2kg/m^2，指间距157cm。外阴可见少量阴毛，阴蒂似小阴茎样改变，长约4cm，大阴唇阴囊化，阴蒂根部可见尿道口，未见阴道开口，双侧腹股沟区可触及质硬包块，大小约2cm×2cm，可移动。

二、实验室及影像学检查

(一) 一般实验室检查

血常规、尿常规、粪常规、肝肾功能、血脂、血糖、电解质、糖化血红蛋白、凝血功能、传染病筛查无异常。ECG：正常。

(二) 内分泌相关检查

1.ACTH–Cor 节律（表 3–1–1）：

表 3-1-1　ACTH-Cor 节律

	上午 8 时	下午 4 时	午夜 0 时
ACTH（pg/mL）	15.10（7.0 ~ 61.1）	14.30	10.70
Cor（μg/dL）	5.88（7 ~ 27）	2.97	2.15

2. 24 小时尿 17– 羟类固醇 22.30 μmol（19.2 ~ 28.2 μmol），24 小时尿 17– 酮类固醇 43.10 μmol（20.7 ~ 51.7 μmol），24 小时尿量 1.25L。

3. 甲状腺功能（表 3–1–2）：

表 3-1-2　甲状腺功能

	FT_3 (pmol/L)	FT_4 (pmol/L)	TSH（μIU/mL）
结果	5.42	9.59	1.70
参考值	3.28 ~ 6.47	7.9 ~ 18.4	0.34 ~ 5.6

4. 生长激素：IGF–1 395.50ng/mL（111 ~ 551ng/mL），GH 0 分钟 3.27ng/mL（0.06 ~ 5ng/mL）。

5. 性激素六项（表 3–1–3）：

表 3-1-3　性激素六项

	卵泡刺激素 FSH (mIU/mL)	黄体生成素 LH (mIU/mL)	雌二醇 E_2 (pg/mL)	孕酮 P (ng/mL)	睾酮 T (ng/mL)	泌乳素 PRL (ng/mL)
结果	37.57	30.62	13.00	0.12	3.92	18.79
参考值	0.95 ~ 11.95	1.14 ~ 8.75	< 11 ~ 44	< 0.1 ~ 0.2	1.42 ~ 9.23	3.46 ~ 19.40

6. HCG 兴奋试验（表 3-1-4）：

表 3-1-4　HCG 兴奋试验（单位：ng/mL）

	0 小时	24 小时	48 小时	72 小时
T	3.92	3.96	3.97	3.95
参考值	1.42 ~ 9.23			

硫酸脱氢表雄酮（DHEA-S）113.0μg/dL（35 ~ 430μg/dL），雄烯二酮（AND）1.59ng/mL（0.3 ~ 3.3ng/mL），17- 羟孕酮（17-OHP）1.63ng/mL（0.61 ~ 3.34ng/mL），性激素结合球蛋白（SHBG）36.00nmol/L（18 ~ 114nmol/L）。

7. *SRY* 基因检测：患儿携带男性性别决定基因。

（三）影像学检查

1. 胸片：心、肺、膈未见异常。

2. 骨龄片：约符合女孩 12 岁骨龄。

3. CT：双侧肾上腺、双肾平扫未见异常。

4. 超声：心脏、腹部、泌尿系彩超未见异常。经直肠生殖器超声：于双侧腹股沟均可探及类睾丸回声，左侧大小约 19mm×15mm×9mm，右侧大小约 22mm×13mm×10mm，内回声均匀；盆腔内未探及典型前列腺回声；双侧腹股沟均可及一高回声包块，边界清，与腹腔相通，可见肠管蠕动，加压后此团块可还纳于腹腔内，可及血流信号。提示双侧隐睾并睾丸体积小，双侧腹股沟斜疝。

三、诊治经过

患者入院后初步诊断为：① 46，XY DSD；②双侧腹股沟斜疝。

1. 诊治思路：人类正常性别包括染色体性别、性腺性别、社会性别。正常人三方面表现一致，如果三方面表现不一致，我们称之为性发育异常（disorder of sexual development，DSD）。根据 2006 年欧洲和美国儿科内分泌协会（ESPE/LWPES）提出的一致性意见，按照染色体核型不同将 DSD 分为三大类[1]：性染色体异常的 DSD、46，XY DSD 及 46，XX DSD。其中 46，XY DSD[2]是指

染色体核型为 XY、性染色质阳性的男性个体，具有男性性腺，外生殖器可以

从外阴男性化到完全女性化。本例患者符合 46，XY DSD 的表现。46，XY DSD 是 DSD 中病因分类最多样、诊断和治疗较困难的一种。该患者染色体核型为 46，XY DSD（*SRY* 基因阳性），性腺为睾丸，社会性别为女性。患者家系分析如图 3-1-1 所示。

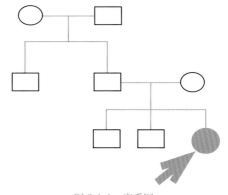

图 3-1-1 家系图

46，XY DSD 的病因我们归纳为三点：①睾酮作用障碍；②睾酮合成障碍；③睾丸形成障碍。本患者是哪个环节出了问题呢？

首先，睾酮作用障碍最常见，如 5α 还原酶缺陷症、雄激素不敏感综合征。二者区别我们总结见表 3-1-5。

表 3-1-5 5α 还原酶缺陷症和雄激素不敏感综合征区别

	5α 还原酶缺陷症	雄激素不敏感综合征
遗传方式	常染色体隐性遗传	X 连锁隐性遗传
性腺特征	睾丸发育良好	睾丸发育良好，多有乳房发育
HCG 激发试验	反应良好 T/DHT 升高	反应良好 T/DHT 升高
LH、FSH	LH、FSH 正常或略高， T 正常或略高	T、LH、E$_2$ 升高 FSH 正常
基因检测	金标准	金标准

注：DHT 指双氢睾酮。

而本患者睾丸发育欠佳：双侧隐睾，HCG 激发试验反应欠佳，家系分析均不支持 5α 还原酶缺陷症和雄激素不敏感综合征，结合病史可排除由睾酮作用障碍所致，但诊断最终需要基因确诊。

那么是睾酮合成障碍吗？我们知道睾酮合成需要各种酶协助（图 3-1-2），如果睾酮合成过程中出现各种酶的缺陷会引起睾酮合成障碍。该患者我们查睾酮合成过程中各种代谢产物如 DHEA-S、AND、17-OHP、醛固酮、皮质醇、

孕酮均在正常范围，结合病史可排除睾酮合成酶缺陷所致 DSD。

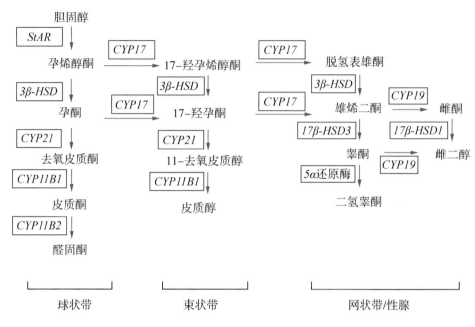

图 3-1-2　睾酮合成

　　那么是睾丸形成过程发生问题了吗？我们知道在睾丸形成过程中，很多基因参与其发生、发展，如 *SRY*、*WT1*、*DAX-1*、*SOX9*、*WNT4*、*SF-1*、*DHCR7*、*DHH* 等，其中 *SRY* 基因最常见，又称男性性别决定基因，但本患者 *SRY* 基因阳性，那么是哪个基因出现问题导致患者发育异常呢？我们发现本患者除表现为性腺异常外，肾上腺也受到了一定影响（血皮质醇低），而上述基因中最常见同时影响到性腺和肾上腺的基因主要为 *DAX-1* 基因和 *SF-1* 基因。而前者对肾上腺损害更严重，表现为明显的肾上腺功能减退表现，如乏力、电解质紊乱等。本患者并没有明显肾上腺功能减退表现，而文献报道 *SF-1* 基因突变对肾上腺影响较轻，符合本患者的临床表现。

　　综上所述，我们分析本患者为 *SF-1* 基因突变所致 46，XY DSD。该患者基因检测结果：*SF-1* 基因存在一个位点的杂合突变，位于 9 号外显子（c.1A>T，p.Met1Leu），为致病突变。

　　2.治疗：经多学科会诊并充分告知患者及其父母选择男性及女性社会

性别后患者所需面临的问题，经充分慎重考虑，患者父母及患者本人最终选择女性社会性别，但其位于腹股沟的隐睾有癌变可能，建议择期至外科行隐睾切除手术。患者签署知情同意书后，转至我院泌尿外科行"双侧隐睾切除术"。术后病理示左侧切下组织大小为 4cm×2cm×1.3cm，右侧切下组织大小为 3cm×2cm×1cm，切面灰黄、质韧，镜下所见均为睾丸组织（图 3-1-3、图 3-1-4）。术后恢复好，因患者处于青春期，给予戊酸雌二醇（补佳乐）替代治疗，以促进女性乳房发育，促进并维持女性第二性征发育，预防骨质疏松。患者子宫及卵巢缺如，无生育能力，已告知家属。

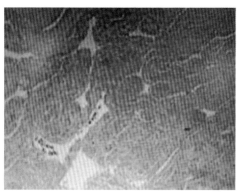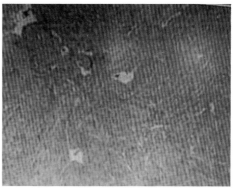

图 3-1-3　阴茎海绵体，见薄壁血管及平滑肌组织　　图 3-1-4　双侧隐睾，见睾丸组织及附睾组织

四、最终诊断

SF-1 基因突变所致 46，XY DSD。

五、总结讨论

46，XY DSD 主要以外生殖器男性化不足为特征[3]，如隐睾、小阴茎、尿道下裂，部分表现为女性外观，是性发育异常中的一大类疾病，诊断流程如下。

1. 完善的病史：①父母是否近亲结婚；②家族中有不育、闭经、多毛者，提示家族性疾病；③家族中不能解释的新生儿死亡，提示为 CAH；④母亲有孕期暴露史，包括口服外源性激素、避孕药、辅助生殖技术的应用等；⑤母亲异常男性化或库欣综合征面容，提示可能为母亲因素导致的 46，XX DSD。

2.详细的体格检查：①会阴处开口的数量及各开口的位置。②阴唇融合情况。③阴茎牵拉长度、阴茎体直径。④肛门位置是否前移。⑤外生殖器男性化程度（Tanner 评分或 Prader 分级评估）：Prader 0 级，正常女性；Ⅰ级，女性外生殖器合并阴蒂肥大；Ⅱ级，阴蒂肥大合并部分阴唇融合，形成漏斗形泌尿生殖窦 (urogenital sinus，UGS)；Ⅲ级，阴蒂似阴茎，阴唇阴囊完全融合，UGS 开口于会阴；Ⅳ级，阴囊完全融合，UGS 开口于阴茎根部；Ⅴ级：正常男性。⑥检查阴囊、阴唇和腹股沟，确定是否存在性腺。⑦阴茎发育很好，提示子宫内曾有相当水平的睾酮；直肠指检触诊有子宫，提示存在米勒管结构。⑧皮肤色素沉着提示可能累及 ACTH-Cor，CAH 可能性大。⑨身材矮小，蹼状颈，盾状胸，两耳低位，两乳头距宽，提示为 Turner 综合征。

3.实验室检查：

（1）激素测定：①性激素。不同疾病性激素表现是不一样的，比如 Turner 综合征和 Klinefelter 综合征分别表现为雌激素和雄激素水平低下，促性腺激素（FSH 和 LH）水平升高。②激素中间产物，如孕烯醇酮、17- 羟孕酮、雄烯二酮、脱氢表雄酮、双氢睾酮等，有助于鉴别睾酮合成过程何种酶缺乏。睾酮/双氢睾酮、睾酮/雄烯二酮比值有助于鉴别一些特殊性腺发育异常疾病。③抗米勒管激素：是反映睾丸 Sertoli 细胞功能的良好指标，如果值较低或测不到，提示睾丸组织缺失或退化。

（2）可疑先天性肾上腺增生症患者，还需要监测 ACTH 和醛固酮水平，做肾上腺相关激素检查。

（3）功能试验：HCG 激发试验、GnRH 兴奋试验、ACTH 兴奋试验等。

（4）染色体检查。

（5）基因检查：基因检查是诊断金标准。

4.影像学检查：彩超、CT、MRI 探查性腺位置，有无肾上腺增生，特殊疾病如 Kallman 综合征嗅球缺失有重要意义。

经过上述流程，基本可以明确诊断。本患者是 *SF-1* 基因突变，该基因突变是 46，XY DSD 的重要发病原因，发生率为 15% ~ 20%[4]。*SF-1* 基因位于 9q33，它由 *NR5A1* 基因编码，又称 *NR5A1*（核受体亚家族 5，A 组，成员 1），是协调性腺分化和肾上腺功能的一个极其重要的调节因子[5]，突变可表现为性腺发育不良、两性畸形、性反转等一系列性腺异常的表型谱，肾上腺功能减退相对比较少、比较轻。

46，XY DSD 治疗需多学科参与，如（成人或儿童）内分泌科、妇科、泌尿外科及心理科、临床遗传学部门、医学伦理部门等，不仅涉及社会性别选择、性腺功能、第二性征发育、心理问题等，还包括诸如性腺切除、功能性阴道建立、遗传咨询等问题。此外长期的随诊也必须要重视。

参考文献

［1］Hughes I A，Nihoul-Fekete C，Thomas B，et al. Consequences of the ESPE / LWPES guidelines for diagnosis and treatment of disorders of sex development[J]. Best Pract Res Clin Endocrinol Metab，2007，21（3）：351-365.

［2］Nagy O，Karteszi J，Hartwig M，et al. The importance of the multiplex ligation-dependent probe amplification in the identification of a novel two-exon deletion of the *NR5A1* gene in a patient with 46，XY differences of sex development[J]. Mol Biol Rep，2019，46（8）：5595‐5601.

［3］Radwa A S，Shimaa A，Noha Etiological classification and clinical spectrum of Egyptian pediatric patients with disorder of sex development，single center experience[J]. A. Endokrynol Pol，2021，72（5）：558-565.

［4］Fabbri-Scallet H，Sousa L M，Maciel-Guerra A T，et al. Mutation update for the *NR5A1* gene involved in DSD and infertility[J]. Hum Mutat，2020，41（1）：58-68.

［5］Anamthathmakula P，Miryala C S J，Moreci R S，et al. Steroidogenic factor 1（*NR5A1*）is required for Sertoli cell survival post sex determination[J]. Sci Rep，2019，9（1）：4452-4455.

（撰写者：杜培洁；病例提供者：杜培洁）

女童乳房发育、身高增长加速

一、病史与体格检查

患者，女，4岁8个月，以"双侧乳房疼痛2周，乳头凸起1周"为代主诉于2020年7月入院。2周前无显诱因出现双侧乳房胀痛，触碰时胀痛加重，无阴道分泌物增多及出血，无阴毛、腋毛生长。1周前家属发现患儿双侧乳头凸起，遂至我院门诊行乳腺超声，提示乳腺发育，子宫及附件彩超提示双侧卵巢小卵泡，骨龄片提示符合4~5岁女孩骨龄。今门诊以"性早熟待排"收入院。发病以来，食欲正常，睡眠正常，大小便正常，精神正常，近2个月身高增加4cm，体重增加2kg。

生长发育史：足月剖腹产，母亲无孕期避孕药及其他药物应用史。出生时身长51cm，体重3.7kg，无缺氧窒息病史。母乳喂养6月余后奶粉喂养，智力正常，婴幼儿时期身高体重增长同其他同龄儿。3岁起每天半汤勺蜂蜜兑水服用至今，无补品、保健品、大豆及其制品、油炸食品、快餐等食用嗜好，无成人化妆品、避孕药接触史。

家族史：父亲身高170cm，患2型糖尿病。母亲体健，身高155cm，14岁月经初潮。1哥体健，9岁10个月，身高132cm，体重30kg。父母非近亲结婚，家族中无类似病史。

体格检查：T 36.6℃，P 96次/分，R 20次/分，BP 96/66mmHg，身高113.3cm，体重17.2kg，BMI 13.9kg/m^2，上部量53cm，下部量60.4cm，指间距113.1cm。体形偏瘦，神清语利，正常面容，体格检查合作。全身皮肤无咖啡斑、紫纹，无多毛、痤疮。双侧甲状腺未触及肿大。双侧乳房压痛，乳晕轻度色素沉着，Tanner Ⅱ期。心、肺、腹无异常。外阴无阴毛生长、无阴蒂肥大、无色素沉着，Tanner Ⅰ期。

二、实验室及影像学检查

(一) 一般实验室检查

血常规、尿常规、粪常规、血凝试验、肝肾功能、电解质均无异常。

(二) 内分泌相关检查

1.甲状旁腺激素、生长激素、IGF-1、ACTH-Cor节律（表3-2-1）、24小时尿皮质醇、甲状腺功能、甲状腺相关抗体、骨代谢指标均未见异常。

表 3-2-1　ACTH-Cor 节律

	上午8时	下午4时	午夜0时
ACTH（pg/mL）	20.30（7.0~61.1）	13.60	7.38
Cor（μg/dL）	9.77（7~27）	7.28	< 1.00

2.性激素六项：LH < 0.05mIU/mL（卵泡期：2.39~6.60mIU/mL，下同），FSH 0.04mIU/mL（3.03~8.08mIU/mL），E2 50.00pg/mL（21~251pg/mL），P 0.31ng/mL（< 0.1~0.3ng/mL），T < 0.13ng/mL，PRL 8.67ng/mL（5.18~26.53ng/mL）。硫酸脱氢表雄酮 < 15.00μg/dL，雄烯二酮 < 0.30ng/mL，性激素结合球蛋白 > 180.00nmol/L，17-羟孕酮 0.20ng/mL（0.61~3.34ng/mL）。GnRH兴奋试验见表3-2-2。

表 3-2-2　GnRH 兴奋试验

	-15分钟	0分钟	30分钟	60分钟	120分钟
LH（mIU/mL）	0.03	0.02	0.06	0.07	0.08
FSH（mIU/mL）	0.09	0.08	0.38	0.49	0.72

(三) 影像学检查

1.左手及腕关节骨龄片：4~5岁女孩骨龄（图3-2-1）。

2.全身骨骼X线：未见明显异常。

3.经腹子宫及附件彩超：子宫体大小约 19mm×9mm×10mm，内膜呈线状；右侧卵巢 25mm×9mm×10mm，内可及4个囊性回声，大小（4~5）mm×（3~4）mm，边界清；左侧卵巢 22mm×14mm×12mm，内可及4个囊性回声，

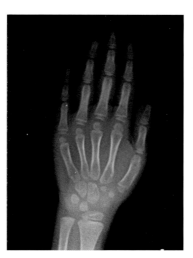

图 3-2-1 患者左手及腕骨龄片

大小为（5～5.8）mm×（3～4）mm，边界清。提示双侧卵巢窦卵泡可见。

4. 垂体 MRI 平扫及增强扫描：未见明显异常。

三、诊治经过

该患者年龄小于 8 岁，双侧乳房发育伴疼痛，提示第二性征发育。正常同龄女孩身高每年大致增加 5～7cm，而该患者近 2 个月内身高增长 4cm，提示身高线性生长加速趋势，初步诊断为"性早熟待排"。

入院后完善相关检查，首先评估下丘脑－垂体－性腺轴（hypothalamic-pituitary-gonadal axis，HPG 轴）功能，其中血清 LH 及 FSH 基础状态及 GnRH 兴奋试验后均为较低水平，提示 HPG 轴功能尚未真正启动，而 E$_2$ 水平高于青春期前女童应有水平，结合患者第二性征发育的症状体征，外周性性早熟（peripheral precocious puberty，PPP）的诊断基本明确。

继而完善相关检查，明确 PPP 的可能病因。其他内分泌轴的功能评估示 ACTH- 皮质醇节律、24 小时尿皮质醇、17-OHP、DHEA-S 以及雄烯二酮未见异常，基本排除先天性肾上腺皮质增生症以及肾上腺肿瘤可能。考虑到肾上腺 CT 可能带来的辐射危害，该患者未行肾上腺 CT 检查；甲状腺功能正常，排除甲减导致的 PPP；全身骨骼 X 线未见骨纤维异常增殖，体格检查未见咖啡斑，暂不考虑 McCune-Albright 综合征；垂体 MRI 未见异常，暂不考虑垂体病变导致的 PPP。

因此，考虑该患儿接触外源性性激素导致 PPP 的可能性大。详细的病史询问显示患儿无避孕药等药物接触史；无成人化妆品接触史；自 3 岁起每日食用蜂蜜水，不确定是否勾兑有蜂王浆成分。通常情况下，蜂蜜中不含雌激素，部分蜂蜜可能含有蜂王浆成分，其中含有少量雌激素。考虑该患者长期服用蜂蜜水导致的 PPP 可能性大。

治疗上，嘱患者停止食用蜂蜜水，同时严禁接触或食用可能含有性激素的用品或食物，如补品、保健品、大豆及其制品、油炸食品等。院外密切监测乳房及外阴发育情况，监测身高增长速率，1 个月后来院复查。

出院 1 个月后电话随访患者双侧乳房疼痛消失，患儿及家属拒绝来院复查。1 年后来院复查性激素示 LH 0.25mIU/mL，FSH 0.03mIU/mL，$E_2 < 10.00$pg/mL，P 0.36ng/mL，T < 0.13ng/mL，PRL 13.71ng/mL。子宫及附件彩超示子宫体大小约 20mm×15mm×11mm，肌层回声均匀，内膜呈线状；右侧卵巢大小 18mm×14mm×11mm，左侧卵巢大小 19mm×14mm×12mm，内均可见多个小无回声，较大者直径约 5mm。1 年来未再有乳房疼痛，乳头凸起消失，身高增长 6cm。

四、最终诊断

外周性性早熟。

五、总结讨论

性早熟是指女孩 8 岁、男孩 9 岁以前出现第二性征。根据下丘脑-垂体-性腺轴是否启动分为中枢性性早熟（central precocious puberty，CPP）、外周性性早熟（PPP）及不完全性性早熟（incomplete precocious puberty，IPP），以 CPP 和 PPP 较为常见。其中 CPP 亦称为促性腺激素释放激素（gonadotrophin releasing hormone，GnRH）依赖性性早熟或真性性早熟，PPP 亦称为非 GnRH 依赖性或假性性早熟，IPP 亦称为部分性性早熟。性早熟患儿因不同程度的第二性征提前发育可能会产生惧怕、自卑心理，严重者性格压抑、敏感，若未得到及时有效诊治，可导致骨骺过早闭合，终身高较矮，身心发展均受到不良影响。本例患儿因食用蜂蜜水导致 PPP，本文全面分析了患儿 PPP 的病因、临床表现、诊断流程及治疗方案，以提高临床医生对类似病例的认知及诊疗水平。

PPP 可表现为乳房发育、阴毛生长、生长速度加快、阴道分泌物增加、撤退性出血等[1]。根据第二性征与染色体性别是否一致，PPP 可分为同性 PPP 和异性 PPP。女性的异性 PPP 指女性出现阴蒂肥大、声音低沉、多毛等，可见于分泌雄激素的肾上腺肿瘤，男性化 CAH；而男性的异性 PPP 表现为乳房发育、乳晕色素沉着等，常见于外源性雌激素摄入、分泌雌激素的肾上腺肿瘤、家族性芳香化酶活性增高等。

PPP 的诊断主要依赖于女孩 8 岁、男孩 9 岁前出现第二性征发育，身高生长加速，血清促性腺激素（LH、FSH）和性激素（E_2 和睾酮）检测，生殖系统超声对性腺发育的评估（具体诊断流程见图 3-2-2）。与 CPP 相鉴别是 PPP 诊断的重要环节，主要在于明确 HPG 轴功能是否真正启动。典型 PPP 患者性激素水平明显升高而 LH 及 FSH 显著减低，而典型 CPP 表现为性激素、LH 及 FSH 均明显升高。GnRH 兴奋试验在鉴别 PPP 和 CPP 中发挥着重要作用。目前临床及研究认为，LH 基础值 < 0.1mIU/mL 提示 HPG 轴尚未启动可能性大；GnRH 兴奋试验后 LH 峰值 > 5.0mIU/mL，且 LH 峰值 /FSH 峰值 > 0.6，提示 HPG 轴已真正启动。本例患者血清 LH 的基础水平及 GnRH 兴奋后的峰值均较低，提示 HPG 轴功能尚未启动。

研究显示，子宫容积以及卵巢容积对诊断女童性早熟均有较高的特异度[2]。因子宫发育依赖于雌激素，而卵巢发育依赖于 HPG 的启动，女性 PPP 患者的生殖器超声显示卵巢呈青春前期改变，而子宫增大伴子宫内膜增厚。对于出现第二性征的女童，盆腔超声检查如显示子宫容积 > 2mL，卵巢容积 < 1mL，即首先考虑是外源性摄入性激素类的外周性性早熟。本例患者子宫附件超声显示卵巢容积 > 1mL，而子宫容积 < 1mL，与典型 PPP 的子宫卵巢容积变化趋势略有不同。既往研究中也有类似报道，考虑为人群青春期前子宫、卵巢体积个体差异所致。

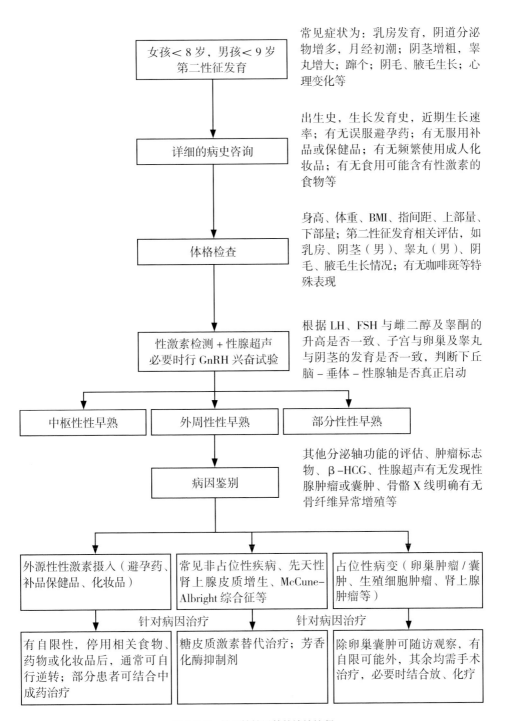

女孩＜8岁，男孩＜9岁
第二性征发育

常见症状为：乳房发育，阴道分泌物增多，月经初潮；阴茎增粗，睾丸增大；蹲个；阴毛、腋毛生长；心理变化等

详细的病史咨询

出生史，生长发育史，近期生长速率；有无误服避孕药；有无服用补品或保健品；有无频繁使用成人化妆品；有无食用可能含有性激素的食物等

体格检查

身高、体重、BMI、指间距、上部量、下部量；第二性征发育相关评估，如乳房、阴茎（男）、睾丸（男）、阴毛、腋毛生长情况；有无咖啡斑等特殊表现

性激素检测＋性腺超声
必要时行 GnRH 兴奋试验

根据 LH、FSH 与雌二醇及睾酮的升高是否一致、子宫与卵巢及睾丸与阴茎的发育是否一致，判断下丘脑－垂体－性腺轴是否真正启动

中枢性性早熟　　外周性性早熟　　部分性性早熟

病因鉴别

其他分泌轴功能的评估、肿瘤标志物、β-HCG、性腺超声有无发现性腺肿瘤或囊肿、骨骼 X 线明确有无骨纤维异常增殖等

外源性性激素摄入（避孕药、补品保健品、化妆品）

常见非占位性疾病、先天性肾上腺皮质增生、McCune-Albright 综合征等

占位性病变（卵巢肿瘤／囊肿、生殖细胞肿瘤、肾上腺肿瘤等）

针对病因治疗　　针对病因治疗

有自限性，停用相关食物、药物或化妆品后，通常可自行逆转；部分患者可结合中成药治疗

糖皮质激素替代治疗；芳香化酶抑制剂

除卵巢囊肿可随访观察，有自限可能外，其余均需手术治疗，必要时结合放、化疗

图 3-2-2　外周性性早熟的诊治流程

PPP 诊断中明确病因较为重要，决定后续治疗方案的制订。PPP 的病因较为复杂[3]，其中首位原因是外源性性激素摄入，包括：①催熟的禽类和淡水鱼，如速成的鸡、鸭、鹅和淡水鱼等；②大量滋补保健品，如蜂蜜、蜂王浆、人参、燕窝、鹿茸等；③油炸食品和膨化食品；④反季节蔬菜及水果等；⑤避孕药等含有雌激素的药物；⑥含有性激素的化妆品等。PPP 患儿多数为误服避孕药所致，少数患儿有明确的服用滋补保健品或应用化妆品的经历。另外，一些疾病也可导致内源性性激素增多，进而导致 PPP，如卵巢肿瘤或孤立性囊肿、生殖细胞瘤、肾上腺瘤、CAH、McCune-Albright 综合征等[4]。因此 PPP 的病因诊断，除了详细的病史询问，系统的内分泌相关激素检测是必需的。其中 ACTH-Cor 节律、24 小时 UFC、孕酮、17- 羟孕酮、甲状腺功能、HCG、肾上腺 CT、垂体 MRI 等检测有助于鉴别 CAH、McCune-Albright 综合征、卵巢肿瘤 / 囊肿、睾丸肿瘤、生殖细胞肿瘤等疾病。对于本例患者，我们在完善检查排除病理性因素导致的 PPP 外，反复询问其日常饮食及生活习惯，得知患者自 3 岁起每日服用蜂蜜水，考虑为长期服用含有雌激素的蜂蜜水，雌激素在体内积累导致的 PPP。

PPP 的治疗主要是针对病因的治疗，由肿瘤引起的 PPP 需要尽早手术治疗；卵巢囊肿相关的 PPP，如不能自限，需行手术治疗；CAH 需行糖皮质激素抑制治疗；McCune-Albright 综合征多用来曲唑以及他莫昔芬治疗。摄入外源性性激素的食物或药物引起的 PPP，可逆性强，一般无需治疗，如及时发现，嘱患儿停止摄入（如停服滋补保健品或停用化妆品），1~6 个月后第二性征基本可完全消退且不再复发[5]。本例患者停用蜂蜜水后乳房疼痛及乳房发育均在 1 个多月后消失。1 年后复查性激素为青春期前水平，身高生长速率正常，乳腺、子宫卵巢均未进一步发育。

综上所述，PPP 是儿童性早熟常见类型，需及时识别，并针对病因进行治疗，以免对患儿身心造成不可逆的损害。对于外源性性激素摄入导致的 PPP，预防重于治疗，应加强对避孕药品及外用化妆品等的保管，防止幼儿误食、误用，不滥用滋补品，以避免此类性早熟发生。总之，外周性性早熟的病因复杂，临床表现多样，应提高对外周性性早熟的认识，早诊断、早干预。

参考文献

［1］Sultan C，Gaspari L，Kalfa N，et al. Clinical expression of precocious puberty in girls[J]. Endocrine Development，2012，22：84-100.

［2］余佳，曾雪莲，张宗华，等. 生殖系统超声检查在女童真性性早熟诊疗中的价值[J]. 临床超声医学杂志，2021，23（6）：450-453.

［3］陈瑞敏. 外周性性早熟病因研究进展 [J]. 实用儿科临床杂志，2012，27（20）：1545-1547.

［4］杨晓红，陈瑞敏，张莹，等. 外周性性早熟患儿的病因及预后随访 [J]. 中国当代儿科杂志，2011，13（12）：947-950.

［5］Schoelwer M，Eugster E A. Treatment of peripheral precocious puberty[J]. Endocrine Development，2016，29：230-239.

（撰写者：刘彦玲；病例提供者：秦贵军）

女性双侧腹股沟包块、高促性腺激素血症

一、病史与体格检查

患儿，2 岁 11 个月，抚养性别女性，以"发现双侧腹股沟区包块 1 年"为代主诉于 2016 年 10 月入院。患儿 1 岁 11 个月时母亲发现其双侧腹股沟区包块，至我院门诊查彩超示双侧腹股沟区可探及双侧睾丸，体积约 1mL；盆腔子宫及双附件未探及。染色体核型 46，XY。今为求进一步诊治，门诊以"46，XY 性发育异常"收入我科。发病以来，神志清，精神可，食欲正常，睡眠正常，大小便正常，体重及身高随年龄逐渐增长。

既往史：1 岁 6 个月时于当地医院行"左侧疝气修补术"。无高血压、心脏病史，无糖尿病、脑血管病史。

生长发育史：第一胎第一产，足月剖腹产，无产伤、窒息史，出生时身长 55cm，体重 3kg，出生时外生殖器为幼女外观；无呕吐、腹泻、乏力、抽搐等失盐表现；无头痛、视野缺损、蹼状颈、肘外翻、盾状胸等躯体畸形，无多饮多尿、发热、咳嗽、慢性腹泻、胸闷、蹲踞现象。母乳喂养至 8 个月，生长与智力发育同正常同龄儿（2 个月抬头，3 个月翻身，6 个月独坐，9 个月爬行，1 岁 2 个月行走），嗅觉正常。

家族史：1 弟 4 个月，目前外阴发育正常。父母非近亲结婚，家族中无类似病史。

体格检查：T 36.5℃，P 80 次 / 分，R 20 次 / 分，BP 90/60mmHg，H 97cm，体重 17.5kg，BMI 18.6kg/m^2，指间距 97.0cm。营养良好，体形匀称，心、肺、腹无异常，双侧乳房对称。外阴呈幼女型，Tanner Ⅰ 期，尿道口与阴道口融合。双侧腹股沟区可触及包块，体积约 1cm×1cm，边界清，活动好，无压痛。

二、实验室及影像学检查

（一）实验室检查

血常规、尿常规、粪常规、血凝试验、肝肾功能、电解质、甲状腺功能、甲状旁腺激素、生长激素、ACTH-Cor 节律（表 3-3-1）、24 小时尿皮质醇均未见异常；性腺发育相关激素评估见表 3-3-2，HCG 兴奋试验见表 3-3-3。

表 3-3-1 ACTH-Cor 节律

	上午 8 时	下午 4 时	午夜 0 时
ACTH（pg/mL）	22.40（7.0～61.1）	13.00	7.85
Cor（μg/mL）	12.60（7～27）	3.45	1.31

表 3-3-2 性腺发育相关激素

	实测值	参考值（成年男性）
LH（mIU/mL）	1.14	1.14～8.75
FSH（mIU/mL）	2.8	0.95～11.95
P（ng/mL）	< 0.10	< 0.1～0.2
PRL（ng/mL）	11.13	3.46～19.40
E_2（pg/mL）	< 10.00	< 11～44
T（ng/mL）	0.25	1.42～9.23
17-OHP（ng/mL）	0.17	0.61～3.34
DHEA-S（ug/mL）	< 15.00	35～430
AND（ng/mL）	< 0.30	0.3～3.3
SHBG（nmol/L）	> 180.00	18～114

注：17-OHP：17-羟孕酮；DHEA-S：硫酸脱氢表雄酮；AND：雄烯二酮；SHBG：性激素结合球蛋白。

表 3-3-3 HCG 兴奋试验

	兴奋前	第 1 天	第 2 天	第 3 天
T（ng/mL）	0.25	0.92	1.47	1.40
AND（ng/mL）	< 0.30	1.30	2.52	4.05
T/AND	> 0.83	0.70	0.58	0.34

（二）影像学检查

1. 睾丸、附睾及精索彩超：双侧腹股沟区均可及类睾丸回声，包膜光滑，实质回声均匀，未见明显异常血流信号，左侧睾丸距大阴唇约 38mm，右侧睾丸距大阴唇约 38mm，提示双侧高位隐睾。

2. 双侧肾上腺 CT 平扫：未见异常。

三、诊治经过

该患者病例特点为：①抚养性别女性；②双侧腹股沟包块；③外阴呈幼女型，Tanner Ⅰ 期，尿道口与阴道口融合；④超声检查示双侧腹股沟包块为类睾丸组织，未探及子宫和卵巢；⑤男性染色体核型（46，XY）。初步诊断为：46，XY DSD。

入院后评估内分泌功能。下丘脑–垂体–甲状腺轴、下丘脑–垂体–生长激素轴、下丘脑–垂体–肾上腺轴未见明显异常，可排除 17α– 羟化酶缺陷症、3β– 羟类固醇脱氢酶缺陷症等先天性肾上腺皮质增生症（CAH）所致的 46，XY DSD。正常情况下，青春期前个体的 LH、FSH 及 T、E_2 均应处于较低水平，小青春期除外。该患者下丘脑–垂体–性腺轴功能评估示血清 LH 及 FSH 水平高于正常同龄儿，而 T 或 E_2 未见相应增高，推测患者存在或 T 或 E_2 合成缺陷，LH 及 FSH 水平升高为垂体反馈性合成分泌增多所致。结合患者染色体核型为 46，XY，睾丸超声提示双侧腹股沟区类睾丸回声，进一步提示患者染色体性别与性腺性别一致，可暂排除 46，XY 性反转（染色体核型为 46，XY 而性腺为卵巢）或 46，XY 真两性畸形（染色体核型为 46，XY 而性腺为卵睾）两种疾病。为进一步评估患者睾丸储备功能，对患者行 HCG 兴奋试验，并检测 T 及雄烯二酮（AND）的水平，结果显示 HCG 兴奋后血 T 及 AND 浓度均相应增高，但 AND 升高比例更多，表现为 T/AND 比值逐渐下降（由 > 0.83 降至 0.34），提示 AND 合成 T 过程受阻，因此推测患者存在 17β– 羟类固醇脱氢酶 3 型（17β–hydroxysteroid dehydrogenase 3，17β–HSD3）缺陷症的可能。

因患儿处于幼年时期，多数类固醇激素水平的表现并不典型，为进一步明确诊断，我们对患者及其亲属进行常见可导致高促型 46，XY DSD 的基因筛查。分别抽取患者、患者父母及其弟弟的全血 DNA，高通量测序分析结果发现，患者 *HSD17B3* 基因存在两个位点的复合杂合突变，分别为 2 号外显子（c.201A ＞ G，p.Glu67Asp）、9 号外显子（c.625T ＞ C，p.Ser209Pro）。其父携带 9 号外显子（c.625T ＞ C，p.Ser209Pro）杂合突变，其母携带有 2 号外显子（c.201G ＞ T，p.Glu67Asp）杂合突变，其弟未测得 *HSD17B3* 基因突变（图 3-3-1）。50 例正常对照未测得两个位点突变。SIFT、PolyPhen 2、Mutation taster 等多个功能预测软件均提示两个位点的突变为有害突变。从分子遗传学水平支持 17β-HSD3 缺陷症的诊断。

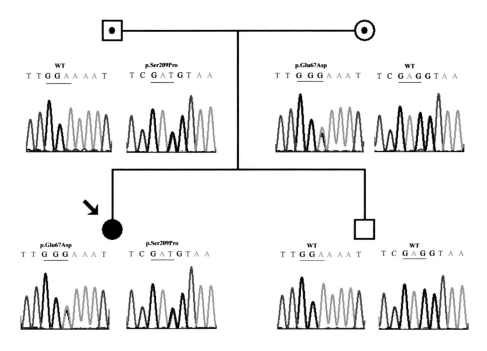

图 3-3-1　患者家系图及 *HSD17B3* 基因测序结果

17β-HSD3 缺陷症治疗策略的制定由包括内分泌科、妇科、泌尿外科及心理科、临床遗传学、医学伦理部门在内的多学科参与，涉及社会性别选择、性腺功能、第二性征发育等问题。17β-HSD3 缺陷症患者男性化程度不同，治疗策略的选择和制定所考虑的侧重点也不同，其中社会性别选择、选择后性功能维持及生育能力为首先考虑的三个要素。该患者尚年幼，经多学科会诊，并与患儿家属充分沟通后，患者父母最终选择女性社会性别，签署知情同意书后，转至我院泌尿外科行"双侧隐睾切除术"。术后病理示左侧切下组织大小为 4cm×2cm×1.3cm，右侧切下组织大小为 3cm×2cm×1cm，切面灰黄、质韧，镜下所见均为睾丸组织（图 3-3-2）。术后恢复可，暂不给予口服药物，拟青春期启动时给予适量雌激素替代治疗，以促进女性第二性征发育以及身高生长，预防骨质疏松。

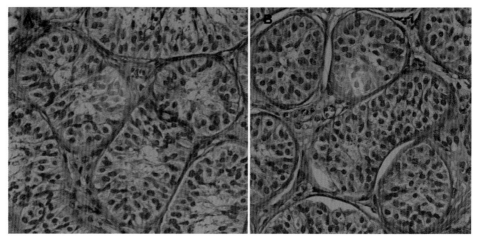

A. 左侧性腺组织   B. 右侧性腺组织

图 3-3-2　光镜下切除的性腺组织病理学改变（HE 染色 ×400）

四、最终诊断

17β- 羟类固醇脱氢酶 3 型缺陷症。

五、总结讨论

17β-HSD3 缺陷症是由于 *HSD17B3* 基因缺陷导致的 17β-HSD3 缺乏或不足所致，是一种罕见的常染色体隐性遗传疾病。*HSD17B3* 基因位于 9 号染色体长臂（9q22），共有 11 个外显子，编码 310 个氨基酸。17β-HSD3 主要表达于睾丸组织，催化 AND 合成 T，因此其缺陷可导致 T 合成不足，出现不同程度男性化不全的表现。本病自 1994 年首次报道以来，目前已有 50 余个 *HSD17B3*

基因突变位点的报道，其中约70%为点突变[1]。

17β-HSD3在类固醇激素合成通路中主要调节性激素合成，并不影响肾上腺糖皮质激素及盐皮质激素合成，因此患者一般不会出现ACTH增多所致的肾上腺皮质增生等一系列临床表现[2]。典型的激素异常为T合成减少，而其前体物质AND增多，经HCG兴奋试验后，T/AND的比值降低。研究报道，HCG兴奋后T/AND＜0.8高度提示17β-HSD3缺陷症[3, 4]。因婴幼儿时期及儿童早期临床表现轻微，多数17β-HSD3缺陷症患者在青春期前未及时诊治，常因青春期严重的男性化发育和（或）原发性闭经就诊。

17β-HSD3是一种内质网膜内蛋白，属于短链脱氢还原酶（SDR）家族，利用还原型烟酰胺腺嘌呤二核苷酸磷酸（NADPH+H$^+$）为其辅因子[5]。17β-HSD3的第48～284位氨基酸均属于该酶的结构域，可与辅因子及底物结合，该区域位点的突变，可导致与辅因子及底物的亲和力下降。本研究中患者两个位点（p.Glu67Asp及p.Ser209Pro）的突变均在该范围内，且多个功能预测软件均显示两个位点为有害突变。*HSD17B3*基因不同突变位点对酶的活性影响不同，表型谱不同，可从完全女性外生殖器到表现为男性的小阴茎及尿道下裂[6]，需与雄激素不敏感综合征、5α-还原酶缺陷症、17α-羟化酶缺陷症、3β-羟类固醇脱氢酶缺陷症等46，XY DSD相鉴别。然而，目前尚未有明确的基因型与表型关联的证据。研究发现，即使同一种基因型，患者的临床表现及T/AND在HCG兴奋前后比值差异也较大，推测为17β-HSD3同工酶的作用不同所致。

17β-HSD家族现发现存在14个同工酶，均在雄激素及雌激素合成的最后阶段发挥重要作用[6]。其中一种类型属于醛酮还原酶（aldo keto reductase，AKR），如AKR家族的AKR1C3，又称17β-HSD5，在脂肪和脑组织均有表达，因此即使17β-HSD3活性完全缺失，患者体内仍有一定量睾酮合成，并在青春期出现显著男性化发育，如胡须生长、喉结显现、毛发增加等；且因雌孕激素合成不受影响，导致患者出现不同程度的乳腺发育。关于17β-HSD3缺陷症患者青春期快速男性化发育的具体机制尚未明确，目前主要认为有两种，一种是外周组织中17β-HSD同工酶将AND转化为T，尤其是17β-HSD5；另外一种是由于 17β-HSD3 缺陷导致 LH 升高，青春期启动后升高的 LH 反过来促进有 17β-HSD3 残余功能的睾丸合成 T[7, 8]。且研究表明，性腺外组织的 17β-HSD5 不但在正常个体中而且在 17β-HSD3 缺陷症患者中均可因 LH 升高而表达升高，进而在性腺外组织如生殖器处皮肤及脂肪组织将循环中较高的 AND 转换成 T。双侧睾丸切除的患者，AND 及男性化程度迅速下降，也从侧面提示睾丸在青春期男性化发育中发挥着重要作用[8, 9]。

17β-HSD3 缺陷症患者最终社会性别不同，选择时机不同，其治疗也不尽相同。如抚养性别为男性，除隐睾固定术外，一般不需额外治疗，青春期可自动启动男性化发育，部分患者可能需要小剂量 T 替代治疗及外阴整形术。有研究指出 17β-HSD3 缺陷症患者睾丸生殖细胞恶变率高达 28%，需定期监测睾丸以防止恶变可能[6, 10]。如抚养性别为女性，若睾丸未及时摘除，可出现青春期依赖的男性化发育，据文献报道，有 39%~64% 的患者在青春期或成年早期最终选择女性至男性的性别转换[7, 11]；如早期即选择女性社会性别，需及时切除高位睾丸，并在青春期启动后给予雌激素替代治疗，以促进并维持女性第二性征发育。因无子宫及卵巢，患者无月经来潮及生育可能，如阴道及尿道融合，婚前需行阴道扩张术或再造术以满足性生活需求。

参考文献

［1］Geissler W M，Davis D L，Wu L，et al. Male pseudohermaphroditism caused by mutations of testicular 17 beta-hydroxysteroid dehydrogenase 3[J].Nat Genet，1994，7（1）：34-39.

［2］杨军，宁光，孙立昊，等 . 男性假两性畸形——17β- 羟类固醇脱氢酶 3 型缺陷症研究 [J]. 中华内分泌代谢杂志，2008，24（3）：272-274.

［3］杨祖威，叶蕾，王伟，等 . 一例 17β- 羟类固醇脱氢酶 3 型缺陷症病例家系的基因研究 [J]. 中华内分泌代谢杂志，2016，32（10）：862-865.

［4］Mendonca B B，Gomes N L，Costa E M F，et al.46，XY disorder of sex development（DSD）due to 17β-hydroxysteroid dehydrogenase type 3 deficiency [J]. J Steroid Biochem Mol Biol，2017，165（Pt A）：79-85.

［5］Boehmer A L，Brinkmann A O，Sandkuij L A，et al. 17β-hydroxysteroid dehydrogenase 3 deficiency：diagnosis，phenotypic variability，population genetics，and worldwide distribution of ancient and de novo mutations [J]. J Clin Endocrinol Metab，1999，84(12)：4713–4721.

［6］George M M，New M I，Ten S，et al.The clinical and molecular heterogeneity of 17β HSD–3 enzyme deficiency [J]. Hormone Research in Paediatrics，2010，74（4）：229–240.

［7］Cohen–Kettenis P T. Gender change in 46，XY persons with 5alpha–reductase–2 deficiency and 17 beta–hydroxysteroid dehydrogenase–3 deficiency [J]. Archives of Sexual Behavior，2005，34（4）：399–410.

［8］Andersson S，Moghrabi N. Physiology and molecular genetics of 17 beta–hydroxysteroid dehydrogenases [J]. Steroids，1997，62（1）：143–147.

［9］Mendonca B B，Inacio M，Arnhold I J，et al. Male pseudohermaphroditism due to 17 beta–hydroxysteroid dehydrogenase 3 deficiency. Diagnosis，psychological evaluation，and management [J]. Medicine，2000，79（5）：299–309.

［10］Lee P A，Houk C P，Ahmed S F，et al. Consensus statement on management of intersex disorders. International Consensus Conference on Intersex [J]. Pediatrics，2006，118（2）：e488–500.

［11］Hiort O，Reinecke S，Thyen U，et al.Puberty in disorders of somatosexual differentiation [J]. Journal of Pediatric Endocrinology & Metabolism，2003，16 suppl 2：297–306.

（撰写者：刘彦玲；病例提供者：杜培洁）

青年男性、尿道下裂、46，XX

■ 一、病史与体格检查

患者，社会性别男，21 岁，以"发现尿道开口位置异常 21 年"为主诉于 2020 年 7 月入院。患者 21 年前（出生时）发现尿道开口位置异常，尿液经阴茎根部与阴囊连接处排出，无排尿困难、尿痛等不适，因经济原因未诊治。9 年前（12 岁时）出现青春期发育，表现为阴茎增粗增长、阴毛生长，无身高骤长、变声，晨勃 1～2 次 / 周，无遗精现象。5 年前（16 岁时）曾出现血尿，伴尿频，持续约 1 周时间，当地医院口服药物治疗，具体不详，后症状未再出现。10 余天前（21 岁时）至我院就诊，外生殖器检查示尿道开口位于阴茎根部，门诊以"尿道下裂"收入我科。发病以来，神志清，精神可，食欲、睡眠正常，大便正常，小便如上所述，体重随年龄增加。

既往无特殊，系第 2 胎第 2 产，足月顺产。未婚。父母均体健，非近亲结婚。母亲孕期未服用"转胎药、保胎药、雄激素类"药物，孕期无男性化改变。1 姐体健，均已婚已育，家族成员无类似疾病，无不明原因新生儿死亡。

体格检查：T 36.5℃，P 78 次 / 分，R 20 次 / 分，BP 118/76mmHg，身高 160cm，体重 45.0kg，BMI 17.6kg/m^2。体形匀称，营养中等，无皮肤色素沉着，无面部畸形、蹼状颈及盾状胸。上唇可见少量胡须，腋下可见腋毛生长。心肺无异常，乳房无发育。双侧输尿管走行区无压痛、叩击痛，耻骨上膀胱区无膨隆和压痛，双侧腹股沟区均未触及包块。阴毛呈倒三角分布，Tanner Ⅳ 期。阴茎发育短小，牵拉长 5.5cm，尿道口位于阴茎根部，Prader 分级 Ⅳ 级。右侧睾丸体积约 3mL，可触及附睾，左侧睾丸和附睾均未触及（图 3-4-1）。

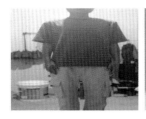
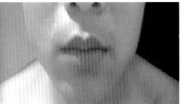
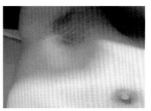
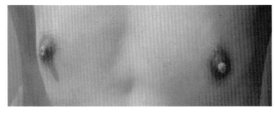
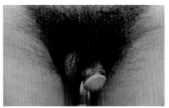

图 3-4-1 体格检查

二、实验室及影像学检查

（一）一般实验室检查

1. 血常规、尿常规、粪常规、电解质、肝肾功能、血脂、血糖、凝血功能、传染病筛查未见异常。

2. ECG：正常。

3. 染色体核型分析和 *SRY* 基因测定：46，XX，女性核型，未携带男性性别决定基因（*SRY* 基因）（图 3-4-2）。

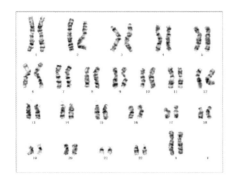

检测方法
采用聚合酶链反应（PCR）方法，检测了申请人男性性别决定基因（*SRY* 基因）
检测结果
申请人 *SRY* 基因无扩增
分析意见
申请人未携带男性性别决定基因（*SRY* 基因）

图 3-4-2 染色体核型分析

（二）内分泌及相关检查

1. 性激素检查（表3-4-1）：

表3-4-1　性激素检查

项目	结果	参考值
FSH	1.58	1.5 ~ 12.4mIU/mL
LH	2.12	1.7 ~ 8.6mIU/mL
E_2	73.81	25.8 ~ 60.7pg/mL
P	3.99	< 0.1 ~ 0.2ng/mL
T	0.61	2.49 ~ 8.36ng/mL
PRL	52.46	4.04 ~ 15.2ng/mL
DHEA–S	371.0	35 ~ 430μg/dL
SHBG	22.0	18 ~ 114nmol/L

2. 17- 羟孕酮：4.00ng/mL（13 岁以上参考值：0.61 ~ 3.34ng/mL）。

3. ACTH- 皮质醇节律：正常。

4. 24 小时尿游离皮质醇、24 小时尿醛固酮、24 小时尿去甲肾上腺素、24 小时尿肾上腺素、24 小时尿多巴胺、24 小时尿量均正常。

5. 精液分析（表3-4-2）：

表3-4-2　精液分析

项目	结果	参考值
精液量	0.10mL	2 ~ 5mL
精子密度	0.00×10^6/mL	$\geqslant 15 \times 10^6$/L
精子总数	0.00×10^6	$\geqslant 39 \times 10^6$
精子活动率	0.00%	$\geqslant 40\%$
活动精子密度	0.00×10^6/mL	
活动精子总数	0.00×10^6	
精子平均运动速率	0.00μm/s	
有效精子密度（FSC）	0.00×10^6/mL	
精子活动指数（SMI）	0.00	$\geqslant 80$

续表

项目	结果	参考值
前向运动精子数	0.00×10^6	$\geqslant 13 \times 10^6$
光参数正常精子率	0.00%	$\geqslant 15\%$
有效精子数	0.00×10^6	

（三）影像学检查

1. 经直肠三维超声：①前尿道开口于会阴部；②右侧阴囊内存在睾丸及附睾样回声，周围可见鞘膜积液，左侧阴囊空虚，未见典型睾丸样回声；③可见前列腺组织样回声，大小约 19mm×14mm×22mm，未见典型精囊腺组织样回声；④上述前列腺后方可见宫体样回声，大小约 24mm×10mm，中央部可见宽约 1.3mm 线样分离，下缘呈纵向向上述前列腺组织前下方延伸，内可见血流信号，于其根部处两侧各可见一实质性低回声，大小分别为 14mm×9mm、13mm×9mm，未见明显卵泡样回声。

2. 腹部 CT 平扫：①右侧睾丸鞘膜积液，右侧睾丸小，左侧睾丸未显示；②前列腺不大，未见精囊腺（图 3-4-3）。

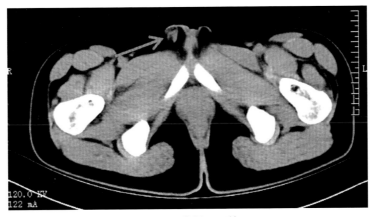

图 3-4-3　腹部 CT 平扫

3. 盆腔 MRI 平扫：①盆腔内可见子宫、阴道中上段；②左侧可见卵巢结构，右侧卵巢未见明确显示；③盆腔内及双侧腹股沟区未见睾丸结构显示；④阴道外口未与外界相通（图 3-4-4）。

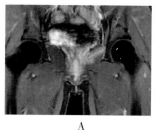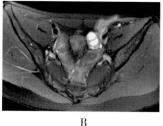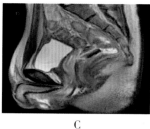

A   B   C

图 3-4-4　盆腔 MRI 平扫

4. 逆行泌尿系造影：①膀胱容量小，尿道开口于膀胱后壁，双侧输尿管反流。②尿道先天发育异常：近段管腔纤细迂曲，管径约 1.5mm；中段管腔扩张，扩张长度约 47mm，管径约 11mm；远段纤细，长度约 19mm，管径约 1mm（图 3-4-5）。

5. 肾上腺 CT 平扫 + 增强：双侧肾上腺大小、形态及密度未见异常；增强扫描未见异常强化。诊断意见：双侧肾上腺 CT 未见异常（图 3-4-6）。

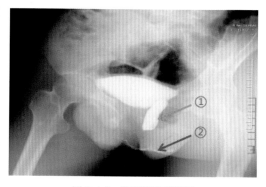

图 3-4-5　逆行泌尿系造影
①中段尿道；②远段尿道。

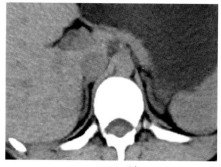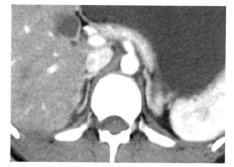

A. CT 平扫   B. CT 增强

图 3-4-6　肾上腺 CT 平扫 + 增强

三、诊治经过

患者社会性别为男性，21岁，因"尿道下裂"意外发现盆腔内存在子宫、卵巢和阴道，而性激素评估提示睾酮低、雌二醇水平高，故提炼出该患者最核心的临床特点为一个外观"正常的社会男性"同时存在"女性性器官"，且染色体核型是46，XX。为解决上述问题，我们需要理解以下三个问题。

1.两性的表型性别由激素水平决定。正常我们所说的表型性别，又称解剖性别，包括内生殖器和外生殖器。正常男性的内生殖器为附睾、输精管和曲细精管，外生殖器为阴茎和阴囊。正常女性的内生殖器为子宫和输卵管，外生殖器为小阴唇、阴蒂、阴道和大阴唇。该患者同时拥有男性内、外生殖器和女性部分内生殖器（子宫和阴道）。根据不同妊娠周期性腺解剖的变化和分化图（图3-4-7），男性睾丸出现时间先于女性，若妊娠5~6周时无睾丸出现，性腺会自动向女性性别分化，即睾丸决定内、外生殖腺的类型，而女性生殖腺的产生是性别分化的预设过程。睾丸包含Leydig细胞和Sertoli细胞（图3-4-8），Leydig细胞分泌睾酮和胰岛素样多肽3，促使中肾管（沃尔夫管）产生和睾丸下降；Sertoli细胞分泌抗米勒管激素（anti-Müllerian hormone，AMH）使米勒管退化，不能形成子宫和输卵管。所以两性的表型性别由AMH和睾酮决定。该患者的表型性别是男性内、外生殖腺和女性部分内、外生殖腺，推测患者睾丸Sertoli细胞功能障碍，分泌AMH不足，导致米勒管退化不全，遗留子宫

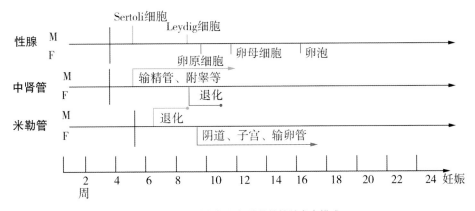

图3-4-7 正常妊娠期间胎儿的性腺发育模式

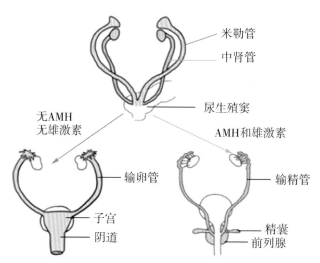

图 3-4-8 原始生殖腺的分化模式

AMH：抗米勒管激素。

和阴道；同时 Leydig 细胞功能障碍，睾酮产生不足，男性外生殖器发育异常，导致尿道下裂。所以激素水平决定表型性别，该患者睾丸功能障碍。

2. 生殖器类型决定性腺性别。正常的男性性腺器官是功能正常的睾丸，正常的女性性腺器官是分泌雌激素的卵巢。患者右侧睾丸体积约 3mL，睾酮 0.61ng/mL；同时盆腔左侧可见卵巢样结构，雌二醇 73.81pg/mL，青春期有一过性尿血，故患者性腺性别为右侧睾丸和左侧卵巢，且右侧睾丸功能障碍，但左侧是卵睾还是卵巢，需要最终病理来支持。

3. 性别分配。性别分配是所有性发育异常患者面临的重要抉择之一，需要父母、患者、内分泌科医生、泌尿外科医生和整形外科医生共同商讨。患者基本情况：①右侧睾丸存在部分功能；②社会性别为男性；③存在男性内、外生殖器；④推测性腺为睾丸；⑤影像学示盆腔存在卵巢样结构，且卵巢存在功能（根据青春期尿血和目前雌激素水平判断）。这种发育不良的性器官存在恶变风险，且超声有时无法真正区分卵巢和卵睾，加上患者意愿，最终该患者性别分配选择男性。在患者知情同意下行"经尿道膀胱镜检 + 腹腔镜探查 + 卵巢病损切除"，1 年后行"尿道成形术 + 阴茎成形术"。术后病理（图 3-4-9）示左侧盆腔的卵巢样结构最终确定为卵睾，故患者性腺最终为右侧睾丸和左侧卵睾，加上染色体结果，最终诊断为 46，XX *SRY* 阴性 DSD。但进一步全外显子测定未发现明确致病基因。

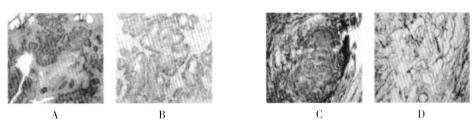

图 3-4-9　术后病理结果

A、B.（子宫样组织）送检组织表面被覆鳞状上皮，其下见腺体结构及肌组织，考虑子宫组织
C. 生精小管样结构，考虑为睾丸组织
D. 卵巢样组织及少许输卵管组织

四、最终诊断

46，XX DSD　卵睾型　*SRY* 阴性。

五、总结讨论

性发育异常（DSD）是一种先天性疾病，其染色体核型与性腺和（或）性腺的解剖结构不匹配，包含了一系列先天的代谢异常和畸形，主要表现为外生殖器的异常[1]。DSD 在人群中的发病率约为 1/1 000。根据发病机制的不同，DSD 的病因可分为三大类[2]：性染色体异常，46，XX 间性伴男性化或性反转，46，XY 间性伴男性化不足或性反转。其中 46，XX 间性伴男性化或性反转的原因包括卵巢发育异常和性别分化时雄激素过多两大类，其中前者包括 *SRY* 基因易位、*SOX9* 基因复制、*RSPO1* 基因突变等；后者包括胚胎来源的雄激素过多、胎盘原因的雄激素过多、母源性雄激素过多，临床可见先天性肾上腺增生症（21– 羟化酶缺乏症、11β– 羟化酶缺乏症、3β– 羟类固醇脱氢酶缺乏症）、P450 芳香化酶缺乏症、P450 氧化还原酶缺乏症、孕妇妊娠期间摄入雄激素和母源性雄性化肿瘤等。

Alfred Jost 提出的经典性别发育理论模式是我们目前理解性别决定基因的前提，他将睾丸组织移植到兔子胚胎的右侧卵巢上，睾丸能刺激中肾管发育并且抑制米勒管发育，但只能对移植睾丸的同侧发挥作用。进一步分子生物学验证，睾丸决定因子（testis determining factor，TDF）位于 Y 染色体上，即 *SRY* 基因，所以通常我们认为在性别决定阶段，因有 Y 染色体，原始生殖腺向睾丸分化，睾丸产生睾酮，并转化为双氢睾酮，促进中肾管发育为男性内生殖器及外生殖器分化，AMH 抑制米勒管退化，胰岛素样多肽 3 参与睾丸下降。而如果没有 Y 染色体，原始生殖腺向卵巢分化，由于没有睾酮，中肾管退化，并形成女性外生殖器，没有 AMH，米勒管形成女性内生殖器（图 3-4-10）。因此，Y 染色体上的 *SRY* 基因决定性腺性别[3]。

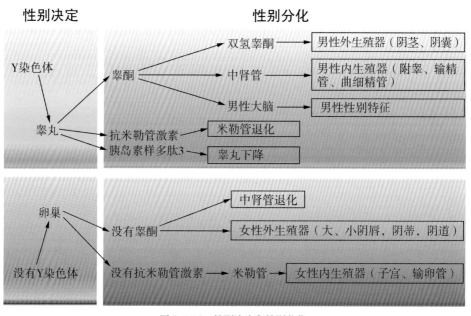

图 3-4-10　性别决定和性别分化

SRY 基因在睾丸发育过程中扮演着非常重要的角色，但不是不可或缺的，因为体内有睾丸发育和卵巢发育的复杂平衡基因网络[4]。*SOX9*、*SOX3* 等为 *SRY* 基因的下游，其表达增加或突变，会独立于 *SRY* 基因，促进睾丸发育，导致 46，XX *SRY* 阴性 DSD；同样，影响卵巢发育的基因，如 *RSPO1*、*WNT4* 或 *β-catenin* 等基因发生突变，会干扰卵巢发育，使睾丸发育基因相对增强，同样导致 46，XX，*SRY* 阴性 DSD。由于这些发育基因存在一定的时空特异性

表达，约 90% 的 46，XX DSD 患者 *SRY* 基因阴性，且许多找不到明确的致病基因，比如本例患者。

46，XX 卵睾型 DSD 是真正的雌雄同体，即同一个体同时存在睾丸和卵巢，睾丸的特点是曲细精管的存在，卵巢的特点是卵泡的存在。文献报道约 30% 的患者一侧卵巢、一侧睾丸；20% 每侧均为卵睾混合性腺；50% 一侧为卵睾，另一侧为单一性腺，但伴发育不良，如本患者虽然右侧为睾丸，但是体积只有 3mL，且分泌睾酮能力明显下降。临床表现可为男性和女性表型，由于睾丸或卵巢可能存在功能，所以可以有正常水平的 FSH、LH、雌二醇和睾酮。在临床上本病最容易与 46，XX 睾丸型 DSD 混淆，由于超声不能很好地区别发育不良的睾丸和卵睾，故常需组织学确诊。

像所有的其他 DSD 一样，46，XX DSD 治疗原则包括性别分配、性腺切除时机和生育。值得注意的是，46，XX DSD 发育不良的性腺发生恶变的风险非常低。

总之，性别决定和性别分化本质上是染色体上所携带的基因信息对机体的一个精密、复杂的调整过程，诊断 DSD 的前体是理解染色体性别、性腺性别和表型性别。由于 46，XX 卵睾型 DSD 非常罕见，所以诊断和治疗都需要采取个体化方案。

参考文献

［1］Melmed S，Polonsky K S，Larsen P R，et al. Williams textbook of Endocrinology 13th edition [M].Canada：Elsevier，2015.

［2］陈晓波 . 儿科内分泌学——诊治与实践 [M]. 北京：人民军医出版社，2012.

［3］乔杰 . 生殖内分泌学 [M]. 北京：科学出版社，2019.

［4］Grinspon R P，Rey R A. Disorders of Sex Development with testicular differentiation in SRY-negative 46，XX individuals：clinical and genetic aspects [J]. Sex Dev，2016，10：1-11.

（撰写者：刘艳霞；病例提供者：刘艳霞）

中枢性性早熟、皮肤色素沉着

一、病史与体格检查

患儿，男，10 岁，3 年前以"生长加速 1 年，阴茎增大 2 个月"为代主诉就诊。患儿 6 岁后出现生长速度明显加快（1 年增加 11.3cm），身材较同龄男童高大，无乏力、头晕、头痛、恶心、呕吐，未诊治。7 岁时家属发现患儿阴茎增大，伴阴囊皮肤色素加深，无变声、喉结出现、乳房发育，至我院门诊查性激素六项示 FSH 2.84mIU/mL、LH 1.65 mIU/mL、E$_2$ 34.0pg/mL、P 13.07ng/mL、T 2.25ng/mL、PRL 11.77ng/mL。左手正位 X 线片示符合 12～13 岁男孩骨龄（图 3-5-1）。门诊诊断为"中枢性性早熟?"。

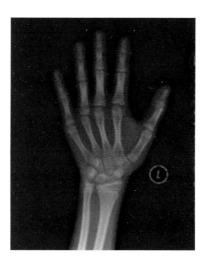

图 3-5-1 左手正位 X 线片（初诊时）

个人史：母亲妊娠过程中无多毛、痤疮等雄激素增多症状，系顺产分娩，出生时阴茎较长（家属口述，具体值不详），出生后无呕吐、拒食、脱水，成长过程中渐出现皮肤色素沉着。平素体健，喜欢游泳、篮球等运动，学习成绩中上等。

家族史：父母体健，非近亲结婚，家族中无与患者有类似疾病者。

体格检查：BP 106/65mmHg，身高 138.5cm，体重 28kg，BMI 14.6kg/m²。全身皮肤黏膜色素沉着，牙龈处明显。面部无畸形，无胡须和喉结。甲状腺未触及。无腋毛，乳房未发育。心肺无异常。阴茎牵拉长 4.2cm，阴茎根部可见少量稀疏阴毛分布。双侧睾丸容积粗测约 2mL，阴囊皮肤轻度色素沉着。脊柱活动正常，四肢无畸形，双下肢无水肿。

二、实验室及影像学检查

（一）一般实验室检查

1. 血电解质：钠 139mmol/L（135～153mmol/L）、钾 4.03mmol/L（3.5～5.5mmol/L）、氯 101.0mmol/L（90～110mmol/L）、钙 2.46mmol/L（2～2.7mmol/L）、磷 1.80mmol/L（0.81～1.9mmol/L）。

2. 肝肾功能：无异常。

3. 空腹血糖：4.08mmol/L。

（二）内分泌相关检查

1. 甲状腺功能：无异常。

2. GnRH 兴奋试验：LH 0 分钟 1.65mIU/mL、30 分钟 16.19mIU/mL、60 分钟 18.98mIU/mL、90 分钟 18.14mIU/mL。

3. 17- 羟孕酮：10 916ng/dL（61～334ng/dL）。

4. 上午 8 时 ACTH 236pg/mL（7.0～61.1pg/mL），Cor 5.1μg/dL（7～27μg/dL）。

（三）影像学检查

1. 肾上腺 CT：双侧肾上腺增粗（图 3-5-2），考虑增生。

2. 头颅 MRI：未见异常信号（图 3-5-3）。

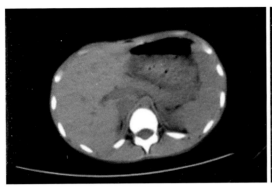
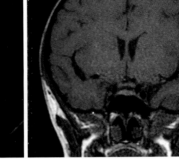

图 3-5-2　肾上腺 CT　　　　　　　图 3-5-3　头颅 MRI

三、诊治经过

1. 诊断思路：患儿在 9 岁之前出现睾丸增大和阴茎增长、线性生长加速及骨龄明显超前，均支持性早熟的诊断。性激素六项结果示血清促性腺激素水平（LH、FSH）和睾酮达到青春期水平，提示下丘脑 – 垂体 – 性腺轴功能启动，需考虑中枢性性早熟（CPP）。功能试验（GnRH 兴奋试验）示 LH 峰值＞ 5.0mIU/mL，CPP 诊断明确。CPP 的病因学诊断中，头颅 MRI 未见异常，考虑患儿还有皮肤色素沉着的临床表现，需排除 CAH 的可能性，其中定性检查 8 点 ACTH 明显增高、Cor 水平正常、17– 羟孕酮＞ 1 000ng/dL；定位检查中 CT 提示双侧肾上腺增生，21– 羟化酶缺乏症（21–OHD）的临床诊断明确。基因检测是 21–OHD 确诊的金标准，按照知情同意原则，在取得患儿和家系成员同意并签署知情同意书后，对 21–OHD 相关致病基因进行了检测。结果：Sanger 测序和多重连接探针扩增技术实验发现患儿及其母亲 CYP21A2 基因 7 号外显子重复变异，未发现其父亲 7 号外显子存在大片段变异，该重复变异致病的可能性极小。检测 CYP21A2 基因编码区的全部序列，发现复合杂合核苷酸变异：I2G（c.293–13A/C>G）、I173N（c.518T>A）和 p.S494N（c.1481G>A）的杂合核苷酸变异。其中 I2G 遗传自母亲，I173N、P.S494N 遗传自父亲。I2G 为剪切变异；I173N 为错义突变，导致第 173 号氨基酸由异亮氨酸（Ile）变为天冬酰胺（Asn），该突变位点为假基因的核苷酸改变，患者可能存在染色体交换后的大片段缺失导致的真假基因融合；p.S494N 为错义变异，导致第 494 号氨基酸由 Ser 变为 Asn。上述核苷酸变异均不属于多态性变化，在人群中发生的频率极低。上述变异可能导致蛋白质功能受到影响，其致病性国内外已有报道。

2. 治疗随访：

（1）糖皮质激素替代治疗：①药物选择：氢化可的松，初始剂量 $10mg/m^2$，分 2 次口服。②监测指标及频率：体格检查（每 3 个月 1 次，查血压、体重、类库欣综合征症状），17- 羟孕酮、8 点 ACTH、孕酮、睾酮水平（第 1 年每 3 个月复诊 1 次，第 2、3 年每 4 个月复诊 1 次）。③药物调整：根据症状和监测指标，调整氢化可的松的剂量和服药次数（表 3-5-1）。

（2）GnRH 类似物治疗：①药物选择：醋酸亮丙瑞林微球，治疗剂量 3.75mg，每 4 周注射 1 次。②监测指标及频率：体格检查（每 3 个月 1 次，查阴毛、腋毛生长情况及阴茎长度）、促性腺激素水平（第 1 年每 3 个月复诊 1 次，第 2、3 年每 4 个月复诊 1 次，见表 3-5-1）、睾丸彩超（每年 1 次）、骨龄（每年 1 次）、年生长速度（第 1 年 4.5cm，第 2 年 2.7cm，第 3 年 3.6cm）。

（3）促身高治疗：患儿在应用糖皮质激素和 GnRHa 治疗后，生长速率出现明显回落，治疗第 2 年尤其明显，第 2 年治疗过程中应用重组人生长激素治疗 5 个月。重组人生长激素治疗剂量：前 2 个月为每晚 4U，后 3 个月调整为每晚 5U，整体效果欠佳（年增长 2.7cm）。

四、最终诊断

经典型 21- 羟化酶缺乏症并中枢性性早熟。

五、总结讨论

CPP 是指由于下丘脑 – 垂体 – 性腺轴功能提前启动而导致女孩 8 岁前，男孩 9 岁前出现内、外生殖器官快速发育及第二性征呈现的内分泌疾病。发病率为 1/5 000 ~ 1/10 000，女孩为男孩的 5 ~ 10 倍[1]。CPP 的病因分为特发性和继发性两种，其中继发性包括中枢神经系统异常、先天性肾上腺皮质增生症（CAH）、McCune-Albright 综合征等。21-OHD 是 CAH 最常见的类型，是由于

表 3-5-1　3 年随访中监测指标的变化

时间	氢化可的松剂量	17-羟孕酮(ng/dL)	ACTH(pg/mL)	FSH(mIU/mL)	LH(mIU/mL)	P(ng/mL)	T(ng/mL)	DHEA-S(μg/dL)	AND(ng/mL)
初诊时	8点5mg, 16点5mg	10 916	236	2.84	1.65	13.07	2.25	116	>10.0
3个月时	8点5mg, 16点10mg	2 004	134	0.46	0.26	2.68	<0.13	42.0	1.60
6个月时	8点5mg, 16点5mg, 20点5mg	517	33	0.79	0.39	2.20	<0.13	<15.0	0.49
9个月时	8点5mg, 16点5mg, 20点5mg	553	12.7	0.70	0.46	0.54	<0.13	<15.0	0.46
1年时	8点10mg, 16点5mg, 20点5mg	2 430	65.2	0.53	0.39	6.41	0.19	31.5	1.75
16个月时	8点10mg, 16点5mg, 20点5mg	531	23.7	0.67	0.37	1.27	<0.13	<15.0	<0.30
20个月时	8点5mg, 16点5mg, 20点10mg	1 005	34.6	1.34	0.50	3.15	0.20	<15.0	0.35
2年时	8点5mg, 16点5mg, 20点10mg	171	19.1	0.31	0.29	0.34	<0.13	<15.0	<0.30
28个月时	8点5mg, 16点5mg, 20点10mg	1 758	110	0.55	0.39	2.09	<0.13	15.2	0.59
32个月时	8点5mg, 16点5mg, 20点10mg	438	16.9	0.46	0.31	0.54	<0.13	<15.0	<0.30
3年时	8点5mg, 16点5mg, 20点10mg	1 527	186	0.35	0.34	2.58	0.13	26.1	1.54

注：氢化可的松片规格为20mg；17-羟孕酮参考范围为61～334ng/dL；8点ACTH参考范围为61～334ng/dL；8点ACTH参考范围为7.0～61.1pg/mL；孕酮参考范围为<0.1～0.2ng/mL；DHEAS（硫酸脱氢表雄酮）参考范围为2.8～80μg/dL；AND（雄烯二酮）参考范围为<0.6ng/mL。

编码 21- 羟化酶的 *CYP21A2* 基因缺陷导致肾上腺皮质类固醇激素合成障碍的一种先天性疾病，呈常染色体隐性遗传。

21-OHD 患者由于 21- 羟化酶活性降低导致醛固酮、皮质醇合成受阻，反应底物孕酮、17- 羟孕酮堆积，旁路代谢途径增加，雄激素合成增多，临床表现为高雄激素血症。当突变导致 21- 羟化酶活性低于 1% 时，表现为经典 – 失盐型；当酶残留活性为 1%～2% 时，表现为经典 – 单纯男性化型；酶活性保留有 20%～50% 时，皮质醇合成几乎不受损，即非经典型。经典型女孩表现为外生殖器男性化，男孩可呈现为外周性性早熟。

21-OHD 的治疗目标包括替代生理需要量的糖皮质激素，在预防肾上腺危象的同时合理抑制高雄激素血症，以尽可能恢复正常生长发育的轨迹，延缓骨骼过快成熟和改善终身高，改善远期生殖健康。糖皮质激素是基础用药，通常需要终身替代治疗。对处于生长发育期的患者，为减轻生长抑制，建议使用氢化可的松。GnRHa 通过持续刺激垂体前叶促性腺细胞的 GnRH 受体，可短暂促使 FSH、LH 一过性释放增多，继而使垂体靶细胞相应受体发生下调，抑制下丘脑 – 垂体 – 性腺轴，使促性腺激素和性腺激素分泌减少，抑制性发育进程[2]。虽有研究显示单独或联合应用重组人生长激素、GnRH 类似物可以增加 CAH 合并中枢性性早熟患者的终身高[3]，但仍需更大型、前瞻性、随机对照试验来证明重组人生长激素在 CAH 中的有效性。

综上，我们报道了一例 *CYP21A2* 基因复合杂合突变导致的 21-OHD 并中枢性性早熟男童的诊治过程。3 年的随访中，我们在患儿糖皮质激素替代、抑制下丘脑 – 垂体 – 性腺轴和促身高增长方面给予了个体化治疗和规律监测。糖皮质激素替代治疗方案遵循最低有效替代剂量原则，GnRH 类似物治疗显示了对下丘脑 – 垂体 – 性腺轴的有效抑制，而重组人生长激素在本患儿治疗中未有促增长效果。

参考文献

[1] Tirumuru S S, Arya P, Latthe P, et al. Understanding precocious puberty in girls [J]. The Obstetrician & Gynaecologist, 2012, 14:（2）: 121-129.

［2］中华医学会儿科学分会内分泌遗传代谢学组,《中华儿科杂志》编辑委员会 . 中枢性性早熟诊断与治疗共识（2015）[J]. 中华儿科杂志，2015，53（6）：412-418.

［3］Lin-Su K，Harbison M D，Lekarev O，et al. Final adult height in children with congenital adrenal hyperplasia treated with growth hormone [J]. J Clin Endocrinol Metab，2011，96（6）：1710-1717.

（撰写者：邵明玮；病例提供者：秦贵军）

男性乳房发育、高雄激素血症

一、病史与体格检查

患者，男，51岁。以"性欲减退2年，左侧乳腺发育20余天"为主诉就诊。2年前出现性欲减退（性生活从每月4次降至每月1次），伴焦躁易怒，无视野缺损、乳腺发育、溢乳、阴毛和腋毛脱落，无易饥多食、怕热畏寒、心悸和水肿，未重视。20余天前洗澡时发现左侧乳腺肿大，触之疼痛，伴全身乏力、纳差、头晕和耳鸣，无溢乳、发热、盗汗和皮肤色素沉着，无烦渴多饮、夜尿增多、四肢麻木和水肿。本院门诊查彩超示双乳乳头后方腺体样回声，边界清，形态不规则，右侧范围约16mm×6mm，左侧范围约30mm×8.3mm，周边及内部可探及丰富血流信号。以"男性乳腺发育症查因"为诊断收入院。

既往史：10年前诊断为"银屑病"，反复至各地诊所行口服、静脉和外用药物治疗（具体不详），效果差。4个月前至某市银屑病医院口服中成药治疗，服药后出现腹泻、纳差症状，体重下降约10kg。

个人史、婚育史（育有二女）、家族史：均无特殊。

体格检查：T 36.3℃，P 70次/分，BP 136/85mmHg，身高175cm，体重65kg，BMI 21.2kg/m²。营养良好，全身皮肤散在皮损分布，无色素沉着或缺失，上唇可见胡须。甲状腺未触及。腋毛正常分布。双侧乳房增大隆起，左侧明显，乳晕下可触及盘状乳腺组织，边界清楚，压痛，双侧乳头挤压均无溢乳。阴毛Tanner分期Ⅴ期。阴茎牵拉长7.5cm。双侧睾丸均可触及，粗测体积约10mL。双下肢无水肿。

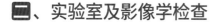

二、实验室及影像学检查

（一）一般实验室检查

1. 血常规、尿常规、电解质、肾功能、血脂、空腹血糖、HbA1c、甲状腺功能均无异常。

2. 肝功能：白蛋白 37.6g/L（35～55g/L）、球蛋白 22.3g/L（20～35g/L），余无异常。

（二）内分泌相关检查

性激素六项（表 3-6-1）：

表 3-6-1   性激素六项

	FSH (mIU/mL)	LH (mIU/mL)	E$_2$ (pg/mL)	P (ng/mL)	T (ng/mL)	PRL (ng/mL)
结果	5.11	8.65	66	< 0.1	> 10.1	13.90
参考值	0.95～11.95	1.14～8.75	< 44	< 0.2	1.49～9.23	3.46～19.4

（三）影像学检查

彩超示双侧睾丸形态正常，包膜光滑，血供良好，右侧睾丸体积 7.3mL，左侧睾丸体积 7.6mL；双侧附睾大小、形态正常，未见异常血流信号。

三、诊治经过

1. 初步诊断：患者为中年男性，主要症状表现为性欲减退和乳房压痛，体格检查可见双侧乳房增大，彩超亦证实双侧乳腺腺体样增生，故"男性乳腺发育（gynecomastia，GYN）"诊断成立。根据发病机制的不同，男性乳房发育症可分为生理性和病理性两种。生理性者见于新生儿期、青春期和老年期，症状较轻，多为暂时性和自限性。本例患者中年起病，病情隐匿并呈渐进性发展，支持病理性男性乳房发育症诊断。该病常见病因包括各种原因导致的雄激素水平减低和（或）雌激素水平增高，以及使用了影响睾酮合成和作用的药物等。患者查性激素六项示睾酮和雌二醇水平均高于正常范围，而雌激素/雄激素比例失调则是男性乳房发育症的发病机制之一。因此，明确增高的雄激素和雌激素的来源是下一步病因诊断的关键。导致雄激素和雌激素增高的原因包括应用外源性性激素、分泌性激素的肿瘤和垂体功能性促性腺激素瘤。追问患者用药史，未使用过外源性雄激素和"壮阳"类药物；分泌性激素的肿瘤患者，由于性激素的负反馈调节，垂体促性腺激素水平通常低下，与患者检查结果不符。影像学检查：查垂体 MRI 平扫 + 增加未见异常信号，且患者睾丸体积萎缩，亦不支持垂体功能性促性腺激素瘤的诊断[1]。

2. 进一步思考及检查：睾酮和雌二醇在血液中的存在形式包括三种：只有 1%～5% 为游离形式，30%～45% 与性激素结合球蛋白特异性结合，50%～60% 与血浆白蛋白松散结合。其中，游离型具有生物活性，白蛋白结合型具有部分活性，球蛋白结合型无活性。患者总睾酮和总雌二醇水平增高，但临床症状表现为性腺功能减退，促使我们想要了解游离睾酮的水平。查游离睾酮 6.2pg/mL（8.7～54.7pg/mL）、性激素结合球蛋白 150nmol/L（10～57nmol/L），故患者的高睾酮和高雌二醇血症系性激素结合球蛋白（SHBG）水平增高所致。

SHBG 水平增高的原因：SHBG 主要在肝脏合成和降解，其水平增高的原因包括甲亢（甲状腺激素增加合成）、雌激素增高（促进其合成）、肝脏疾病（肝硬化）、药物等。患者肝功能和甲状腺功能均无异常，曾因银屑病多次应用不明成分药物治疗，是否为药物相关的性激素结合球蛋白增高？考虑患者的正常促性腺激素水平，暂时排除了外源性雌激素；患者还存在乏力、纳差症状，进一步查上午 8 时 ACTH 29.6pg/mL（7～61.1pg/mL）、Cor 2.36μg/dL（7～27μg/dL），24 小时尿游离皮质醇 85nmol（73～372nmol），支持患者曾应用糖皮质激素治疗。查腰椎定量 CT（QCT）示骨量减少。

3. 治疗随访：

（1）男性乳腺发育的治疗：嘱患者禁用不明成分药物，应用治疗银屑病的药物需提前和内分泌科医生沟通；考虑患者乳腺增生病史较短（不超过 3 个月）且肿块直径 < 4cm，建议随访观察，暂不应用药物和手术治疗。

（2）医源性肾上腺皮质功能减退症的治疗：患者虽有乏力和纳差症状，但血糖、血压和电解质均无异常，ACTH 水平处于恢复过程，24 小时尿游离皮质醇已达正常范围，暂未行外源性小剂量糖皮质激素替代治疗，嘱患者在出现发热、腹泻等应激情况时及时就诊。

（3）骨量减少的治疗：增加光照时间，补充钙剂和活性维生素 D_3。

（4）随访结果（表3-6-2）：

表3-6-2　随访结果

项目	初诊时	1个月后	6个月后	参考值
SHBG	150nmol/L	116nmol/L	75.6nmol/L	10～57nmol/L
总睾酮	＞10.1ng/mL	9.85ng/mL	8.58ng/mL	1.49～9.23ng/mL
总雌二醇	66pg/mL	61pg/mL	53pg/mL	＜44pg/mL
游离睾酮	6.2pg/mL	6.0pg/mL	14.87pg/mL	8.7～54.7pg/mL
上午8时ACTH	29.6pg/mL	29.9pg/mL	27.4pg/mL	7～61pg/mL
上午8时Cor	2.36μg/dL	2.41μg/dL	5.21μg/dL	7～27μg/dL
右乳腺腺体	16mm×6mm	33mm×9mm	11.4mm×5.4mm	—
左乳腺腺体	30mm×8.3mm	39mm×10mm	8.2mm×3.7mm	—

四、最终诊断

1. 性激素结合球蛋白增高（药物相关）致男性乳腺发育。

2. 医源性肾上腺皮质功能减退症。

3. 骨量减少。

五、总结讨论

男性乳腺发育（GYN）是指由于生理性或病理性因素引起的男性乳腺腺管和基质的良性增生，其可在乳晕下形成可被触及的乳腺组织。乳腺是性激素依赖性器官，雌激素刺激乳腺组织的增生和发育，雄激素则发挥抑制作用，二者共同维持乳腺组织细胞分化与增殖的平衡[2]。男性雄激素由睾丸和肾上腺合成及分泌，合成过程涉及一系列相关酶；睾丸是产生睾酮最主要的器官，睾酮在特定组织中可转化为双氢睾酮。肾上腺合成和分泌的激素以脱氢表雄酮为主，无重要的生理意义。雄激素经芳香化途径生成雌激素，其中芳香化酶为限

速酶，主要分布在脂肪组织、附睾、前列腺等组织器官中。当男性体内雌激素 /
雄激素比例失调或雄激素功能障碍时，就可能出现 GYN。

根据临床症状的不同，GYN 可分为生理性和病理性两大类[3]。生理性 GYN
见于新生儿期、青春期和老年期，其中新生儿 GYN 缘于母体内高浓度雌激素通
过胎盘影响胎儿，青春期 GYN 可能与雌激素水平增高、游离睾酮产生滞后和
雌激素敏感性增高相关，老年 GYN 则系睾酮分泌减少、脂肪量增加和芳香化
酶合成雌激素增加所致。生理性 GYN 的共同特点是症状轻微，多呈暂时性或
自限性。病理性 GYN 病因众多，根据发病机制不同，可分为各种原因导致的
雄激素水平减低和（或）雌激素水平增高，及使用影响睾酮合成和作用的药物
等。雄激素水平减低见于全身性疾病、原发性或继发性睾丸功能减退症、睾酮
合成酶缺乏等情况；雌激素水平增高见于分泌雌激素和 HCG 的肿瘤、芳香化
酶活性增强等情况；影响睾酮合成和作用的药物包括抗生素、利尿剂和化疗药
等。病理性 GYN 的共同特点是症状较重并呈持续性发展。

GYN 的治疗包括四个方面：①针对原发病因治疗。停用有关药物或更换
为替代品，病情需要不能停用者，尽可能减少剂量；肿瘤相关者应尽可能切除
肿瘤；病史较短和无明显肿胀的患者，一般不需要特殊治疗，大部分可自行消
退；病史较长、伴有疼痛或肿块直径 4cm 以上的患者，建议进一步治疗。②
药物治疗。雄激素类包括睾酮（警惕加重的可能性）、双氢睾酮、达那唑；抗
雌激素类包括他莫昔芬和氯米芬；芳香化酶抑制剂。③手术治疗。出现下列指
征的患者，建议手术治疗：乳腺直径＞ 4cm，持续 1 年不消退者；药物治疗无
效者；影响美观或患者恐癌症；有症状并可疑恶性病变者。手术方式包括吸脂
和内镜乳腺切除术。④放射治疗。前列腺癌接受雌激素治疗之前，低剂量放射
治疗可以降低乳腺发育症的发生率。

综上，我们报道了一例特殊的 GYN，与常见的雄激素水平降低不同，本
患者表现为高雄激素血症和高雌二醇血症。病理性 GYN 病因众多，病因诊断
需结合病因、体格检查和实验室检查，随访亦有助于诊断。

参考文献

[1] 李磊，郭晖，杨润娇 . 功能性促性腺激素瘤的诊治 [J]. 中华内分泌代谢杂志，2015，31（10）：921-924.

[2] Narula H S，Carlson H E. Gynaecomastia—pathophysiology，diagnosis and treatment[J]. Nat Rev Endocrinol，2014，10（11）：684-698.

[3] 韩景健，晏文华 . 男性乳腺发育症的病因及发病机制研究进展 [J]. 中国美容整形外科杂志，2020，31（2）：89-91.

（撰写者：邵明玮；病例提供者：秦贵军）

第四篇

甲状腺疾病

无明显临床症状的甲状腺功能异常

一、病史与体格检查

患者，男，63 岁。以"多饮、多尿、体重下降 5 年，发现甲状腺功能异常 1 年半"为主诉于 2019 年 7 月入院。5 年前出现多饮、多尿、体重下降（半年内下降 12.5kg），测空腹血糖 17.0mmol/L，无手足麻木、视物模糊，就诊于当地医院，诊断为"2 型糖尿病"，给予胰岛素治疗（具体不详），好转后出院。院外间断口服"二甲双胍、维格列汀"治疗，血糖波动在 8.0～18.0mmol/L。1 年半前因血糖控制不佳再次入院，给予降糖及对症治疗，甲状腺功能检查提示 FT_3 4.64pmol/L（3.28～6.47pmol/L）、FT_4 28.98pmol/L（7.9～18.4pmol/L）、TSH 3.71μIU/mL（0.34～5.6μIU/mL），无心悸乏力、怕热多汗，无烦躁易怒、多食易饥，无周身疼痛、手足抽搐，未在意也未用药。今为求进一步诊治来我院，门诊以"①2 型糖尿病；②甲状腺功能异常查因"收入院。发病以来，神志清，精神可，食欲正常，睡眠正常，大小便正常，近 1 个月体重下降 2kg。

既往史：既往体健，无高血压、心脑血管疾病病史。

个人史及婚育史：无特殊。

家族史：父母已故（原因不详），1 哥患"糖尿病"，1 姐患"青光眼"，1 子 1 女体健，无其他家族性遗传病史。

体格检查：T 36.5℃，P 60 次/分，R 19 次/分，BP 109/65mmHg，身高 170cm，体重 64kg，BMI 22.4kg/m²。发育正常，营养中等，体形匀称。无眼睑水肿、睑裂增宽、上睑挛缩，无结膜充血、水肿，无眼球活动受限，无瞬目减少或凝视。颈软，无压痛，甲状腺未触及肿大，无震颤，未闻及血管杂音。双肺呼吸音清，无干、湿啰音。心率 60 次/分，律齐，各瓣膜听诊区未闻及杂音。腹软，肝、脾肋下未及肿大。双手细颤（-），四肢肌力 5 级。双下肢无水肿。

二、入院检查

1. 2 型糖尿病。
2. 高甲状腺素血症。

三、诊治经过

该患者因"糖尿病血糖控制差及体检发现甲状腺功能异常"就诊于我院。围绕患者主诉从两个角度展开分析。

1. 糖尿病：积极完善胰岛功能及其并发症相关检查，结果提示血常规、粪常规、肝肾功能、电解质、血凝试验、尿蛋白－肌酐比值（ACR）、同型半胱氨酸、传染病筛查、骨代谢、胰岛相关抗体未见异常。胸部 CT、眼底、骨密度、四肢神经肌电图，以及肝、胆、脾、胰超声未见异常。空腹血葡萄糖 15.16mmol/L。HbA1c 12.00%。尿常规：葡萄糖（+++），酮体阴性。血脂：总胆固醇 4.82mmol/L（<5.2mmol/L），低密度脂蛋白 3.08mmol/L（<3.61mmol/L）。24 小时尿蛋白：24 小时尿量 4.5L，24 小时尿白蛋白总量 0.035g（<0.03g），24 小时尿蛋白总量 0.27g（0 ～ 0.15g）。ACR 0.33mg/mol（1 ～ 3mg/mol）。ECG：窦性心动过缓。彩超：左室舒张功能下降；双侧颈总动脉内中膜局限性增厚；双侧股总动脉、右侧股浅动脉斑块形成；右肾囊肿；膀胱壁毛糙；前列腺体积大并结石；残余尿量增多（约 55mL）。治疗上给予胰岛素强化降糖及营养神经、改善循环等对症治疗，效果可。

2. 甲状腺功能异常：检查结果见表 4-1-1。

表 4-1-1　住院前后甲状腺功能水平

	TT$_3$ (nmol/L)	TT$_4$ (nmol/L)	FT$_3$ (pmol/L)	FT$_4$ (pmol/L)	TSH (μIU/mL)
2017-12-29	—	—	4.64	28.98	3.71
2019-07-16	—	—	5.09	24.52	7.35
2019-07-18	1.60	188.32	5.47	24.21	9.17
参考范围	1.34 ~ 2.73	78.38 ~ 157.4	3.28 ~ 6.47	7.9 ~ 18.4	0.34 ~ 5.6

甲状腺相关抗体：TPOAb、TGAb、TRAb 阴性。

甲状腺摄碘率：2 小时摄碘率 4.8%（7%～15%），4 小时摄碘率 6.3%（12%～25%），24 小时摄碘率 12.6%（20%～38%）。

甲状腺超声：甲状腺大小、形态正常，包膜光滑，实质回声均匀，未探及具体结节，未见明显异常血流信号。双侧颈部未探及明显异常肿大淋巴结。

垂体 MRI：平扫及增强扫描均未见明显异常。

奥曲肽抑制试验（表 4-1-2）：

表 4-1-2　奥曲肽抑制试验结果

	上午 8 时	10：00	12：00	14：00	下午 4 时	次日上午 8 时
FT_3（pmol/L）	6.13	5.31	4.92	5.42	6.11	4.93
FT_4（pmol/L）	18.40	18.30	18.40	23.11	22.05	21.78
TSH（μIU/mL）	4.03	5.21	3.94	4.54	3.31	4.86
TSH 抑制率				17.9%		

患者甲状腺功能提示 FT_4 升高，但 TSH 正常或升高，需考虑 TSH 不适当分泌综合征。该病主要包括垂体 TSH 瘤及甲状腺激素抵抗综合征，还可见于急性疾病状态、精神疾病、检测干扰（异嗜性抗体、生物素等）以及其他少见原因。为了进一步鉴别诊断，完善垂体 MRI 平扫加动态增强未见明显占位，奥曲肽抑制试验提示 TSH 未被抑制，不支持垂体 TSH 瘤。为进一步排除甲状腺激素抵抗综合征，完善甲状腺功能相关基因测序，结果回示 *TRB* 基因未见突变，结合患者无明显甲亢或甲减相关症状，亦不支持甲状腺激素抵抗综合征。因临床试剂短缺，未行 T_3 抑制试验及 TRH 兴奋试验。令人欣慰的是，我们采用外显子测序技术发现（图 4-1-1）该患者的白蛋白（albumin，ALB）基因 7 号外显子发生了错义杂合突变（c.725G > A），致使其编码的 218 位精氨酸（Arg）被组氨酸（His）取代（R218H）。既往研究显示，该位点突变可导致白蛋白对 T_4 结合力异常增高，使得血清总甲状腺素（TT_4）比正常水平高 2 倍左右，与该患者表型相符。综上，该患者的甲状腺功能异常诊断为家族性白蛋白异常性高甲状腺素血症（familial dysalbuminemic hyperthyroxinemia，

FDH）。该患者属于甲状腺功能正常性高甲状腺素血症，故未给予抗甲状腺治疗。鉴于该病为常染色体显性遗传病，遂完善患者子女甲状腺功能检测，结果显示患者女儿甲状腺功能正常，但患者儿子的 FT_4 升高、TSH 正常，亦无甲亢或甲减相关症状，遗憾的是，患者儿子拒绝行进一步基因检测。

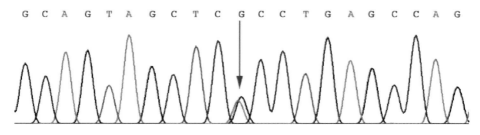

G C A G T A G C T C G C C T G A G C C A G

图 4-1-1　患者 *ALB* 基因测序结果

四、最终诊断

1. 2 型糖尿病伴大血管病变。

2. 家族性白蛋白异常性高甲状腺素血症。

五、总结讨论

家族性白蛋白异常性高甲状腺素血症（FDH）是一种以血清甲状腺激素水平升高而甲状腺功能正常为主要特征的常染色体显性遗传疾病[1, 2]。

在循环中，99.7% 的甲状腺素与血浆蛋白结合，其中甲状腺素结合球蛋白（thyroxine binding globulin，TBG）占 75%，甲状腺素转运蛋白占 15%~20%，血清白蛋白（human serum albumin，HSA）占 5%。尽管白蛋白在含量上最为丰富，但它对 T_4 和 T_3 的亲和力约为 TBG 的 1/10 000 倍，即使血清白蛋白浓度急剧变化，也不会导致 TT_4 水平的显著变化。这是因为白蛋白的亚结构域 IIA 上第 218 位精氨酸的胍基与甲状腺素的氨基之间的空间位阻效应不利于它们彼此结合，而第 218 位精氨酸被其他氨基酸取代产生局部构象变化后，可解除该位点对甲状腺素结合的空间限制，从而大大增加白蛋白对甲状腺素的亲和力[3]。

R218H 是最早被发现也是最常见的突变类型[1, 2]，该突变导致白蛋白对 T_4 的亲和力增加，使得血清 TT_4 水平比正常水平高约 2 倍左右，TT_3 和反式

T_3（rT_3）的水平也可出现轻度升高[4]。随后 R218P、L66P、R218S、R222I 等白蛋白突变位点相继被报道。根据异常白蛋白主要结合 T_4 或 T_3，FDH 可分为 FDH-T_4 型和 FDH-T_3 型。FDH-T_4 型：*ALB* 基因第 7 外显子发生点突变，导致成熟 HSA 218 位和 222 位的精氨酸被其他氨基酸替代，进而导致 HSA 与 T_4 结合能力升高。FDH-T_3 型：*ALB* 基因第 3 外显子发生点突变，导致 HSA 第 66 位的亮氨酸（Leu）被脯氨酸（Pro）替代（L66P），进而导致 HSA 与 T_3 的结合能力显著升高约 40 倍。根据种族不同，FDH 患病率从 0.01% 到 1.8% 不等，西班牙裔的发生率最高。尽管 FDH 是西方国家甲状腺功能正常高甲状腺素血症的常见原因，但在亚洲国家仍很少报道。截至目前，中国报道了 8 个 FDH 家系[5, 6]，均为 R218H 突变，与西方国家相似。鉴于 FDH 常染色体显性的遗传模式，推测 FDH 的发病率在中国可能被低估。

本例患者除了 TT_4 增高，FT_4 水平也增高，但患者并无甲状腺毒症的症状，TRAb 阴性，甲状腺彩超未见异常。这是为什么呢？目前 FT_4 的检测方法主要包括直接法和间接法。直接法（包含平衡透析法、凝胶过滤法等）是检测血清游离甲状腺激素的金标准，其不受结合蛋白影响，结果准确，但操作复杂、价格昂贵，一般仅用于制定参考值。目前各医院广泛采用间接法（化学发光免疫分析法），其优势是自动化操作、性价比高，但易受到血浆蛋白结合异常、甲状腺激素自身抗体、异嗜性抗体等干扰[7]。FDH 患者由于白蛋白亲和力异常，影响抗原抗体结合，从而导致 FT_4 假性升高。Abbott 方法采用的是间接法中的二步类似物法，增加了洗脱的步骤，血清未与检测试剂中的类似物直接接触，因此受到的干扰较小。研究显示 Abbott 方法与平衡透析法测得的结果相当。遗憾的是，该患者并未采用直接法或 Abbott 方法进一步检验 FT_4 的真实水平。

FDH 患者 TT_4 水平的升高实际上是 T_4 对白蛋白异常亲和力的补偿，以使 FT_4 在血清中维持正常水平，因此 FDH 患者的甲状腺功能是正常的，故无需治疗。患者可能因为甲亢相关的干扰症状来就诊，加之临床常用的免疫学检测方法造成 FT_4 假性增高，导致该病诊断困难，很易被误诊为甲亢，从而给予抗甲状腺药物、放射性核素或甲状腺切除治疗。服用抗甲状腺药物会引起甲减，停止用药可缓解，但是放射性核素或甲状腺切除可导致不可逆的甲减，并给患者带来不必要的痛苦和经济负担。本例患者无明显甲亢或甲减的相关临床表现，TPOAb、TGAb 阴性，但患者存在 TSH 水平升高，各时相摄碘率明显降低，提示甲减可能。这是为什么呢？患者 TPOAb 及 TGAb 阴性，甲状腺超声未见异常，不支持桥本甲状腺炎。我们还检测了其他甲状腺疾病相关基因，结果发现，患者同时存在双氧化酶 2（dual oxidase 2，DUOX2）R1211H 及甲状腺过氧化物酶（thyroid peroxidase，TPO）R769W 复合杂合突变。*DUOX2* 和 *TPO* 均是甲状腺激素合成过程中的重要基因，研究显示上述基因位点突变可引起甲减。FDH 患者合并甲亢和甲减亦有报道。鉴于此，我们推测该患者除了存在 FDH，日后有可能发展为甲减。鉴于患者并无甲减相关症状，TSH<10μIU/mL，TPOAb、TGAb 阴性，故暂未给予甲状腺激素替代治疗，建议患者采用 Abbott 方法复查甲状腺功能，动态观察，我科随诊。

综上，在临床上遇到 FT_4 持续性升高而 TSH 水平未被抑制的患者时，除了考虑垂体 TSH 瘤、甲状腺激素抵抗综合征外，当甲亢症状不明显时，还应考虑甲状腺激素结合蛋白异常所致的检验结果异常，如 FDH。

参考文献

[1] Hennenmann G，Docter R，Krenning E P，et al. Raised total thyroxine and free thyroxine index but normal free thyroxine. A serum abnormality due to inherited increased affinity of iodothyronines for serum binding protein [J]. Lancet，1979，1（8117）：639-642.

[2] Lee W N，Golden M P，van Herle A J，et al. Inherited abnormal thyroid hormone-binding protein causing selective increase of total serum thyroxine [J]. J ClinEndocrinol Metab，1979，49（2）：292-299.

[3] Petitpas I，Petersen C E，Ha C E，et al. Structural basis of albumin-thyroxine interactions and familial dysalbuminemic hyperthyroxinemia[J].Proc Natl Acad Sci USA，2003，100（11）：6440-6445.

[4] Pappa T，Ferrara A M，Refetoff S. Inherited defects of thyroxine-binding proteins[J].J Clin Endocrinol Metab，2015，29（5）：735-747.

[5] 戴为信，刘振元，郭芝生，等 . 一个家族性异常白蛋白高甲状腺素血症的表型和基因型分析 [J]. 中华医学遗传学杂志，2005，22（1）：40-43.

[6] 王诗玮，彭诗乔，李玉姝，等 . 家族性白蛋白异常性高甲状腺素血症 [J]. 中华内

分泌代谢杂志，2020，36（11）：961-965.

［7］Vandendriessche B，Lapauw B，Kaufman J M，et al. A practical approachtowards the evaluation of aberrant thyroid function tests [J]. Acta Clin Belg，2020，75（2）：155-162.

（撰写者：黄凤姣；病例提供者：郑丽丽）

性功能减退伴乳房胀痛

一、病史与体格检查

患者，男，28岁。以"性功能减退1年，乳房胀痛2月余"为主诉于2020年4月2日入院。1年前无明显诱因出现性功能减退，1年内无性生活，约2周遗精1次，自觉晨勃次数较前减少（具体不详）。2个多月前无明显诱因出现双侧乳房胀痛，伴压痛，双侧乳房发育，略突出表面，触及小硬结，无乳头、乳晕色素沉着，自觉阴毛、腋毛、胡须无明显变化。今为求进一步诊治来我院，门诊查 FSH 1.58mIU/mL（0.95～11.95mIU/mL）、LH 4.86mIU/mL（1.14～8.75mIU/mL）、T >10.09ng/mL（1.42～9.23ng/mL）、E_2 52.00pg/mL（11～44pg/mL），门诊以"男性乳腺发育"收入院。自发病以来，食欲正常，睡眠正常，大小便正常，精神正常，近1年体重下降约3kg。

半年前无明显诱因出现背部红色皮丘疹，口服"消痤丸、罗红霉素缓释胶囊"，外用克拉霉素凝胶，治疗1周后停药。无保健品及其他药物使用史。未婚，有性生活，1年前开始出现性功能减退，1年内无性生活。家族中无类似疾病患者。

体格检查：T 36.4℃，P 64次/分，R 15次/分，BP 122/79mmHg，身高165cm，体重56kg，BMI 20.6kg/m²。发育正常，营养良好，体形匀称。背部散在红色皮丘疹。甲状腺未触及肿大，无压痛、震颤、血管杂音。可见胡须、喉结、腋毛。双侧乳房对称，Tanner Ⅲ期，有触痛，乳晕、乳头无明显色素沉着，局部无破溃、皮疹，挤压无分泌物。阴毛 Tanner Ⅴ期，双侧睾丸体积约20mL，非勃起状态阴茎长约5.5cm。

二、入院初步诊断

男性乳腺发育查因。

三、诊治经过

血常规、尿常规、粪常规、血生化、血凝试验、糖化血红蛋白、肿瘤标志物大全套均无异常。生长激素、胰岛素样生长因子 –1 正常，皮质醇节律存在（表 4-2-1），性腺相关激素检测结果见表 4-2-2。甲状腺功能：FT_3 6.92pmol/L（3.28 ~ 6.47pmol/L），FT_4 22.77pmol/L（7.9 ~ 18.4pmol/L），TSH 0.005μIU/mL（0.56 ~ 5.91μIU/mL）。甲状腺抗体：TPOAb 10.80IU/mL（0 ~ 34IU/mL），TGAb 297.00IU/mL（0 ~ 115IU/mL）；TSAb 1.58IU/L（<0.55IU/L）。甲状腺摄碘率：2 小时摄碘率 10.4%（7% ~ 15%），4 小时摄碘率 15.6%（12% ~ 25%），24 小时摄碘率 41.1%（20% ~ 38%）。

表 4-2-1　ACTH-Cor 节律

	上午 8 时	下午 4 时	午夜 0 时
ACTH（pg/mL）	44.10（7.0 ~ 61.1）	23.90	9.00
Cor（μg/dL）	17.90（5 ~ 25）	6.25	1.38

表 4-2-2　性腺相关激素

项目	结果	参考值
FSH（mIU/mL）	1.46	0.95 ~ 11.95
LH（mIU/mL）	3.58	1.14 ~ 8.75
P（ng/mL）	0.27	0.1 ~ 0.2
PRL（ng/mL）	14.23	3.46 ~ 19.4
E_2（pg/mL）	52.00	11 ~ 44
T（ng/mL）	11.96	1.42 ~ 9.23
复查 T（ng/mL）	14.48	1.42 ~ 9.23
SHBG（nmol/L）	76.50	10 ~ 57
FT（pg/mL）	42.54	15 ~ 50

续表

项目	结果	参考值
DHEA（μg/dL）	365.00	80～560
ASD（ng/mL）	2.09	0.6～3.1
β–HCG（mIU/mL）	<0.1	0～5

彩超：双侧乳腺腺体发育（左侧厚8.3mm，右侧厚8.5mm），甲状腺弥漫性回声改变；双侧甲状旁腺区未见明显异常；双侧睾丸大小正常（左侧15.1mL，右侧16.3mL），双侧附睾头囊肿；肝实质弥漫性回声改变。

钼靶：双侧腺体可见乳腺发育，腺体呈不均匀致密类（图4-2-1）。

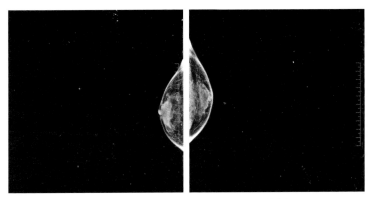

A. 右侧　　　　　　　　　　B. 左侧

图 4-2-1　钼靶

胸、肾上腺CT：①前纵隔软组织影，增生？②双侧乳腺腺体发育。③左侧肾上腺内侧支略粗（图4-2-2）。

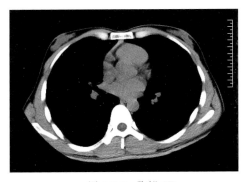

图 4-2-2　胸部CT

垂体 MRI：垂体信号欠均匀。

该患者为青年男性，主要以性功能减退伴乳房胀痛就诊，入院前查性激素提示 E_2 及 T 明显升高，入院后进一步评估，性激素结合球蛋白、游离睾酮均升高。肿瘤标志物及 HCG 为阴性，睾丸彩超、肾上腺 CT、垂体磁共振均未发现占位性病变，肝功能正常，患者否认保健品及其他可能含有雌激素的药物使用史。但是在检查中发现，甲状腺功能示甲状腺毒症，促甲状腺激素受体刺激性抗体阳性，可明确诊断为 Graves 病（毒性弥漫性甲状腺肿）。乳腺彩超及钼靶提示乳腺发育，因甲亢可能引起性激素结合球蛋白升高，游离睾酮与游离雌二醇比值降低，在排除其他原因情况下，考虑该患者的乳腺发育为甲亢所致，予以"甲巯咪唑 10mg bid、普萘洛尔片 10mg tid、利可君片 20mg tid"口服。院外定期随访甲状腺功能、性激素、性激素结合球蛋白及游离睾酮，抗甲状腺治疗 1 个月后 E_2、T 有所下降，3 个月后随着甲状腺功能的基本正常，E_2、T、性激素结合球蛋白均下降至正常范围。随着 Graves 病的控制，甲状腺功能正常，性腺相关激素均正常（表 4-2-3），性功能改善，双侧乳房胀痛消失，体格检查双侧乳腺恢复正常。

表 4-2-3　治疗前后甲状腺功能、性激素变化

	FT₃ (pmol/L)	FT₄ (pmol/L)	TSH (μIU/mL)	E₂ (pg/mL)	T (ng/mL)	SHBG (nmol/L)	FT (ng/mL)
2020-04-03	6.92	22.77	0.005	52	11.96	76.5	42.54
2020-05-14	7.38	20.40	0.005	46	8.78	74.3	40.57
2020-07-12	4.09	7.79	3.27	37	8.18	43.9	36.55
2021-03-14	5.44	9.74	3.53	36	6.09	27.3	29.86
参考值	3.28~6.47	7.9~18.4	0.56~5.91	11~44	1.42~9.23	10~57	15~50

四、最终诊断

1. Graves 病，甲亢性男性乳腺发育。

2. 脂肪肝。

3. 双侧附睾头囊肿。

五、总结讨论

Graves 病（GD）是导致甲亢最常见的病因，也是临床常见疾病，临床症状主要有易激动、烦躁失眠、心悸、乏力、怕热、多汗、消瘦、食欲亢进、大便次数增多或腹泻等[1]。有文献报道有约 10% 的男性甲亢患者会出现乳腺发育[2]，但在男性甲亢患者中以乳腺发育为首发症状的却较为罕见。

男性乳腺增生是指男性乳腺组织在多种因素作用下异常发育，分为生理性、病理性和特发性三类。生理性者主要见于新生儿、青春发育期人群及健康老年人，大部分增生的乳腺可自行缩小甚至消退[3]。病理性者主要见于：①睾丸疾病：睾酮合成和分泌不足，雌激素水平相对增高，诱发乳腺发育。②肾上腺疾病：男性肾上腺产生雌激素，肾上腺疾病引起体内雌激素异常增多，促使乳腺发育。③肝脏疾病：雌激素经肝脏灭活，肝病致肝功能低下，影响雌激素的灭活，体内雌激素蓄积过多而促使乳腺发育。④药源性：己烯雌酚、洋地黄、异烟肼、利血平、螺内酯可使雌激素 / 雄激素比值增高而致乳腺发育。⑤非生殖器肿瘤：如支气管肺癌、胃肠道恶性肿瘤产生异位人绒毛膜促性腺激素，刺激睾丸分泌雌激素而致乳腺发育。⑥甲状腺疾病：由甲亢引起乳腺增大[4]。特发性者为找不到明确原因发生的男性乳腺发育。在临床工作中，病理性男性乳腺发育是我们要关注的重点，该病是主要与雌激素、雄激素和泌乳素的作用相关的一类临床综合征，主要表现为血清雌激素升高、睾酮较少、雄激素受体缺陷、高泌乳素血症等。患者体内的激素紊乱有两种基本情况：一种是雌激素增多；另一种是雄激素 / 雌激素比值降低。无论何种病因都引起患者体内雌激素绝对或相对增多，都会促进乳腺增生发育[5]。诊断男性乳腺发育，第一步是通过病史和体格检查排除假性乳腺发育，继而通过影像检查排除肿瘤和内分泌疾病。

本例患者是以性功能减退及乳房胀痛就诊，入院前后查性激素发现雄激素及雌二醇水平均明显增高，性激素结合球蛋白水平增高，完善 HCG、肾上腺 CT、睾丸彩超，并未发现肾上腺及睾丸肿瘤性疾病，询问病史，亦无特殊药物使用史。临床症状上除了性功能减退及乳房胀痛外，并没有心悸、乏力、多食易饥、大便次数增多等高代谢症状，常规检查中发现甲状腺功能示甲状腺毒症，进一步完善甲状腺抗体、彩超、摄碘率检查，Graves 病诊断明确。因甲亢可能引起性激素结合球蛋白升高、游离睾酮与游离雌二醇比值降低，少数男性甲亢患者可存在乳腺发育，在排除其他疾病原因后，考虑甲亢性男性乳腺发育。

甲亢患者体内性激素水平紊乱可能是引起乳腺发育的原因之一。洪燕青[6]报道了一篇纳入 97 例甲亢患者的研究报道，研究结果显示甲亢合并乳腺发育的患者体内性激素如睾酮、雌二醇、泌乳素水平明显升高，而系统的治疗能显著改善患者甲状腺激素和性激素水平。甲亢男性乳腺发育的具体发病机制尚未明确，可能与以下几个因素相关：首先，甲亢时雄烯二酮增加，通过外周芳香化酶转化为雌激素增加[7]；其次，甲亢时甲状腺激素水平升高，使血浆中性激素结合球蛋白浓度升高，由于其对雌激素的亲和力低于雄激素，从而使未结合的雌激素与睾酮的比例升高，因此游离睾酮与游离雌激素比值低于正常男性，这可能是男性甲亢患者出现乳腺发育的重要原因[8]；另外也有研究报道男性甲亢患者总睾酮浓度明显升高，游离睾酮却基本正常，且其生物活性明显下降。本例患者性激素检测结果提示睾酮及雌二醇均明显升高，性激素结合球蛋白浓度升高，游离睾酮在正常范围内，可能存在游离睾酮与游离雌激素比值降低，进而诱发乳腺发育。

甲亢性男性乳腺发育的治疗以治疗原发病为主，经治疗后乳腺发育可消失[8]。抗甲状腺药物、^{131}I、外科手术切除甲状腺均能取得满意治疗效果，根据患者情况选择合适方案即可。本例患者无抗甲状腺药物过敏，白细胞及肝功正常，应用抗甲状腺药物治疗，治疗仅 3 个月后随着甲状腺功能的逐渐恢复，性激素及性激素结合球蛋白均下降至正常范围，性功能减退症状及乳房胀痛症状好转，继续随访，乳腺发育恢复正常。临床中，若患者甲亢稳定后，乳腺发育仍不能恢复正常，可考虑行外科手术切除，以减少该病对患者心理健康所造成的影响，当然手术前需充分排除其他病理性原因。

以乳腺发育为首发症状的 Graves 病临床少见，甲亢的其他常见症状在这部分病例中常常不明显，在本病例中也仅仅只有一年内体重轻度下降这一细微的线索，且容易被忽视，这就需要我们更加细致地收集病史及体格检查，以免漏诊甚至误诊。

参考文献

[1] 中华医学会，中华医学会杂志社，中华医学会全科医学分会，等 . 甲状腺功能亢进症基层诊疗指南（2019 年）[J]. 中华全科医师杂志，2019，18（12）：1118-1128.

[2] Sansone A. Gynecomastia and hormones [J]. Endocrine，2017，55（1）：37-44.

[3] Glenn D B. Clinical practice. Gynecomastia [J]. The New England Journal of Medicine，2007，357（12）：1229-1237.

[4] 杨前勇，邹大进，高从容 . 甲亢性男性乳房发育症误诊分析（附 2 例报告）[J]. 中华男科学杂志，2006，12（6）：562-563.

[5] 廖二元 . 内分泌代谢病学：内分泌学 [M].3 版 . 北京：人民卫生出版社，2012.

[6] 洪燕青 . 甲状腺功能亢进合并乳腺增生男性患者的性激素变化情况 [J]. 国际检验医学杂志，2018，39（12）：1429-1431，1435.

[7] 谌章庆，唐朝晖，黄宇烽 . 男性乳腺增生 [J]. 中华男科学，2000，6（3）：184-187.

[8] Meikle A W. The interrelationships between thyroid dysfunction and hypogonadism in men and boys [J]. Thyroid : official journal of the American Thyroid Association，2004，14（Suppl 1）：S17-S25.

（撰写者：王阳；病例提供者：秦贵军）

高血钙、高 PTH、甲状腺内占位、MIBI 阴性

一、病史与体格检查

患者，男，46 岁。主因"腰背部、双下肢疼痛伴乏力 4 年"于 2020 年 9 月入住我科。4 年前无明显诱因出现活动时腰背部、双下肢疼痛伴乏力，以双膝关节和足跟部疼痛为著，休息时疼痛感不明显，能自行行走，无发热、头痛、头晕，无反酸、胃灼热感、腹胀、便秘，无发作性心慌、手抖、多汗、饥饿感，无多尿、夜尿增多，无皮肤瘙痒、记忆力减退、情绪不稳定。在当地市人民医院多次查肝功能示碱性磷酸酶、谷丙转氨酶、谷草转氨酶、胆红素升高，彩超示胆囊结石伴胆汁淤积，给予"甘草酸二铵、熊去氧胆酸片"口服，上述症状逐渐加重。3 年前轻微外伤出现"右侧股骨颈骨折"，在当地市人民医院应用钛合金钢针 3 枚行内固定手术。2 年前因"冠心病、心绞痛"在当地市中心医院住院，查血钙 3.17mmol/L、血磷 0.74mmol/L，未进一步查找原因。1 年前查彩超示"肾结石"、骨密度示"骨质疏松"，均未见报告单，未治疗。疼痛程度及波及范围逐渐增加，出现上肢疼痛及行走困难。10 天前出现左下腹疼痛，至当地市中心医院查彩超示左侧输尿管结石伴左肾轻度积水、左肾结石，甲状腺右侧腺体内可见 40mm×28mm 的混合性回声结节，边界尚清，形态尚规则，周边可见条状血流信号，提示甲状腺右叶混合性结节（TI-RADS 3 类）。血钙 3.11mmol/L、血磷 0.63mmol/L、甲状旁腺激素 90.24pmol/L（1.6～6.9pmol/L），降钙素正常。甲状腺功能：FT_3 4.26pg/mL（2.0～4.2pg/mL）、FT_4 1.29pg/mL（0.89～1.72pg/mL）、TSH 5.754μIU/mL（0.3～4.5μIU/mL）。ECT：未见功能亢进的甲状旁腺组织显影。诊断为"甲状旁腺功能亢进症，泌尿系结石"，给予体外冲击波碎石治疗。现为进一步明确高钙原因就诊于我院，门诊以"①

甲状旁腺功能亢进症原因待查：甲状旁腺腺瘤？②冠心病，冠脉支架植入术后"收住院。发病以来，神志清，精神可，食欲、睡眠正常，大小便正常，体重基本稳定，病程中身高变矮 3 ~ 4cm。

既往史：2 年前因"冠心病、心绞痛"在某市中心医院行"冠脉支架植入术"，放支架 1 枚，现规律口服"阿司匹林肠溶片、阿托伐他汀钙片"。无高血压、糖尿病、脑血管疾病病史，无肝炎、结核、疟疾病史。

个人史、婚育史、家族史：无特殊。

体格检查：T 36.8℃，P 83 次 / 分，R 21 次 / 分，BP 128/88mmHg，身高 167.0cm，体重 82.0kg，BMI 29.40kg/m²。神志清，精神可，皮肤无黄染、皮疹。眼睑无水肿，眼球无突出。甲状腺左侧叶无肿大；右侧叶甲状腺Ⅱ度肿大，触及一约 4cm×3cm 肿块，质地坚韧，随吞咽上下移动，无压痛、血管杂音。心、肺、腹听诊无异常。关节无红肿、积液，肌肉无萎缩。胸、腰椎及髋部按压痛。肌张力及肌力正常，双侧巴宾斯基征阴性。

■ 二、实验室及影像学检查

（一）一般检查

1. 血常规、尿常规、粪常规、血糖、肾功能、凝血功能、传染病筛查、心肌酶、ECG 均正常。

2. 血生化（入院当日急查）：钾 3.92mmol/L、钠 141mmol/L、钙 3.21mmol/L、磷 0.93mmol/L、镁 0.92mmol/L、谷丙转氨酶 41U/L、谷草转氨酶 32U/L、谷氨酰转肽酶 150U/L、碱性磷酸酶 649U/L、总蛋白 77.9g/L、白蛋白 46.1g/L、总胆红素 30.50μmol/L、直接胆红素 11.10μmol/L、间接胆红素 19.4μmol/L。

3. 动脉血气分析（入院当日急查）：pH 7.34、钾 3.65mmol/L、钠 140.70mmol/L、钙 1.74mmol/L、乳酸 1.82mmol/L、碱剩余 –5.80 mmol/L、碳酸氢根 19.70mmol/L、阴离子间隙 21.20mmol/L。

4. CT 平扫：右肺中叶及下叶微小结节；右上肺少许炎症。

5. 超声：心内结构及功能未见明显异常，肝弥漫性回声改变（脂肪肝），胆囊结石并壁毛糙，前列腺体积增大。

（二）定性定位

1. 血电解质：钾 4.56mmol/L、钠 138.0mmol/L、钙 3.04mmol/L、磷 0.85mmol/L、镁 0.97mmol/L，同步 24 小时尿钙 8.19mmol，25- 羟基维生素 D_3 13.06ng/mL（>18ng/mL），甲状旁腺素 1 053.00pg/mL（15~65pg/mL）。

2. 骨代谢标志物：P1NP 507.90ng/mL（16.89~65.49ng/mL）、骨钙素 222.60ng/mL（14~42ng/mL）、β-CTX 2.03ng/mL。

3. 血电解质（降钙治疗 2 天）：钾 4.32mmol/L、钠 140.0mmol/L、钙 2.86mmol/L、磷 0.60mmol/L、镁 0.93mmol/L。

4. 甲状旁腺激素（降钙治疗 2 天）：834.20pg/mL。

5. 甲状腺超声（图 4-3-1）：甲状腺体积增大，右侧叶中上部探及一囊实性结节，大小约 44mm×43mm×30mm，边缘光整，内以囊性为主，囊性部分内透声差，可见弱回声漂浮，呈"落雪征"，并可见点状强回声，后伴彗尾，内可见Ⅰ级血流信号；左侧叶中部探及一实性结节，大小约 6mm×6mm×3.5mm，边缘光整，内部回声不均匀。CDFI：内可见Ⅰ级血流信号；双侧颈部未见明显异常肿大淋巴结回声；双侧甲状旁腺区可显示区域未见异常肿块回声。诊断意见：甲状腺体积增大并弥漫性回声改变，甲状腺右侧叶中上部囊实性结节（TI-RADS 分级 3 级，结节并出血囊性变），甲状腺左侧叶中部实性结节（TI-RADS 分级 3 级）。

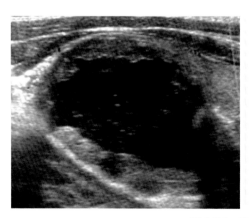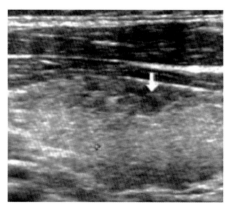

图 4-3-1　甲状腺超声

6. 双手及颅骨 DR：双手近节指骨内斑片高密度，头颅正侧位未见明显异常。

7. SPECT/CT（图 4-3-2）：甲状旁腺 MIBI 双时相显像阴性；甲状腺右叶低密度结节，未摄取 MIBI，建议结合其他检查。

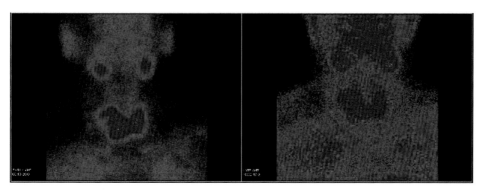

图 4-3-2 甲状旁腺 MIBI 显像

（三）多发性内分泌腺瘤病（MEN）排查

1. 血胃泌素 –17、胰高血糖素及降钙素均正常，血 ACTH–Cor 节律存在，24 小时尿游离皮质醇正常。

2. 甲状腺功能及抗体（表 4-3-1）：

表 4-3-1　甲状腺功能及抗体

	FT$_3$ （pmol/L）	FT$_4$ （pmol/L）	TSH （μIU/mL）	TPOAb （IU/mL）	TGAb （IU/mL）
结果	5.02	8.74	9.590	205.0	2 581.0
参考值	3.28 ~ 6.47	7.9 ~ 18.4	0.56 ~ 5.91	0 ~ 34	0 ~ 115

3. HbA1c 5.1%，空腹血糖 4.94mmol/L。

4. 影像学：垂体 MRI 平扫与动态增强未见明显异常。双侧肾上腺及胰腺 CT 平扫未见明确异常。

（四）鉴别诊断

肿瘤标志物大全套、血清 M 蛋白 – 免疫固定电泳、血清蛋白电泳正常。

三、诊治经过

患者中年男性，腰背部、双下肢疼痛伴乏力 4 年，发现血钙升高 2 年，肾结石病史 1 年，多次查血钙高、血 PTH 明显高于正常，双手近节指骨内斑片高密度，甲状腺存在巨大结节，MIBI 阴性，考虑"原发性甲状旁腺功能亢进症，甲状旁腺肿瘤可能性大，不能完全排除异位 PTH 分泌综合征"，目前无 MEN 的证据，且相关辅助检查排除慢性肾病、肾小管酸中毒、库欣综合征、多发性骨髓瘤等引起的高钙血症。治疗上，给予补液、利尿、鲑鱼降钙素针降钙治疗，转甲状腺外科行手术探察，术前血钙降至 2.39mmol/L。在全麻下行右侧甲状腺内巨大结节切除术，快速冰冻病理:（右侧甲状腺）上皮性或神经内分泌肿瘤，细胞有一定异型，不完全排除甲状旁腺癌，待常规及免疫组化报告。进一步行"右侧甲状腺全部切除术 + 右侧喉返神经探查术 + 中央区淋巴结清扫术"，术后第二天查 PTH 3.62pg/mL、血钙 2.11mmol/L、血磷 0.63mmol/L，给予碳酸钙 D_3 片 0.5g bid、阿法骨化醇软胶囊 0.5μg qd、优甲乐 50μg 早饭前至少30 分钟口服，术后第三天恢复可，无口周及四肢麻木，出院，嘱患者出院后 1~2 周监测血电解质，根据结果调整碳酸钙剂量；1 个月后复查甲状腺功能，调整优甲乐剂量；建议内分泌科及甲状腺外科随诊。术后病理:①（右侧甲状腺）甲状旁腺肿瘤，侵犯周围组织，细胞有异型，符合甲状旁腺癌。免疫组化：AE1/AE3（+）、CD56（+）、Syn（-）、TTF-1（-）、PAX-8（+）、PTH（+）、CT（-）、Ki-67 指数（约 1%+）、CDC73（±）。②（左甲状旁腺）少量甲状旁腺组织。③（中央区）淋巴结未见转移癌（0/13）。

四、最终诊断

1. 甲状腺内异位甲状旁腺癌，原发性甲状旁腺功能亢进症。

2. 桥本甲状腺炎，亚临床甲状腺功能减退症。

3.（左侧叶）甲状腺结节。

4. 冠状动脉粥样硬化性心脏病，冠脉支架植入术后状态。

五、总结讨论

本例患者慢性病程，多次查血钙、PTH 升高，甲状旁腺功能亢进症（hyperparathyroidism，HPT）诊断明确。HPT 是由各种原因引起的甲状旁腺激素（parathyroid hormone，PTH）分泌过多及钙磷代谢紊乱，分为原发性、继发性、三发性和异位 HPT。原发性 HPT 是由甲状旁腺自身病变引起的，如甲状旁腺增生、腺瘤甚至腺癌；继发性 HPT 是由各种原因引起的低血钙长期刺激甲状旁腺所致，常见于慢性肾功能不全、骨质软化症和小肠吸收不良等；三发性 HPT 是在继发性 HPT 基础上，增生的腺体受到持久强烈的刺激转变为腺瘤，自主分泌过多的 PTH；异位 HPT 是非甲状旁腺肿瘤分泌 PTH，国际上报道的关于异位分泌 PTH 的肿瘤有肝癌、白血病、甲状腺乳头状癌、胃癌等，此种情况，除高血钙、高 PTH 外，一般同时有原发肿瘤的表现。此外，HPT 可能是某些家族性或综合征疾病的组分之一，如多发性内分泌腺瘤病、家族性低尿钙性高钙血症、甲状旁腺功能亢进 – 颌骨肿瘤综合征等，需要进行相关疾病的检查。尤其是在高钙血症需要紧急手术前，有必要行肾上腺影像学检查以了解是否存在肾上腺肿块（如嗜铬细胞瘤）。本患者血糖、血胃泌素 –17、降钙素等均正常，血 ACTH–Cor 节律存在、24 小时尿游离皮质醇正常，垂体 MRI 平扫与动态增强未见异常，双侧肾上腺及胰腺 CT 平扫未见异常，目前无 HPT 相关综合征的证据。

甲状旁腺癌（parathyroid carcinoma，PC）为原发性 HPT 的罕见病理类型。大部分 PC 患者血钙水平明显升高，常超过 3.5mmol/L 或正常上限 3 ~ 4mg/dL（0.75 ~ 1.0mmol/L），明显高于良性患者。PC 患者的血清 PTH 水平通常超过正常上限 3 ~ 10 倍，而甲状旁腺腺瘤患者的 PTH 仅表现为轻度升高[1-3]。除此之外，PC 患者可能存在较大的颈部肿块[4]，有时在体格检查时就能触及。因此，当患者血钙水平 >3.0mmol/L 同时甲状旁腺病灶 >3cm 时（即所谓 >3+>3 法则）或离子钙超过 1.77mmol/L，需要充分警惕 PC 的可能[5]。PC 导致的临床症状通常比良性甲状旁腺肿瘤者更为严重，常累及肾脏和骨骼。肾脏受累主要表现为多尿、肾绞痛、肾结石和肾功能不全。骨骼表现主要为骨痛、骨纤维囊性变和骨质疏松。高血钙还导致消化系统表现，包括便秘、腹痛、消化性溃疡和胰腺炎等[1, 2]。

　　PC 影像学定位方法主要有超声、^{99m}Tc-MIBI 双时相显像（简称 MIBI 显像）、CT、MRI 以及 PET/CT 或 PET/MR。颈部超声和 MIBI 显像是甲状旁腺病变最常用的检测手段。超声检查中，PC 与甲状旁腺腺瘤相比，多表现为体积大（平均直径 3.5cm）、回声质地不均、形态不规则、边界不清、结节内钙化、局部浸润等[6]。MIBI 显像对于良恶性甲状旁腺病变没有特异性的鉴别征象，但对于病灶定位具有较好优势，可明显提高定位准确性[7]。文献报道 MIBI 显像的敏感性从 41.7% 到 94.0% 不等，包括甲状旁腺腺瘤、甲状旁腺增生以及甲状旁腺癌。显像假阴性常见于：甲状旁腺瘤病灶过大伴有囊性变对 ^{99m}Tc-sestamibi 摄取少；腺瘤体积偏小或者功能亢进不显著；甲状旁腺癌液化及坏死；伴有甲状腺炎或甲状腺功能亢进，使示踪剂代谢加速，甲状腺显影增加影响减影结果；表达 P- 糖蛋白或多重耐药相关蛋白及甲状旁腺肿瘤以透明细胞占主导[8, 9]等。CT 和 MRI 有助于确定病变的范围以及与周围组织器官的解剖关系，还可以显示有无局部淋巴结转移等。^{18}F-FDG PET/CT 显像对 PC 原发灶的定位价值尚有争议[10]，但其在 PC 的初始分期、肿瘤复发、治疗后残留病灶的评估以及远处转移灶检测方面被认为是一种敏感有效的方法[11, 12]。^{18}F- 胆碱 PET/CT 是一种能够准确检测 PC 的新方法，具有良好的应用前景，在 PC 的定位及寻找转移灶方面也有重要价值[13]。此外，MIBI 全身显像、骨扫描及 PET/CT 显像可较好地显示 PC 的全身骨骼病变，但对部分局灶性或多发性骨良性病变（主要指棕色瘤）和转移病变尚无法有效区分[14]。本患者多次查血钙 >3.0mmol/L，PTH> 正常上限 10 倍，病程中出现骨折、骨质疏松、泌尿系结石；超声示甲状腺右侧叶中上部一约 44mm×43mm×30mm 的囊实性结节，考虑结节性甲状腺肿并出血囊性变；SPECT/CT 示甲状旁腺 MIBI 双时相显像阴性，甲状腺右叶低密度结节，未摄取 MIBI，建议结合其他检查；查肿瘤标志物全套阴性，无消化系统、呼吸系统、血液系统肿瘤的临床表现，无胸部、肝、胆、胰、脾、肾上腺 CT 及垂体 MRI 检查异常。综上，怀疑 HPT 是由甲状腺内结节引起的可能性大。本例患者超声示结节体积大，无甲状腺癌的典型超声征象，同时考虑到甲状旁腺肿瘤若囊性变、液化出血，液体将显影剂稀释的情况下 MIBI 显像会呈阴性，故术前高度可疑异位到甲状腺内的甲状旁腺发生癌变或甲状旁腺癌侵入甲状腺，甲状腺癌引起异位 HPT 的可能性相对较小。此患者 PTH 水平最高 1 053.00pg/mL（15～65pg/mL），为正常范围上限的 16.2 倍，但多次查血钙最高水平为 3.21mmol/L，与 PTH 的高水平似乎不太匹配，推测可能因患者 25- 羟维生素 D_3 水平较低（13.06ng/mL）或者肿瘤细胞分化较差，产生的 PTH 分子结构可能与正常 PTH 不完全一样，从而使其生物效应低于正常 PTH 所致。

根据血钙、PTH 及影像学等怀疑 PC 时，明确诊断仍需依赖组织学。浸润性生长及转移是诊断 PC 最可靠的证据。世界卫生组织（WHO）PC 诊断标准：肿瘤须侵犯包膜并在周围固有组织中生长，或见到明确的血管、周围神经侵犯及远处转移的证据[15]。而带状纤维、异型性、核分裂、凝固性坏死等特征虽然在 PC 中经常见到，却不能作为诊断的绝对依据[16]。PC 最常见的侵犯方式是侵犯包膜及其周围组织，以侵犯甲状腺最为常见。本例患者术后病理：（右侧甲状腺）甲状旁腺肿瘤，侵犯周围组织，细胞有异型性，符合甲状旁腺癌的特征。术后彩超医生结合病理结果，回看术前彩超图像，认为是异位到甲状腺内的甲状旁腺发生癌变。除形态学外，免疫组化检测对于 PC 的诊断也十分必要。PTH、GCM2 和 GATA3 这些表达于正常甲状旁腺的抗体均阳性，癌组织通常还表达细胞角蛋白（CAM5.2）、突触素（SYN）和嗜铬蛋白 A（CgA）。*Parafibromin* 基因的失表达联合蛋白基因产物 9.5（PGP 9.5）及人半乳糖凝集素 -3（galectin-3）的高表达对于 PC 的诊断十分有帮助。Ki-67 指数大于 5% 时，需警惕恶性肿瘤可能，但在具体应用时仍要结合其他指标综合判断。但本例 PC 患者，Ki-67 指数仅为 1%。上皮及上皮源性肿瘤的标志物 AE1/AE3（＋）、CD56（＋），甲状腺转录因子 PAX-8（＋），同时 PTH（＋），编码 Parafibromin 蛋白的基因 CDC73（±），支持甲状旁腺癌侵入周围甲状腺（右侧甲状腺）组织的诊断。

PC 的确切病因尚不明确，由于 PC 和甲状旁腺腺瘤存在不同的基因改变，目前多认为 PC 非由良性腺瘤转化而来。PC 容易复发，外科手术整块根治性切除肿瘤病灶是治愈甲状旁腺癌的唯一希望。首次手术尤为重要，宜尽早进行。PC 需终身随访，测定血清钙和 PTH 水平，建议根据患者病情，制订随访计划。一般最初 3 年内每 3 个月随访 1 次，3 ~ 5 年时每 6 个月 1 次，此后每年 1 次。本例 PC 患者术后 1 个月腰背部、双下肢疼痛基本缓解，之后定期测定血清钙和 PTH 水平，随访至今（已 1 年 10 个月）无复发。

参考文献

［1］Marcocci C，Cetani F，Rubin M R，et al. Parathyroid carcinoma [J]. J Bone Miner Res，2008，23（12）：1869–1880.

［2］Shane E. Clinical review 122：Parathyroid carcinoma [J]. J Clin Endocrinol Metab，2001，86（2）：485–493.

［3］Zhao L，Liu J M，He X Y，et al. The changing clinical patterns of primary hyperparathyroidism in Chinese patients: data from 2000 to 2010 in a single clinical center [J]. J Clin Endocrinol Metab，2013，98（2）：721–728.

［4］Xue S，Chen H，Lv C，et al. Preoperative diagnosis and prognosis in 40 Parathyroid Carcinoma Patients [J]. Clin Endocrinol（Oxf），2016，85（1）：29–36.

［5］Cetani F，Pardi E，Marcocci C. Parathyroid carcinoma [J]. Front Horm Res，2019，51：63–76.

［6］Nam M，Jeong H S，Shin J H. Differentiation of parathyroid carcinoma and adenoma by preoperative ultrasonography [J]. Acta Radiol，2017，58（6）：670–675.

［7］Chen Z，Fu J，Shao Q，et al. 99mTc–MIBI single photon emission computed tomography/computed tomography for the incidental detection of rare parathyroid carcinoma [J]. Medicine（Baltimore），2018，97（40）：e12578.

［8］Campennì A，Giovinazzo S，Pignata S A，et al. Association of parathyroid carcinoma and thyroid disorders：A clinical review [J]. Endocrine，2017，56（1）：19–26.

［9］Keidar Z，Solomonov E，Karry R，et al. Preoperative 99mTc–MIBI SPECT/CT Interpretation Criteria for Localization of Parathyroid Adenomas–Correlation with Surgical Findings [J]. Mol Imaging Biol，2017，19（2）：265–270.

［10］Salcuni A S，Cetani F，Guarnieri V，et al. Parathyroid carcinoma [J]. Best Pract Res Clin Endocrinol Metab，2018，32（6）：877– 889.

［11］Evangelista L，Sorgato N，Torresan F，et al. FDG–PET/ CT and parathyroid carcinoma: Review of literature and illustrative case series [J]. World J Clin Oncol，2011，2（10）：

348–354.

[12] Gardner C J, Wieshmann H, Gosney J, et al. Localization of metastatic parathyroid carcinoma by ^{18}F–FDG PET scanning [J]. J Clin Endocrinol Metab, 2010, 95 (11): 4844–4845.

[13] Huber G F, H ü llner M, Schmid C, et al. Benefit of ^{18}F–fluorocholine PET imaging in parathyroid surgery [J]. Eur Radiol, 2018, 28 (6): 2700–2707.

[14] Andersen K F, Albrecht–Beste E. Brown tumors due to primary hyperparathyroidism in a patient with parathyroid carcinoma mimicking skeletal metastases on ^{18}F–FDG PET/CT [J]. Diagnostics (Basel), 2015, 5 (3): 290–293.

[15] Erickson L A, Mete O, Juhlin C C, et al. Overview of the 2022 WHO Classification of Parathyroid Tumors [J]. Endocrine pathology, 2022, 33 (1): 64–89.

[16] LiVolsi V A, Montone K T, Baloch Z N. Parathyroid: The Pathology of Hyperparathyroidism [J]. Surg Pathol Clin, 2014, 7 (4): 515–531.

（撰写者：赵水英；病例提供者：张会娟）

反复心悸、手抖、高热

一、病史与体格检查

患者，女，17 岁。主因"心悸、手抖 2 月余，间断高热 27 天"于 2020 年 5 月 27 日入院。2 月余前出现心悸、手抖，伴怕热、多汗，焦躁易怒，大便次数增多（大便稀，不成形，3～4 次/日），至某医院（2020–03–16）查甲状腺功能及抗体示：FT_3 21.38pmol/L（2.8～7.1pmol/L）、FT_4 100.00pmol/L（12～22pmol/L）、TSH 0.027μIU/mL（0.27～4.2μIU/mL）、TGAb 13.86IU/L（5～10IU/L）、TG 4.33ng/mL（3.5～77ng/mL），诊断为"甲状腺功能亢进症"，口服"甲巯咪唑片 10mg，4 次/日"，上述症状无减轻。1 个月前（2020–04–27）在外院复查：TT_4 244.05nmol/L（69.97～152.52nmol/L）、TT_3 4.08 nmol/L（1.01～2.48nmol/L）、FT_3 11.57pmol/L（3.28～6.47pmol/L）、FT_4 43.81pmol/L（7.46～16.03pmol/L）、TSH 0.003mIU/L（0.56～5.91mIU/L）、TPOAb 0.20IU/mL（0～9IU/mL）、TGAb 0.02IU/mL（0～4IU/mL），调整为"甲巯咪唑片早 15mg、午 10mg、晚 15mg"口服。

27 天前（2020–04–30）因睡眠差（每天最多睡 2 小时，持续 1 周），突发胸闷、心慌、头痛、气短，至某医院，测体温 39.0℃，心电图示心率 129 次/分、窦性心动过速；甲状腺功能及甲状腺抗体示 TT_4 ＞308.88nmol/L（62.68～150.84nmol/L）、TT_3 ＞12.29nmol/L（0.89～2.44nmol/L）、FT_3 ＞46.08pmol/L（2.63～5.70pmol/L）、FT_4 ＞64.35pmol/L（9.01～19.05pmol/L）、TSH ＜0.004mIU/L（0.350～4.940mIU/L）、TPOAb ＜0.50IU/mL（0～5.61IU/mL）、TGAb 0.75IU/mL（0～4.11IU/mL）、TRAb 0.52IU/L（0.00～1.75IU/L）；血常规示 WBC $3.2×10^9$/L、RBC $4.06×10^{12}$/L、N $1.6×10^9$/L、Hb 115g/L；CRP、ESR、肝肾功能、BNP、肌钙蛋白均未见异常；B 超示双侧甲状腺多发结节，左侧较

大一枚结节 TI-RADS 5 级（3mm×2mm×2mm），右侧较大一枚结节 TI-RADS 4a 级（3mm×2mm），余结节 TI-RADS 3 级，双侧颈部未见明显肿大淋巴结，考虑"甲亢危象"，给予"吸氧、地塞米松（具体不详）、普萘洛尔 10mg tid、甲巯咪唑片 20mg tid"等对症处理，体温降至 37℃。后症状仍间断反复，体温波动，热峰 39.6℃，分别于 23 天前（2020-05-04）和 19 天前（2020-05-08）至当地医院就诊，均诊断为"甲亢危象"，给予对症治疗后症状稍缓解。

15 天前（2020-5-12）晚上上述症状较前加重，伴高热，热峰 40.6℃，逐渐出现意识丧失，急至某省直医院重症监护室，测心率 180 次 / 分，给予"氢化可的松 100mg q8h"静脉滴注、"丙基硫氧嘧啶（PTU）150mg tid、普萘洛尔 20mg tid"口服，并给予冰毯降温、升白、护肝、营养心肌等治疗，体温正常后转至甲状腺外科，再次出现发热，热峰 38.2℃，给予冰毯物理降温，可降至 37℃以下，建议转至我院治疗，门诊以"甲亢危象"收入院。自发病以来，食欲增加，睡眠欠佳，大便如上述，小便正常，精神一般，近 2 个月内体重下降约 5kg。

既往史：2019 年 6 月因"扁桃体肿大"行手术治疗，术前颈部彩超示甲状腺多发结节，行甲状腺功能及抗体检测正常，未治疗。余无特殊。

家族史：无特殊。

体格检查：P 120 次 / 分，BP 132/80mmHg，身高 165cm，体重 56.5kg，BMI 20.75kg/m^2。扁桃体缺如。眼球无突出。甲状腺无肿大，质软，无压痛，无震颤及血管杂音。双肺呼吸音清，未闻及干、湿啰音。心律齐，第一心音亢进，各瓣膜听诊区未及病理性杂音。腹软，肝、脾肋下未触及。双手细颤（＋）。

二、入院诊断

1. 甲状腺危象。

2. 甲状腺结节。

3. 扁桃体术后。

三、诊治经过

入院后即给予抗甲状腺药物、β 受体阻滞剂、糖皮质激素、物理降温等对症治疗，治疗期间反复高热（热峰 40.2℃）、心悸（心率最高 152 次 / 分），偶胸闷、乏力、意识障碍、四肢抽动，间断转至重症监护病房（2020-05-28 至 06-03、2020-06-15 至 06-26）诊治。住院期间完善相关检查示尿常规、粪常规、肝功能、肾功能、血脂、HbA1c、血凝试验、传染病筛查、心肌酶、肌钙蛋白、BNP、PCT、ESR、CRP、补体、病毒全套、流感病毒、真菌、T-SPOT、血培养、粪培养、肿瘤标志物、ANCA 4 项、磷脂综合征未见异常。

血常规：WBC 5.30×10^9/L，RBC 3.77×10^{12}/L，Hb 103.2g/L，Plt 193×10^9/L，余未见异常。

结缔组织病全套：ANA 1∶100（±），抗 nRNP/Sm 抗体弱阳性，余未见异常。

甲状腺相关抗体：TPOAb 21.40IU/mL（0 ~ 34IU/mL），TGAb 18.20IU/mL（0 ~ 115IU/mL），TRAb<0.80IU/L（0 ~ 1.75IU/L），TSAb<0.10IU/L（< 0.55IU/L）。

TG：4.79mg/mL（3.5 ~ 77mg/mL）。

甲状腺功能检测结果、奥曲肽抑制试验、体温监测及治疗见表 4-4-1、4-4-2。

ECG：窦性心动过速。

CT：脑实质平扫未见明显异常。两肺内多发结节、类结节。肠系膜根部、腹膜后及双侧腹股沟区稍大淋巴结。

骨髓细胞：①取材可，涂片可，染色良好。髓小粒（+），脂肪滴（-）。②骨髓增生活跃，粒∶红 =4.78∶1。③粒系增生活跃，中幼及杆状核粒细胞比值增高，粒细胞形态大致正常。可见嗜酸性粒细胞。④红系增生活跃，各期幼红细胞比值、形态大致正常。成熟红细胞大小、形态大致正常，血红蛋白充盈可。⑤淋巴细胞比值减低，形态正常。⑥巨核细胞 194 个 / 片，血小板小簇状可见。

骨髓活检：骨髓组织增生活跃，粒红系增生，巨核细胞不少。

表 4-4-1　治疗过程中甲状腺功能变化

日期	TT₄ (nmol/L)	TT₃ (nmol/L)	FT₄ (pmol/L)	FT₃ (pmol/L)	TSH (μIU/mL)	rT₃ (ng/mL)	体温 (℃)	治疗
05-28	401.6	12.07	>77.23	>46.08	0.005	>10.00	40.2	氢化可的松 100mg q8h PTU 200mg q4h 普萘洛尔 20mg q6h 碳酸锂 0.3g tid
06-01	>401.6	7.12	>79.29	31.49	0.005	6.51	37.7	同 5 月 28 日
06-03							36.9	氢化可的松 100mg q12h 普萘洛尔 20mg tid 余同前
06-05	>401.6	4.19		19.52	0.005	3.68	39.5	氢化可的松 100mg q8h 甲巯咪唑（赛治）20mg bid 普萘洛尔 20mg q4h 碳酸锂 0.3g tid
06-08			>77.23	>46.08	0.005		36.7	氢化可的松 100mg q12h 丙硫氧嘧啶（PTU）200mg q4h 普萘洛尔 20mg q4h 碳酸锂 0.3g tid
06-10（PEG 沉淀后）	>401.6（464.72）	4.38（3.72）	>77.23（>77.23）	21.14（21.96）	0.005（0.01）	3.50		同 6 月 8 日

续表

日期	TT$_4$ (nmol/L)	TT$_3$ (nmol/L)	FT$_4$ (pmol/L)	FT$_3$ (pmol/L)	TSH (μIU/mL)	rT$_3$ (ng/mL)	体温 (℃)	治疗
06–18	>401.60	4.48	386.15	32.75	0.010	5.29	36.3	氢化可的松 100mg q8h PTU 200mg q4h 普萘洛尔 20mg q4h 碳酸锂 0.3g tid 血浆置换
06–20	>401.60	3.32	375.00	14.23	0.010	2.31	36.5	
06–26	213.40	1.51	49.45	5.36	0.005	0.61	36.5	氢化可的松 10mg bid PTU 200mg q6h 赛治 10mg bid 普萘洛尔 20mg tid
06–29	149.34	1.35	27.87	4.83	0.005	0.56	36.5	氢化可的松 5mg qd 赛治 5mg tid 普萘洛尔 10mg tid
07–06	114.37	1.55	10.87	4.39	0.005			
院外								赛治 10mg bid 普萘洛尔 10mg qd

注：TT$_4$ 参考值：7.38～157.4nmol/L；TT$_3$ 参考值：1.34～2.73nmol/L；FT$_4$ 参考值：7.9～18.4pmol/L；FT$_3$ 参考值：3.28～6.47pmol/L；rT$_3$ 参考值：0.31～0.95ng/mL。

表 4-4-2　奥曲肽抑制试验

	0 小时	2 小时	4 小时	6 小时	8 小时	24 小时	48 小时
TSH（μIU/mL）	0.005	0.005	0.005	0.005	0.005	0.005	0.005
FT_4（pmol/L）	78.67	70.25	76.62	73.43	71.36	75.23	79.29
FT_3（pmol/L）	31.37	35.62	27.48	23.36	33.20	31.09	40.59

脑脊液检查：细胞学正常，病毒全套阴性。革兰染色未见细菌。

甲状腺及颈部淋巴结超声示：血流信号正常，甲状腺双侧叶实性结节并钙化（TI-RADS 分级 4a 级，壁清，内可见点状强回声，后伴"彗尾"，直径 1 ~ 2mm）；甲状腺双侧叶微小囊性结节（TI-RADS 分级 2 级）。

子宫附件区超声未见明显异常包块回声。

双侧腋窝、腹股沟区超声未见明显异常肿大淋巴结回声。

甲状腺静态显像：甲状腺体积正常，摄锝功能稍减弱。

甲状腺结节穿刺病理：甲状腺左侧叶下极结节，甲状腺乳头状癌。甲状腺右侧上极结节，不排除甲状腺乳头状癌。甲状腺左叶结节，考虑结节性甲状腺肿，少数细胞稍活跃。

PET/CT：①全身未见明确恶性肿瘤征象。②右肺上叶前段磨玻璃结节代谢未见增高，多考虑炎性结节；左肺下叶及右肺多发高密度结节影，代谢未见异常。③甲状腺密度欠均匀，代谢未见异常。④前上纵隔片状软组织代谢稍活跃，考虑胸腺生理性摄取。

奥曲肽显像（图 4-4-1）：①右侧中腹部小肠局部摄取显像剂，多考虑生理性摄取。②全身余部位生长抑素受体显像阴性。

结合患者外院及我院检查，可排除感染性、风湿性、血液系统、肿瘤疾病相关发热。青年女性，多次查甲状腺功能支持甲亢，有高热、大汗、心动过速（150 次 / 分），焦虑不安，"甲亢危象"诊断明确，但积极给予抗甲状腺药物、稳定心率、激素等对症治疗，仍反复发作。考虑到患者甲状腺相关抗体阴性，有甲状腺恶性肿瘤可能，为进一步明确甲状腺素来源，再次行甲状腺结节穿刺明确为甲状腺乳头状癌，而完善妇科彩超未见明确占位，奥曲肽显

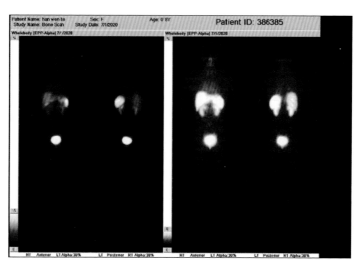

图 4-4-1　奥曲肽显像

像阴性，奥曲肽抑制试验结果显示 TSH 不被生长激素类似物奥曲肽抑制，全身 PET/CT 未见明确恶性肿瘤征象，可排除卵巢甲状腺肿、肿瘤伴随综合征、HCG 相关甲亢、垂体性甲亢等异位甲状腺，分泌甲状腺激素或 TSH 类似物的神经内分泌肿瘤。患者住院期间出现夜间恐惧，熄灯后恐惧加重，伴大哭、情绪激动，请精神心理科医生急会诊后完善精神量表测试，诊断为"中度焦虑，轻度敌对，中度强迫，轻度恐怖"，不排除精神障碍造成患者通过描述、幻想疾病症状，假装有病或者偷吃药物引发甲状腺毒症。另外，患者在重症监护病房住院期间体温、心率逐渐正常，甲状腺功能较前恢复，考虑亦可能与护士协助用药有关，进一步支持"明希豪森综合征"诊断可能。

本例患者因拒绝未行甲状腺癌手术，甲状腺毒症病因方面高度怀疑为外源性，虽未能找到患者偷服药证据，仍建议家属出院后密切关注其心理健康及行为。后期随访时其母亲诉说在其背包中发现优甲乐，但患者本人否认服用，建议母亲监督其停药。该患者为人为甲亢，如精神改善，停用甲状腺素类药物，可治愈。

四、最终诊断

1. 甲亢危象，人为甲状腺毒症？

2. 明希豪森综合征。

3. 甲状腺乳头状癌。

4. 扁桃体术后。

五、总结讨论

甲状腺危象又称甲亢危象，是甲状腺毒症病情的极度增重、危及患者生命的严重合并症。弥漫性和结节性甲状腺肿均可发生危象，典型临床表现为高热、大汗淋漓、心动过速、频繁呕吐及腹泻、谵妄甚至昏迷，最后多因休克、呼吸及循环衰竭以及电解质紊乱而死亡。甲亢危象患者血甲状腺激素测定的结果与临床表现严重程度可不平行，但监测到甲状腺激素水平显著高于正常时，对判断预后有一定意义。

甲状腺毒症按病因不同可分为甲状腺来源和非甲状腺来源。按甲状腺来源的病因又可分为甲状腺激素合成过多和甲状腺激素释放过多，前者包括Graves 病（GD）、毒性甲状腺腺瘤、桥本甲状腺毒症、HCG 相关性甲亢等；后者则包括亚急性甲状腺炎、无痛性甲状腺炎、损伤性甲状腺炎、药物性甲状腺炎及急性甲状腺炎等。非甲状腺来源的高甲状腺激素血症临床较少见，包括外源性甲状腺激素（人为甲状腺毒症）或含有甲状腺激素的食物摄入过量、碘诱导、药物及细胞因子诱导、卵巢甲状腺肿及滤泡甲状腺癌的广泛转移。

除了 GD 的甲状腺肿、浸润性眼病、肢端肥大和皮肤病等特征表现外，人为甲状腺毒症的体征和症状与常见的甲亢引起的甲状腺毒症相同。甲状腺肿和临床眼眶病变仅分别出现在 50% 和 30% 的 GD 患者中，因此这些体征的缺失不能排除该患者为 GD。在这种情况下，TRAb 在 GD 的诊断中起着重要作用，因为这种甲状腺自身抗体在普通人群中的发生率几乎为零。然而，当自身免疫性甲状腺炎出现时，其特异性显著下降，因为近 1/5 的患者 TRAb 阳性。甲状腺彩色多普勒超声检查无血管增生和正常收缩期峰值速度有助于排除 GD。而甲状腺激素测定值中 FT_3/FT_4 比值对甲状腺毒症的病因诊断也有一定价值。多项研究[1, 2]提示 Graves 病患者的 FT_3/FT_4 比值（0.39~0.66）高于破坏性甲状腺毒症（0.28~0.32），而外源性甲状腺毒症患者的 FT_3/FT_4 值更低[3, 4]（＜0.1~

0.15）。另外，评价甲状腺毒症的一个重要工具是甲状腺摄取核素显像。甲状腺毒症中甲状腺摄取缺失或减少的显著原因有不同形式的甲状腺炎、卵巢甲状腺肿、人为甲状腺毒症和碘致甲亢。本例患者无浸润性突眼、皮肤病、颈部疼痛等表现，甲状腺无肿大，甲状腺相关抗体均阴性，FT_3/FT_4异常低值，彩超血流信号正常，甲状腺摄锝功能稍减弱，全身奥曲肽显像阴性，奥曲肽抑制试验阴性，可基本排除 GD、异位甲状腺、分泌甲状腺激素或 TSH 类似物的神经内分泌肿瘤。

人为甲状腺毒症是一种相对少见的甲状腺毒症，在摄入外源性甲状腺激素（通常是甲状腺素，T_4）后发生，其可引起甲亢危象的发生[5]。这种情况可能是医源性药物过量的结果，也可能是明希豪森综合征的一种极端表现。明希豪森综合征，也被称为"医院成瘾综合征"，是一种精神疾病或心理创伤，系个人假装疾病或偷服药物以获得关注、同情或使自己得到安慰。这类患者大多数是患有精神障碍的年轻女性，包括歇斯底里的个性、情绪不稳定、恐惧症、焦虑、抑郁或与过分关心体重或形象问题。人为甲状腺毒症也见于精神障碍的青年或中年女性。

早期的研究报道归纳人为甲状腺毒症特点为血清总甲状腺激素和（或）游离甲状腺激素水平升高，血清促甲状腺激素水平检测不到，血清甲状腺球蛋白（TG）浓度低或检测不到，尿碘排泄正常，甲状腺放射性碘摄取率低或抑制（RAIU），甲状腺无肿大，缺乏循环抗甲状腺抗体。而所有患者最初都反复否认偷偷摄入甲状腺激素，但最终均承认了此事[6, 7]。

TG 水平在鉴别内源性和外源性甲状腺激素过多中起重要作用，血清 TG 升高是甲状腺激素内源性来源的标志[8]。无论是甲状腺功能亢进、破坏还是异位甲状腺肿所致的甲状腺毒症患者，TG 通常都是升高的[9]。甲状腺癌远处转移所致甲状腺毒症患者，TG 通常也会明显升高[10]。尽管，TG 抗体存在对血清 TG 监测存在干扰[11]，但在没有干扰抗体的情况下血清 TG 抑制是诊断外源性甲状腺激素摄入的必要条件[7]。在放射免疫法中 TG 可能存在假性升高，在化学发光法中可能存在假性的极低值[12]。而尿碘排泄量和粪便甲状腺激素的估计对排除碘过量和外源性甲状腺激素的摄入是有用的，但这些不是在常规下进行的[13]。本例患者反复否认用药史，甲状腺无肿大，甲状腺相关抗体均阴性，彩超血流信号正常，检测 TG 水平无明显抑制，甲状腺摄锝功能略减弱，但因反复甲亢危象发作，未进一步行放射性碘显像，诊治过程困扰重重。患者母亲在其背包中发现优甲乐，结合患者精神疾病的存在，高度怀疑人为甲状腺毒症，明希豪森综合征可能性大。

对于人为甲状腺毒症的治疗，症状较轻者可应用 β 受体阻滞剂，对于甲亢危象者，可应用糖皮质激素、丙硫氧嘧啶等治疗。若确定为急性甲状腺激素中毒患者，可采用催吐、洗胃，使用活性炭、考来烯胺（消胆胺）等解救，血浆去除法、血浆置换法也可考虑使用。本例患者在应用常规疗法治疗甲亢危象时效果不佳，采用血浆置换法后甲状腺激素浓度逐渐下降。

总之，甲状腺毒症常见病因不易漏诊，需关注少见病因。在诊治甲状腺核素显像无明显摄取的甲状腺毒症时，应注意排除患者偷偷摄入甲状腺激素的情况，监测血清 TG 水平、FT_3/FT_4，进行早期诊断和心理咨询，以有效预防或改善循环甲状腺激素过量的全身效应，避免过度的检查及治疗。

参考文献

［1］Baral S，Shrestha P K，Pant V. Serum free T_3 to free T_4 ratio as a useful indicator for differentiating destruction induced thyrotoxicosis from Graves disease [J]. J Clin Diagn Res，2017，11（7）：12-14.

［2］Chen X，Zhou Y，Zhou M，et al. Dignostic values of free Triiodothyronine and free Thyroxine and the Ratio of free free Triiodothyronine and free Thyroxine in thyrotoxicosis [J]. Int J Endocrinl，2018，2018：e 4836736.

［3］Xue J，Zhang L，Qin Z，et al. No obvious sympathetic excitation after massive levothyroxine overdose：A case report [J]. Medicine（Baltimore)，2018，97（23）：e10909.

［4］Ito Y，Suzuki S，Matsumoto Y，et al. Time-dependent changes in FT_4 and FT_3 levels measured using mass spectrometry after an acute ingestion of excess levothyroxine in a case with hypothyroidism [J]. Thyroid Res，2020，13：4.

［5］Giang N A，Lafontaine N，Kyi M. A storm off the charts：a case of thyroid storm due to thyrotoxicosis factitia [J]. Intern Med J，2021，51（5）：806-807.

［6］Bogazzi F，Bartalena L，Scarcello G，et al. The age of patients with thyrotoxicosis factitia in Italy from 1973 to 1996 [J]. J Endocrinol Invest，1999，22（2）：128–133.

［7］Chakraborty P P，Goswami S，Bhattacharjee R，et al. Thyroid detectives：on the trail of Munchausen's syndrome [J]. BMJ Case Rep，2019，12（4）：e226087.

［8］Mariotti S，Martino E，Cupini C，et al. Low serum thyroglobulin as a clue to the diagnosis of thyrotoxicosis factitia [J]. N Engl J Med，1982，307（7）：410–412.

［9］Bonnar C E，Brazil J F，Okiro J O，et al. Making weight：acute muscle weakness and hypokalaemia exacerbated by thyrotoxicosis factitia ina bodybuilder [J]. Endocrinol Diabetes Metab Case Rep，2021，2021（1）：e0060.

［10］Russo D，Tumino S，Arturi F，et al. Detection of an activating mutation of the thyrotropinreceptor in case of an autonomously hyperfunctioning thyroid insular carcinoma [J]. J Clin Endocrinol Metab，1997，82（3）：735–738.

［11］Clark P，Franklyn J. Can we interpret serum thyroglobulin results? [J]. Ann Clin Biochem，2012，49（4）：313–322.

［12］Jahagirdar V R，Strouhal P，Holder G，et al. Thyrotoxicosis factitia masquerading as recurrent Graves' disease：endogenous antibody immunoassay interference，a pitfall for the unwary [J]. Ann Clin Biochem，2008，45（3）：325–327.

［13］Bouillon R，Verresen L，Staels F，et al. The measurement of fecal thyroxine in the diagnosis of thyrotoxicosis factitia [J]. Thyroid，1993，3（2）：101–103.

（撰写者：周莹莹；病例提供者：赵艳艳）

第五篇

代谢性疾病

牙齿畸形、多毛、胰岛素抵抗

一、病史与体格检查

患者，女，29 岁。主因"口渴、多饮、视物模糊 8 年，全身乏力 3 天"于 2018 年 11 月 30 日入院。8 年前出现口渴、多饮、多尿，伴右眼睑下垂、双眼视物模糊，至当地医院测空腹血糖 >28.0mmol/L、尿酮体（＋），诊断为"糖尿病"，给予"胰岛素"治疗（具体不详），血糖控制欠佳。6 年前视物模糊加重；5 年前出现双下肢麻木、疼痛感减退；1 年前因"左眼眼底出血、视网膜脱落"予手术治疗，半年前出现右侧眼底出血，逐渐失明。3 天前因全身乏力来诊，门诊以"糖尿病分型待定"收入院。自发病以来，神志清，精神差，水样便 2 ~ 10 次 / 日，泡沫尿，体重下降（具体不详）。

既往史：患"高血压"4 年余，血压最高 260/110mmHg，规律服用"苯磺酸氨氯地平片、美托洛尔片、缬沙坦胶囊"降压，效差；患"慢性肠炎"1 年，水样便 2 ~ 10 次 / 日，未治疗。

个人史、月经生育史：患者出生情况不详，幼年生长发育较同龄人迟缓。17 岁初潮，周期 2 ~ 3 个月，每次持续 4 ~ 5 天，有痛经。未婚未育。

家族史：父因"肺癌、膀胱癌"去世，母体健，1 姐"10 岁诊断为糖尿病，迅速进展为双眼失明、肾脏衰竭"，8 年前因"糖尿病并发症"去世；另 1 姐体健，1 妹患"肠积水"。

体格检查：T 36.5℃，P 78 次 / 分，R 19 次 / 分，BP 166/88mmHg，身高 140cm，体重 32.0kg，BMI 16.32kg/m^2。体形消瘦，全身皮肤干燥、粗糙，四肢皮下脂肪菲薄，腹部有少量脂肪堆积。毛发浓密、发际线低。颜面部、四肢、颈部及背部多毛，呈卷曲状，腋毛稀疏。眼距稍宽，粗测视力右眼仅有光感，左眼视力微弱，牙齿畸形，牙列不齐，有龋齿、缺牙、残根。颈部及腋下皮肤可见黑棘皮征，甲状腺未触及肿大。双乳头稍肥大，乳距稍宽。心肺听诊无异常。腹稍膨隆，无压痛、反跳痛，肝、脾未触及肿大。阴毛稀疏，阴毛Tanner Ⅱ期，阴蒂稍大，无明显畸形。指、趾粗短，指甲稍厚，脊柱、四肢未见异常（图5-1-1）。

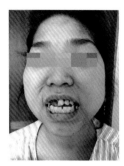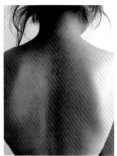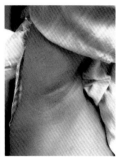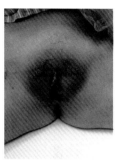

图 5-1-1　患者体格检查所见主要异常体征

患者妹妹与患者体型相仿，发际线低、毛发较浓密，近视，牙齿畸形、牙列不齐，指、趾粗短；其否认糖尿病史，身高、体重拒测，拒绝体格检查及糖尿病相关筛查。

二、实验室及影像学检查

（一）一般实验室检查

1. 血常规：Hb 89.6g/L。

2. 尿常规：酮体（±）、蛋白（+）、葡萄糖（+++），比重1.005。

3. 血气分析：pH 7.35；葡萄糖30.60mmol/L，碱剩余 –5.00mmol/L，实际碳酸氢盐 20.00mmol/L，阴离子间隙17.70mmol/L。

4. 肾功能：血尿素氮（BUN）11.52mmol/L、血肌酐（SCr）123.00μmol/L、估算肾小球滤过率（eGFR）51.19mL/（min·1.73m^2）。

5. 肝功能：碱性磷酸酶（ALP）155U/L、白蛋白（ALB）30.9g/L、球蛋白（GLB）37.7g/L；PRO-BNP 732pg/mL。

6. 炎症指标：ESR 104mm/h（0～20mm/h）、CRP 7.1mg/L（0～57.1mg/L）。

7. 粪常规、传染病筛查、血脂、免疫球蛋白、补体、血免疫电泳、血清蛋白电泳、ANA+ENA抗体谱、ANCA 未见明显异常。

8. ECG：大致正常。

（二）糖尿病及其并发症相关筛查

1. HbA1c：12.4%。

2. 糖尿病相关抗体 GAD-Ab、IAA、IA-2A、ICA、ZnT-8 抗体均阴性；OGTT+ 胰岛素及 C 肽释放试验结果见表 5-1-1；空腹胰高血糖素 79.62pg/mL（50 ~ 200pg/mL）。

表 5-1-1　OGTT+ 胰岛素及 C 肽释放试验

	0 分钟	30 分钟	60 分钟	120 分钟	180 分钟
血糖（mmol/L）	12.5（3.9 ~ 6.1）	11.7	13.8	17.0	22.1
胰岛素（μU/mL）	134.8（2.2 ~ 11.6）	158.9	168.1	200.2	175.0
C 肽（ng/mL）	1.42（0.79 ~ 4.8）	1.69	1.96	4.48	4.47

3. 糖尿病肾病筛查：尿总蛋白浓度 2.40g/L，24 小时尿蛋白总量 2.88g，尿白蛋白浓度 1 320mg/L，24 小时尿白蛋白总量 1 584.00mg（24 小时尿量 1.2L）。

4. 糖尿病视网膜病变筛查：眼底检查示右眼无法聚焦，左侧视神经盘结构欠清，可见大量点状及斑片状渗出，血管走行迂曲紊乱，可见新生血管及纤维样增殖。

5. 糖尿病神经病变筛查：神经电图示四肢被检神经传导异常。

6. 糖尿病大血管病变筛查：大动脉彩超示双侧颈动脉、椎动脉及锁骨下动脉未见明显异常，双侧下肢动脉多发粥样硬化斑块形成。

（三）其他内分泌系统功能评估

1. ACTH-Cor 节律（表 5-1-2）：

表 5-1-2　ACTH-Cor 节律

	上午 8 时	下午 4 时	午夜 0 时
ACTH（pg/mL）	26.2（7.0 ~ 61.1）	20.0	7.64
Cor（μg/dL）	15.8（7 ~ 27）	9.43	2.52

2. 甲状腺功能（表 5-1-3）：

表 5-1-3　甲状腺功能

	FT$_3$（pmol/L）	FT$_4$（pmol/L）	TSH（μIU/mL）
结果	3.38	13.94	0.87
参考值	3.28 ~ 6.47	7.9 ~ 18.4	0.34 ~ 5.6

3. 性激素六项（表 5–1–4）：

表 5-1-4　性激素六项

	FSH（mIU/mL）	LH（mIU/mL）	E$_2$（pg/mL）	P（ng/mL）	T（ng/mL）	PRL（ng/mL）
结果	3.21	2.19	40.0	1.20	0.22	16.98
参考值（卵泡期）	3.03 ~ 8.08	2.39 ~ 6.60	21 ~ 251	< 0.1 ~ 0.3	0.11 ~ 0.57	5.18 ~ 26.53

4. GH < 0.05ng/mL（0.06 ~ 5ng/mL），IGF–1 56.36ng/mL（117 ~ 329ng/mL）。

（四）影像学检查

1. 超声：甲状腺未见明显异常；子宫体 43mm×42mm×28mm，子宫肌瘤，双侧卵巢多囊样改变，盆腔积液；肝、胆、胰、脾、泌尿系、心脏未见明显异常。

2. 骨密度：股骨及腰椎骨量减少。

三、诊治经过

入院后检查，患者随机静脉血糖 28.2mmol/L、代谢性酸中毒代偿期，遂给予静脉胰岛素持续输注降糖、补液及维持水、电解质平衡等治疗，入院后前10 小时应用胰岛素 83U（静脉 71U、皮下 12U，相当于 2.59U/kg），第 2 ~ 4 日每日胰岛素用量 71 ~ 85U（2.22 ~ 2.66U/kg），血糖波动于 13.7mmol/L ~ HI 值；治疗 3 日后血糖逐渐稳定，改为胰岛素皮下持续输注，日胰岛素用量 36 ~ 45U，餐后血糖波动于 6 ~ 13mmol/L，餐后 2 小时血糖波动于 12 ~ 20mmol/L；血糖进一步稳定后，改用"赖脯胰岛素、甘精胰岛素"联合"吡格列酮 30mg qd、二甲双胍 1.0g bid"治疗，出院时"赖脯胰岛素 6U–6U–7U 三餐前 iH、甘精胰岛素 16U 睡前 iH"。

归纳本例患者临床特点：①病史特点：青年女性，20 岁起病，糖尿病症状典型，进展迅速。②有明确家族史：1 姐起病及发展特点与患者高度相似，1 妹与患者体征相似。③体格检查可见特殊体征：矮小，非肥胖体型，典型黑棘皮征，牙齿畸形，多毛、毛发卷曲、分布异常，皮下脂肪菲薄，乳头、阴蒂肥大等。④实验室检查：糖尿病诊断成立，胰岛素抵抗明显，抗体阴性，无自身免疫疾病证据。⑤并发症及合并症：存在视网膜、肾脏、大血管、神经病变，微血管并发症进展快于大血管并发症，合并高血压、慢性肠炎等。⑥胰岛素治疗不敏感，血糖控制不理想。综上特点，患者糖尿病分型诊断不明确，遗传所致特殊类型糖尿病可能性较大。

为进一步明确诊断，经患者同意后，取其外周血提取基因组 DNA，进行全外显子测序。基因序列分析结果：患者胰岛素受体（INSR）基因第 2 号外显子 c.332G>A（p.Gly111Glu）及第 15 号外显子 c.2882C>G（p.Pro961Arg）发生杂合错义突变。综合患者病史、体征、实验室检查，考虑患者诊断符合胰岛素受体基因突变所致的 Rabson–Mendenhall 综合征（图 5–1–2）。与此同时，该例患者还存在胰岛素受体底物 1（IRS1）基因 c.1786G>C（p.Gly596Arg）杂合突变等基因突变（表 5–1–5）。

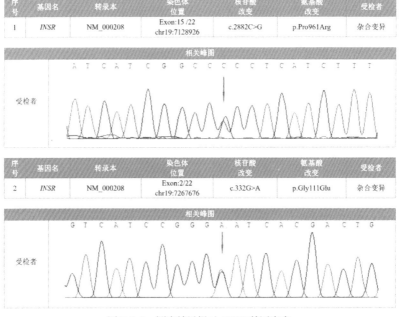

图 5-1-2　测序结果提示 INSR 基因突变

表 5-1-5 测序结果提示患者同时存在多种潜在致病突变

序号	基因名	转录本	染色体位置	核苷酸改变	氨基酸改变	纯合杂合	普通人群频率	遗传方式	疾病表型及 OMIM 编号
1	*PAX6*	NM_000280	chr11: 31822240	c.514_522del	p.Pro172_Gln174del	杂合	0.0006	AD	无虹膜症（106210）
								AD	眼组织缺损（120200）
								AD	视神经缺损（120430）
								AD	中央凹发育不良 1 型（136520）
								AD	角膜炎（148190）
								AD	视神经发育不良（165550）
								—	彼得异常（604229）
2	*SCN4A*	NM_000334	chr17: 62022859	c.3581C>T	p.Thr1194Ile	杂合	0	AD	先天性副肌强直（168300）
								AD	高钾性周期性麻痹 2 型（170500）
								AD	乙酰唑胺反应性非典型先天性肌强直（608390）
								AD	低钾性周期性麻痹 2 型（613345）
								AR	先天性肌无力综合征 16 型（614198）
3	*KLF11*	NM_003597	chr2: 10192+47	c.1357_1359del	p.Lys453del	杂合	0.0002	—	青年发病的成年型糖尿病 7 型（MODY7）（610508）
4	*IRS1*	NM_005544	chr2: 227661669	c.1786G>C	p.Gly596Arg	杂合	0.0002	AD	胰岛素抵抗，易感（125853）
5	*TRAF3IP1*	NM_015650	chr2: 239258054	c.1451+5G>A	—	纯合	0.0024	AR	Senior-Loken 综合征 9 型（616629）

患者 1 姐去世，妹妹拒绝行糖尿病相关筛查及基因检测。出院后患者失访。

四、最终诊断

1. 特殊类型糖尿病：Rabson-Mendenhall 综合征（RMS，*INSR* 基因突变）。合并：糖尿病肾病 5 期（KDIGO 慢性肾病分期 A3 G3a），增殖型糖尿病视网膜病变，糖尿病周围神经病变，糖尿病周围血管病变。

2. 继发性高血压。

3. 成人生长激素缺乏症。

4. 慢性肠炎。

五、总结讨论

回顾本例患者的诊疗过程，糖尿病诊断明确，但临床特征既不符合 1 型糖尿病的典型特征（该患者严重高胰岛素血症而非胰岛素绝对缺乏、胰岛素治疗不敏感、抗体阴性等），又与 2 型糖尿病存在较大差异（该患者年轻起病、非肥胖、并发症出现早并进展迅速等），因此其分型诊断成为重中之重。与此同时，该患者存在三方面特殊线索——家族史、特殊体征、严重胰岛素抵抗，其中以严重胰岛素抵抗为核心的一系列临床症候群成为我们明确诊断的关键线索。

按照《Joslin 糖尿病学》的定义，非肥胖患者空腹胰岛素高于 30～50 μU/mL 和（或）葡萄糖负荷后胰岛素水平超过 200 μU/mL 就应做进一步评估，日胰岛素需要量超过 1.5～2.0U/kg 便提示严重胰岛素抵抗[1]。该患者空腹胰岛素高达 134.8mU/L，前 4 日胰岛素用量 2.22～2.66U/kg，且大量胰岛素治疗下血糖仍控制欠佳，均提示患者存在严重胰岛素抵抗。胰岛素抵抗的发生可归因于影响胰岛素作用的外部因素与内部因素。外部因素主要为胰岛素信号通路外因素，包括应激、交感神经兴奋、升糖激素（生长激素、胰高血糖素、糖皮质激素、甲状腺素等）拮抗等原因；内部因素是胰岛素信号通路中相关环节异常，包括胰岛素受体前因素（胰岛素结构异常或胰岛素抗体结合等）、胰岛素受体因素（胰岛素受体突变或胰岛素受体抗体结合等）、胰岛素受体后因素（胰岛素受体后信号通路传导异常）[2]。按照以上思路进行筛查发现：①该例患者拮抗激素水平基本正常，不支持外部因素所致胰岛素抵抗；②该例患者大剂量外源性胰岛素治疗效果欠佳，提示内源性胰岛素结构与胰岛素抵抗的发生关系不大，不支持胰岛素基因突变所致；③胰岛素自身抗体 IAA 阴性，无巯基类药物应用史，不支持胰岛素抗体所致胰岛素自身免疫综合征；④患者结缔组织病全套、抗中性粒细胞胞质抗体（ANCA）等筛查未见异常，且无自身免疫性疾病典型症状，亦不支持自身免疫因素产生胰岛素受体抗体所致的 B 型胰岛素抵抗综合征；⑤患者无动物源性药品、疫苗、单抗等应用史，不考虑检测干扰所致的假性高胰岛素血症。基于上述分析，结合患者家族史考虑遗传性疾病可能性较大，加之其存在牙列不齐、指甲肥厚、乳头及阴蒂肥大等特殊体征，倾向于胰岛素受体信号通路基因突变引起的相关疾病，最终借助全外显子测序，我们锁定元凶为胰岛素受体（*INSR*）基因突变引起的 Rabson-Mendenhall 综合征（RMS）。

INSR 基因突变疾病是连续的疾病谱，按照严重程度由高到低，包括多诺霍综合征（矮妖精貌综合征）、RMS、A 型胰岛素抵抗综合征[3]。RMS 综合征由 Rabson 和 Mendenhall 在 1956 年首次发现并命名[4]，目前全球报道仅数十例，严重程度介于矮妖精貌综合征与 A 型胰岛素抵抗综合征之间，其特殊体征除多毛及黑棘皮等体征外，常会伴有牙发育异常、松果体增生、指甲肥厚、生殖器肥大、皮肤粗糙及衰老外貌等表现，实验室检查以严重胰岛素抵抗为特征，易合并酮症，可有高雄激素血症、低胰岛素样生长因子 1（IGF-1）血症[5]。RMS 患者通常存在典型的糖代谢演变过程：患病早期，当血胰岛素浓度超过 IGF-1 正常生理浓度的 10～100 倍时，可竞争性结合肝脏的 IGF-1 受体（IGF-1R）或通过非 INSR 通路（葡萄糖磷酸化），抑制肝葡萄糖输出，引起空腹低血糖，同时部分患者 INSR 残存部分功能或存在 IGF-1R/INSR 杂合型受体加重空腹低血糖；但在进餐后，胰岛素作用受阻，无法促进外周组织利用葡萄糖，出现难以控制的餐后高血糖。随病程进展，因胰岛功能在代偿极限后衰退、β 细胞自身 INSR 信号转导障碍、高糖毒性导致 β 细胞功能受损等原因，患者出现全程高血糖。进入疾病终末期胰岛素降低、肝葡萄糖输出及脂肪

酸氧化增加，糖代谢紊乱加重，最终发展为酮症酸中毒（diabetic ketoacidosis, DKA）[3]。此外，RMS 患者所出现的特殊体征也与大量胰岛素过度激活 IGF-1R 及表皮生长因子受体（EGFR）等有关：①黑棘皮征：高胰岛素作用于角质细胞和成纤维细胞，促进其增殖，所以黑棘皮多发生于胰岛素敏感性高的部位，比如颈部、腋下、腹股沟等皮肤皱褶处[6]。②性腺改变：胰岛素作用于性腺组织，使雄激素分泌不断增多而引起多毛、痤疮、卵巢多囊样改变、阴蒂肥大等相应症状[3]。③牙齿及指甲畸形：胰岛素受体异常可影响口腔外胚层发育，促进牙周膜细胞向成骨细胞方向分化，并诱导更强的成骨能力导致牙齿畸形；与之类似，过高的胰岛素作用于角化细胞、真皮成纤维细胞等间叶来源细胞，引起指甲肥厚[7]。④大量胰岛素蓄积激活敏感组织的 IGF-1 受体，反馈性抑制 HPGH 轴，导致生长激素及 IGF-1 水平降低，患者生长发育迟缓[8]。较为遗憾的是，该患者因经济原因拒绝做松果体磁共振、口腔影像、骨显像等检查，未能获得更为完整的临床资料。

　　INSR 基因突变，是导致 RMS 的直接原因。人胰岛素受体基因位于染色体 19p13.2-13.3，全长超过 150kb，含有 22 个外显子和 21 个内含子。1~11 号外显子编码 α 亚基，位于胞外，为结合亚基，负责识别并结合胰岛素；12~22 号外显子编码 β 亚基，为跨膜亚基，负责跨膜信号转导，其具有酪氨酸激酶活性，激活后其酪氨酸残基发生磷酸化，并进一步将胰岛素受体底物的酪氨酸残基磷酸化，激活 INSR 通路。完整的 INSR 由 2 个 α 亚基与 2 个 β 亚基组成[3]，当 INSR 基因发生突变时，可因突变位置及类型不同，导致胰岛素受体合成、转运、与胰岛素结合能力、跨膜信号转导及胞吞/再循环/降解过程发生改变，最终引起胰岛素作用缺陷[3]。该患者 INSR 基因存在双位点突变：2 号外显子 c.332G>A（p.Gly111Glu），该突变在东亚人群中的突变频率为 0（PM2），根据生物信息学软件 SIFT 和 Polyphen2 预测其变异分别归属为可有害的和可能有害的变异（PP3）；15 号外显子 c.2882C>G（p.Pro961Arg），该突变在东亚人群中的突变频率为 0（PM2），经生物信息学软件预测其变异归属为可容忍的和良性的变异（BP4）。根据 ACMG 遗传变异分类标准与指南中具体的评分标准[9]，上述突变均判定为 VUS，即临床意义不明的突变。INSR 基因突变的个案报道多为单位点杂合突变[10]，但是当出现双位点杂合突变时，患者的表型可能较单位点杂合突变严重[11,12]。结合本例患者的情况，双突变位点分别位于 α 及 β 亚基编码区段，可能导致两种亚基同时发生改变，推测其可能既影响胰岛素与其受体的结合功能，又影响跨膜信号转导，从而加重临床表型；但其基因突变与表型及功能间的具体联系，则需进一步研究证实。

与此同时，我们发现患者同时合并 *IRS1* 基因发生 c.1786G>C（p.Gly596Arg）杂合突变。IRS1 是胰岛素受体的直接底物，是胰岛素信号传递中的枢纽分子，其酪氨酸残基可被激活的胰岛素受体 β 亚基磷酸化激活，进一步结合并磷酸化 PI3K/Akt、PKC、MAPK 等下游信号通路。该患者 *IRS1* 基因突变位点经生物信息学软件预测其变异归属为可容忍的和良性的变异（BP4），但其与 *INSR* 突变是否存在协同效应尚不得知。已有研究证实，*INSR* 杂合突变鼠、*INSR*/*IRS1* 双杂合突变鼠分别较野生鼠胰岛素升高 5 倍、13 倍，且双杂合鼠表型更为严重[13]。本例患者同时合并 *INSR* 与 *IRS1* 双突变，也可能是其胰岛素抵抗与表型较为严重的原因之一。无独有偶，上海瑞金医院也曾报道 1 例 *INSR* 与 *IRS1* 同时突变的 6 岁女性 RMS 患者，临床表型与本例患者类似[14]，对于本例患者的诊疗亦有指导作用。

对于 RMS 患者，目前尚无针对病因的有效治疗手段，降糖治疗的基本原则为大剂量胰岛素联合其他降糖药物使用，尽量控制胰岛素抵抗造成的代谢紊乱，延缓并发症进展[3]。大剂量胰岛素治疗可能激发突变受体残存活性，同时结合 IGF-1 受体发挥作用，一定程度上改善血糖；二甲双胍、噻唑烷二酮类药物，则通过 AMP 活化蛋白激酶（AMPK）、过氧化物酶体增殖激活受体（PPAR-γ）等途径改善外周组织胰岛素抵抗；胰高血糖素样肽 1 受体激动剂（GLP1-RA）及 DPP-4i 类药物对于此类患者的治疗未见相关文献报道，但从机制推断可能有一定疗效；SGLT-2i 亦未见报道，其可不依赖于胰岛素的降糖作用发挥肾脏保护作用、抑制 RAAS 降压，存在潜在获益，但也应注意其酮症、泌尿系感染等风险。国外个案报道中，重组人 IGF-1 及瘦素治疗可能有效。IGF-1 能促进周围组织利用葡萄糖并抑制生长激素作用以减少肝糖输出，可能降低血糖及高胰岛素血症，还可通过胰岛 β 细胞的 IGF-1 受体在维持 β

细胞功能上起作用。此外，应用 IGF-1 还可能改善少年儿童时期发育迟缓。IGF-1 半衰期短制约其疗效，应用胰岛素泵持续皮下注射重组人 IGF-1，或合用 IGF-1 血浆结合蛋白协同治疗可延长其半衰期；但是不同个体治疗效果差异较大，总体治疗花费较多，且应关注肌痛、体液潴留、良性颅内压升高及糖尿病视网膜病变等不良反应[15]。重组蛋氨酸瘦素长期应用可改善患者血糖、降低 HbA1c 水平，且能在一定程度改善生长激素分泌，单独使用对不合并脂肪变性及高甘油三酯血症的 RMS 患者效果不佳，与胰岛素增敏剂、二甲双胍等口服药合用时效果较好[16]。本例患者因经济原因，出院方案选择"三速一长"联合二甲双胍及吡格列酮治疗，血糖有一定程度改善，但考虑其就诊时病变程度及本病自然病程，其预后及结局不良。

综上，受体突变所致的 RMS，以特殊体征及严重胰岛素抵抗为典型临床表现，多伴有家族遗传倾向，常合并多种代谢异常，其严重程度取决于突变类型。本病需与其他具有相似临床症状的特殊类型糖尿病相鉴别，除严格采集病史、认真细致体格检查、完善检验检查外，基因检测具有重要作用。目前针对此类疾病缺乏有效治疗手段，临床上多对症治疗改善代谢异常，延缓病程进展。通过进一步研究揭示 *INSR* 基因突变与个体表型的关联性，对于临床工作具有较强的启示意义。

参考文献

[1] Kahn C R, Weir G C, King G L, et al.Joslin's Diabetes Mellitus [M]. 14th ed. Philadelphia: Lippincott Williams & Wilkins, 2007.

[2] Ogawa W, Araki E, Ishigaki Y, et al. New classification and diagnostic criteria for insulin resistance syndrome [J]. Endocr J, 2022, 69（2）: 107-113.

[3] 廖二元，袁凌青. 内分泌代谢病学 [M]. 4 版. 北京：人民卫生出版社，2019.

[4] Rabson S M, Mendenhall E N. Familial hypertrophy of pineal body, hyperplasia of adrenal Cortex and diabetes mellitus: report of 3 cases[J]. Am J Clin Pathol, 1956, 26（3）: 283-290.

[5] 万慧. 三种单基因突变糖尿病的基因筛查和临床特点研究 [D]. 上海：上海交通大学，2007.

[6] Tuhan H, Ceylaner S, Nalbantoglu O, et al. A Mutation in INSR in a Child Presenting

with Severe Acanthosis Nigricans [J]. J Clin Res Pediatr Endocrinol，2017，9（4）：371-374.

［7］Jiang S，Fang Q，Zhang F，et al. Functional characterization of insulin receptor gene mutations contributing to Rabson-Mendenhall syndrome-phenotypic heterogeneity of insulin receptor gene mutations [J]. Endocr J，2011，58（11）：931-940.

［8］Hojlund K，Beck-Nielsen H，Flyvbjerg A，et al. Characterisation of adiponectin multimers and the IGF axis in humans with a heterozygote mutation in the tyrosine kinase domain of the insulin receptor gene [J]. Eur J Endocrinol，2012，166（3）：511-519.

［9］Richards S，Aziz N，Bale S，et al. Standards and guidelines for the interpretation of sequence variants：a joint consensus recommendation of the American College of Medical Genetics and Genomics and the Association for Molecular Pathology [J]. Genet Med，2015，17（5）：405-424.

［10］Ardon O，Procter M，Tvrdik T，et al. Sequencing analysis of insulin receptor defects and detection of two novel mutations in *INSR* gene [J]. Mol Genet Metab Rep，2014，1：71-84.

［11］Hosoe J，Kadowaki H，Miya F，et al. Structural Basis and Genotype-Phenotype Correlations of INSR Mutations Causing Severe Insulin Resistance [J]. Diabetes，2017，66（10）：2713-2723.

［12］Choi J H，Kang M，Kim J H，et al. Identification and functional characterization of two novel nonsense mutations in the beta-subunit of INSR that cause severe insulin resistance syndrome [J]. Horm Res Paediatr，2015，84（2）：73-78.

［13］Bruning J C，Winnay J，Bonner-Weir S，et al. Development of a novel polygenic model of NIDDM in mice heterozygous for IR and IRS-1 null alleles [J]. Cell，1997，88（4）：561-572.

［14］宁光，王卫庆，刘建民，等 . 瑞金内分泌疑难病例选 [M]. 2 版 . 上海：上海科学技术出版社，2016.

［15］Weber D R，Stanescu D E，Semple R，et al. Continuous subcutaneous IGF-1 therapy via insulin pump in a patient with Donohue syndrome [J]. J Pediatr Endocrinol Metab，2014，27（11-12）：1237-1241.

［16］Okawa M C，Cochran E，Lightbourne M，et al. Long-Term effects of metreleptin in Rabson-Mendenhall syndrome on glycemia，growth，and kidney function [J]. J Clin Endocrinol Metab，2022，107（3）：e1032-e1046.

（撰写者：郭丰；病例提供者：李志臻）

青年起病、肾糖阈低的糖尿病

一、病史与体格检查

患者，女，21岁。因"口渴、多饮、多尿6月，发现血糖高1个月"于2018年7月入院。6个月前无明显诱因出现口渴、多饮、多尿，日饮水量4 000~5 000mL，尿量与饮水量相当，无尿频、尿急、尿痛，无四肢疼痛、麻木、蚁行感，无视物模糊、视野缺损、复视，未诊治。1个月前就诊于当地医院测空腹血糖15.3mmol/L、餐后血糖20.0mmol/L、空腹C肽0.75ng/mL（1.1~4.4ng/mL），诊断为"糖尿病"，给予"阿卡波糖50mg tid"降糖治疗，未控制饮食，监测空腹血糖控制在7~9mmol/L、餐后2小时血糖控制在11~13mmol/L。以"糖尿病分型待定"收入院。发病以来，神志清、精神可，睡眠正常，大便正常，小便如前述，体重无明显变化。

既往体健，个人史、月经生育史均无特殊。

家族史：父亲26岁发现"糖尿病"，目前口服"达美康缓释片60mg qd"，空腹血糖6.5mmol/L左右，餐后血糖10mmol/L左右；祖母21岁发现"糖尿病"，曾应用多种药物降糖治疗，目前口服"二甲双胍0.5g tid、阿卡波糖50mg tid"，空腹血糖7mmol/L左右，餐后血糖12mmol/L左右；叔叔23岁发现"糖尿病"，未规律降糖治疗，空腹血糖7mmol/L左右，餐后血糖11~13mmol/L。祖父、外祖父、外祖母及母亲健康状况良好。

体格检查：T 36.5℃，P 72次/分，R 18次/分，BP 110/70mmHg，身高160cm，体重54.0kg，BMI 21.09kg/m²。发育正常，营养中等，体形匀称。高级智能粗测与同龄人无差。听力粗测正常。甲状腺未触及。心、肺、腹无异常。四肢肌力5级，肌张力正常，足背动脉可触及。双侧巴宾斯基征阴性。

二、实验室及影像学检查

（一）一般实验室检查

1. 血常规、粪常规、电解质、肝肾功能、凝血功能、传染病筛查、免疫球蛋白、补体、ESR、ANA+ENA 抗体谱、ANCA 四项、甲状腺功能三项、TPOAb、TGAb 无异常。

2. 尿常规：葡萄糖（+++），酮体（−）。

3. 血脂：TC 4.68mmol/L，TG 0.62mmol/L，LDL 3.28mmol/L，HDL 1.25mmol/L。

4. CRP：< 1.50mg/L。

5. ECG：正常。

（二）糖尿病及其并发症相关检查

1. HbA1c：9.40%。

2. 糖尿病相关抗体：GAD、IA–2A、IAA、ICA、ZnT–8 抗体均阴性。

3. OGTT+ 胰岛素及 C 肽释放试验（表 5–2–1）：

表 5-2-1　OGTT+ 胰岛素及 C 肽释放试验

	0 分钟	30 分钟	60 分钟	120 分钟	180 分钟
血糖（mmol/L）	7.4（3.9 ~ 6.1）	12.9	17.1	20.3	16.7
胰岛素（μU/mL）	2.5（2.2 ~ 11.6）	8.00	6.10	7.20	4.70
C 肽（ng/mL）	0.72（0.79 ~ 4.8）	1.35	1.23	1.83	1.49

4. 糖尿病并发症评估：24 小时尿蛋白、24 小时尿微量蛋白均正常；双侧眼底未见明显渗出及出血；四肢被检神经末见明显异常；双侧颈部动脉无血管斑块。

（三）影像学检查

甲状腺、心脏、肝、胆、脾、胰及泌尿系彩超均示正常。

三、诊治经过

结合患者的病史、体征、家族史及辅助检查结果，临床特点如下：①青年女性，发病年龄为 21 岁；②无酮症倾向，不依赖于胰岛素控制血糖；③有三代糖尿病家族遗传史，其祖母、父亲、叔叔均患"糖尿病"，发病呈家族聚集倾向；④胰岛相关抗体阴性，OGTT 释放试验结果提示胰岛素分泌不足。综合以上临床特点，该患者糖尿病可确诊，分型考虑单基因糖尿病、青少年起病的成人型糖尿病（maturity onset diabetes of the young，MODY）可能性较大，但确诊有赖于基因检测。

　　进一步分析，该患者体形匀称（BMI 21.09kg/m²），"三多"症状明显，肾糖阈降低 [尿常规示尿糖（+++）]，胰岛素分泌缺陷，CRP 偏低，无发热、腹痛、腹泻，血肌酐、血尿素、肾小球滤过率、24 小时尿微量白蛋白、肾脏彩超均提示无肾脏损害，无肾发育畸形，无肝功能障碍。结合不同 MODY 亚类的临床特征，推测该患者 MODY3 可能性大。MODY3 系肝细胞核因子 1α（HNF1α）基因突变所致，进一步完善 HNF1α 突变基因及家系内成员的 HNF1α 基因突变检查，结果示该患者为 HNF1α 基因杂合突变（图 5-2-1），

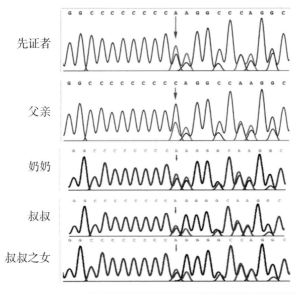

序号	基因名	转录本	染色体位置	核苷酸改变	氨基酸改变	纯杂合	普通人群频率	来源	变异类型
1	HAF1α	NM_000545	chr12: 121432125	Exon: 4/10 c.872dup	p.Gly292fs	杂合	0.0006	父亲	Pathogenic

图 5-2-1　基因检测结果

家系内成员的 HNF1α 基因突变符合常染色体显性遗传规律（图 5-2-2）。至此，MODY3 可确诊。治疗方面，停用阿卡波糖，给予"格列齐特缓释片 30mg qd"降糖治疗，逐渐加量至 60mg/d，血糖控制良好。

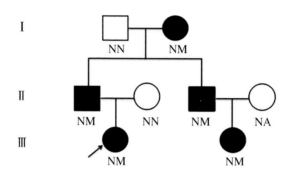

□男性　○女性　●■糖尿病患者　先证者

NN：无突变个体；NM：HNF1α突变杂合子个体；

NA：未检测基因型个体

图 5-2-2　患者家系

四、最终诊断

青少年起病的成人型糖尿病 3 型（MODY 3）。

五、总结讨论

MODY 是一组常染色体显性遗传的特殊类型糖尿病，以发病年龄早（通常 < 25 岁）、胰岛 β 细胞功能缺陷为特征，是具有高度遗传和临床表现型异质性的单基因疾病，其患病率占总糖尿病患者群的 1% ~ 2%[1]。MODY 患者胰岛素分泌不足程度介于 1 型糖尿病与 2 型糖尿病之间，临床表现又具有两者的某些特点，构成了糖尿病疾病谱的中间过渡类型，在临床中极易误诊。当患者临床表现倾向于 2 型糖尿病，但有多代遗传的糖尿病家族史（至少 2 ~ 3 代），尤其是早发糖尿病的家族史，且呈常染色体显性遗传，应当怀疑 MODY；对于临床表现倾向于 1 型糖尿病，而胰岛自身抗体阴性、C 肽水平尚可测得的年轻患者，仍需考虑 MODY。另外，妊娠期发生的糖尿病比较复杂，需与 MODY

相鉴别，5% 可能是 MODY[2]。同为单基因糖尿病的线粒体糖尿病，临床上有以下特征：母系遗传；发病年龄多在 40 岁以前；常伴神经性耳聋；血清乳酸或乳酸 / 丙酮酸比值升高；进行性胰岛素分泌缺陷，常需胰岛素治疗。对于临床观察怀疑 MODY 的患者应行单基因糖尿病的基因检测进一步明确诊断，并警惕线粒体糖尿病的可能。MODY 与 1 型糖尿病、2 型糖尿及线粒体糖尿病的鉴别详见表 5-2-2[1, 3]。

表 5-2-2　1 型糖尿病、2 型糖尿病、线粒体糖尿病与 MODY 临床特征的比较

特点	1 型糖尿病	2 型糖尿病	线粒体糖尿病	MODY
发病高峰年龄	5 ~ 15 岁	> 40 岁	< 45 岁	< 25 岁
起病方式	急，症状明显	隐匿，症状较轻	隐匿，症状较轻	隐匿，症状较轻
体型	多消瘦	肥胖	非肥胖	非肥胖
酮症倾向	常见	不常见	不常见	极少
胰岛素依赖	依赖	不依赖	不依赖	不依赖
自身抗体	阳性	阴性	阴性	阴性
遗传方式	多基因遗传	多基因遗传	线粒体基因突变	常染色体显性遗传
病理生理	胰岛 β 细胞自身免疫损害致胰岛素分泌绝对不足	胰岛素抵抗及胰岛素分泌相对不足	胰岛 β 细胞分泌功能进行性衰退，胰岛素抵抗多不明显	胰岛素分泌不足

根据目前已知的致病基因，MODY 可分为 14 种亚类（MODY 1 ~ 14）[4]，其中 MODY2 型、MODY3 型最常见，分别为葡萄糖激酶（GCK）、*HNF1α* 基因突变，分别占 MODY 患者的 30% ~ 50%。MODY 各亚型的主要特征详见表 5-2-3。

表5-2-3　MODY 1～14 型的致病基因与特征

类型	致病基因	患病率	蛋白功能	病理生理机制	主要特征	治疗
MODY1	HNF4α	较常见	转录因子	影响胰岛β细胞的成熟和功能	一过性新生儿低血糖常见、约一半出生时为巨大儿，对磺酰脲类药物敏感	磺酰脲类/DPP-4i
MODY2	GCK	常见	糖酵解酶	影响胰岛β细胞对葡萄糖的感知	FBP和HbA1c轻度升高，通常无症状，易在妊娠期发现	饮食干预
MODY3	HNF1α	常见	转录因子	影响胰岛β细胞的成熟和功能	肾糖阈降低、对磺酰脲类药物敏感，超敏C反应蛋白（hs-CRP）水平偏低	磺酰脲类/GLP1-RA/DPP-4i
MODY4	PDX1/PF1	罕见	转录因子	影响胰岛β细胞的成熟和功能	纯合子表现为胰腺不发育	饮食干预/口服药物/胰岛素
MODY5	HNF1β	少见	转录因子	影响胰岛β细胞的成熟和功能	泌尿生殖系统畸形、胰腺内外分泌腺均受损、肝肾功能受损、神经精神系统异常	胰岛素
MODY6	NEUROD1	罕见	转录因子	影响胰岛β细胞的成熟和功能	部分患者可发生酮症酸中毒、另有部分患者体形肥胖	口服药物/胰岛素
MODY7	KLF11	非常罕见	转录因子	影响胰岛β细胞的成熟和功能	胰岛素分泌不足、胎儿可出现宫内发育迟缓	口服药物/胰岛素
MODY8	CEL	非常罕见	脂肪酶	蛋白错误折叠，易聚集等蛋白毒性	同时存在胰腺内、外分泌功能缺陷	口服药物/胰岛素
MODY9	PAX4	非常罕见	转录因子	影响胰岛β细胞的成熟和功能	表现为多食和多尿、血糖升高，尿酮体可呈阳性	饮食干预/口服药物/胰岛素

续表

类型	致病基因	患病率	蛋白功能	病理生理机制	主要特征	治疗
MODY10	INS	罕见	激素	胰岛素原转录、表达、成熟和分泌等障碍/胰岛素作用缺陷	常见于新生儿糖尿病，极少数表现为MODY	口服药物/胰岛素
MODY11	BLK	非常罕见	酪氨酸激酶	影响胰岛素的合成与分泌	常伴有肥胖	口服药物/胰岛素
MODY12	ABCC8	罕见	ATP敏感钾通道调节亚基	影响ATP敏感钾通道的关闭	常见于新生儿糖尿病，极少数表现为MODY，对磺酰脲类药物敏感	口服药物/胰岛素
MODY13	KCNJ11	非常罕见	ATP敏感钾通道调节亚基	影响ATP敏感钾通道的关闭	常见于新生儿糖尿病，极少数表现为MODY，对磺酰脲类药物敏感	口服药物（磺酰脲类药物首选）/胰岛素
MODY14	APPL1	非常罕见	丝氨酸/苏氨酸激酶	引起胰岛β细胞分泌缺陷和外周胰岛素抵抗	不详	饮食干预/口服药物/胰岛素

MODY3 为 *HNF1α* 基因突变所致，*HNF1α* 蛋白是胰岛 β 细胞中胰岛素基因的弱反式激活因子，*HNF1α* 基因突变可导致胰岛素分泌受损[5]。由于 HNF-1α 蛋白调控肾小管上皮细胞中钠 - 葡萄糖协同转运蛋白 2（sodium-glucose cotransporter 2，*SLGT2*）基因的表达，*HNF-1α* 基因突变可导致肾糖阈降低，出现尿糖阳性，在未发病的基因突变携带者中也可检测到葡萄糖负荷引起的糖尿。患者的胰岛功能以胰岛素分泌缺陷为主，一般没有明显的胰岛素抵抗，胰岛素分泌缺陷会随着病程逐渐加重，最终往往需要胰岛素治疗，易被误诊为 1 型糖尿病。此外，和其他类型糖尿病相比，hs-CRP 水平更低。

尽管 MODY3 的特点是胰岛素分泌受损，但是 MODY3 患者表现出对磺酰脲类药物降糖作用的超敏反应，可能是由于磺酰脲类药物的肝脏清除率受损和血浆浓度升高所致。在 *HNF1α* 基因敲除的小鼠中，格列本脲通过肝细胞膜的转运减少，肝脏清除率降低，生物半衰期延长；而小鼠血清中高水平的胆汁酸可能是格列本脲清除率下降的原因[6]。编码 HNF-1α 调控的格列本脲转运体和磺酰脲代谢 P450 酶的基因遗传变异可能是导致 MODY3 患者血浆半衰期延长和对磺酰脲类药物敏感性差异的原因。

MODY3 是所有 MODY 分型中最常见的一种，随着年龄的增长，胰岛素的分泌逐渐减少，并且血糖控制趋于恶化，发生微血管和大血管并发症的风险与 1 型和 2 型糖尿病相似，因此需要进行积极治疗。MODY3 的治疗取决于年龄和 HbA1c 水平：当 HbA1c < 6.5%，首先选择饮食干预，当饮食干预不能满足血糖控制时可首先选择磺酰脲类药物治疗[7]。患者在应用磺酰脲类药物治疗时，建议初始剂量为有效剂量的 1/4，根据血糖逐步增加剂量，避免发生低血糖。长期使用磺酰脲类药物可能导致体重增加和内源性胰岛素分泌减少，部分患者可能进展为胰岛素依赖的 2 型糖尿病。本例患者发现血糖高 1 月余，应用阿卡波糖降糖治疗，血糖控制差，入我院后停用阿卡波糖，对其进行糖尿病宣教，嘱其控制饮食及规律运动，给予"格列齐特缓释片 60mg qd"降糖治疗，空腹血糖控制在 6～7mmol/L，餐后 2 小时血糖控制在 8～10mmol/L。在后续随访中发现，患者应用磺酰脲类药物治疗，血糖控制良好。若出现胰岛 β 细胞功能恶化，可能仍需胰岛素治疗。此外，先证者叔叔之女系 *HNF-1α* 基因突变

杂合子个体，现年 13 岁，血糖正常，后续需定期监测血糖。

新近研究证实，GLP1-RA 和 DPP-4i 通过增加环磷酸腺苷（cAMP）的产生促进胰岛素分泌，其诱导的胰岛素分泌方式能更有效地增加 MODY3 患者的胰岛素分泌，减少胰岛 β 细胞凋亡，促进胰岛 β 细胞生成[8]。更为重要的是，GLP1-RA 和 DDP-4i 在 MODY3 治疗中能获得和磺酰脲类药物相当的降糖效果，低血糖的发生率更低，能为患者带来更多的临床获益。

综上，MODY 表现为遗传异质性，其家系中携带突变基因的健康成员的患病风险高达 95%，同一家系的患者临床表现高度相似，不同表型差异较大，且不同 MODY 亚型的治疗方案不同，预后也不同，因此，对 MODY 亚型的识别至关重要。对符合 MODY 临床表现的家系先证者进行直接测序可以确定突变的存在及疾病的亚型，从而制订治疗方案及评估疾病预后；对家系中未发病的突变携带者进行早期生活方式干预、监测和病情追踪，可延缓甚或逆转疾病发生。

参考文献

[1] 陈家伦. 临床内分泌学 [M]. 上海：上海科学技术出版社，2011.

[2] Thanabalasingham G，Owen K R. Diagnosis and management of maturity onset diabetes of the young（MODY）[J]. BMJ，2011，343：d6044.

[3] 廖二元. 内分泌与代谢病学 [M]. 3 版. 北京：人民卫生出版社，2012.

[4] 徐勇，胡承，杨涛，等. 中华医学会糖尿病学分会糖尿病基础研究与转化医学学组. 青少年起病的成人型糖尿病筛查与诊治专家共识 [J]. 中华糖尿病杂志，2022，14（5）：423-432.

[5] Yamagata K，Oda N，Kaisaki P J，et al. Mutations in the hepatocyte nuclear factor-1alpha gene in maturity-onset diabetes of the young（MODY3）[J]. Nature，1996，384（6608）：455-458.

[6] Boileau P，Wolfrum C，Shih D Q，et al. Decreased glibenclamide uptake in hepatocytes of hepatocyte nuclear factor-1alpha-deficient mice：a mechanism for hypersensitivity to sulfonylurea therapy in patients with maturity-onset diabetes of the young，type 3（MODY3）[J]. Diabetes，2002，51 Suppl 3：S343-348.

[7] Valkovicova T，Skopkova M，Stanik J，et al. Novel insights into genetics and clinics of

the HNF1α–MODY [J]. Endocr Regul，2019，53（2）：110–134.

［8］Urakami T. Maturity onset diabetes of the young（MODY）：current perspectives on diagnosis and treatment [J]. Diabetes Metab Syndr Obes，2019，12：1047–1056.

（撰写者：王娇；病例提供者：李志臻）

口渴、多饮、多尿伴眼睑下垂

一、病史与体格检查

患者，男，46岁。以"口渴、多饮、多尿5年，左眼睑下垂15天，前额及眼眶疼痛10天"为主诉于2019年12月14日入院。患者于5年多前出现口渴、多饮、多尿，无手足麻木、视物模糊，至当地医院测空腹血糖约10mmol/L，诊断为"2型糖尿病"。其间间断口服"二甲双胍"治疗，偶测空腹血糖，波动于8~12mmol/L，未在意。15天前无明显诱因出现左眼睑下垂。10天前，前额及眼眶出现疼痛，为持续性钝痛，视觉模拟量表（VAS）评分3分，无肢体麻木、头晕、视物旋转、恶心、呕吐，无言语不清、嘴角歪斜、单侧肢体无力及活动障碍，无视物模糊、视力下降等。至当地医院查头颅MRI及CTA提示脑动脉狭窄，余无异常。诊断为"①2型糖尿病；②左眼睑下垂原因待查"，予降糖、改善循环、营养神经等对症支持治疗。治疗过程中，前额疼痛症状进一步加重，夜间为著，难以入眠，遂来我院就诊，门诊以"①2型糖尿病；②眼睑下垂、前额疼痛原因待查：脑神经病变？"收住院。发病以来，神志清，食欲正常，近10天睡眠欠佳，大便正常，小便如上述，体重无明显改变。

既往史、个人史无特殊。母亲患"糖尿病"，患病年龄在50岁左右，无其他家族性遗传病史。

体格检查：T 36.5℃，P 79次/分，R 18次/分，BP 130/85mmHg，身高168cm，体重66kg，BMI 23kg/m²。神志清，构音清楚，全身皮肤黏膜无皮疹、出血点，浅表淋巴结未触及。双侧瞳孔等大等圆，直径约3mm，直接及间接对光反射存在。左眼睑下垂，眼球向上、内下、内收活动受限，外展正常，左眼睑、左前额部压痛，眼周无红肿、发热。右眼睑无下垂，眼球活动正常。双侧鼻唇沟对称，伸舌居中。颈软，甲状腺未触及。心肺无异常。四肢活动自如，肌张力正常，肌力 5 级，双侧足背动脉搏动正常。生理反射存在，病理反射未引出。

二、实验室及影像学检查

（一）一般实验室检查

1. 血常规、肝肾功能、血脂、ESR、CRP、PCT、肿瘤标志物、24 小时尿微量白蛋白均未见异常。

2. 尿常规：葡萄糖（+）。

3. 新斯的明试验：参照重症肌无力临床绝对评分标准进行上睑无力计分。注射新斯的明前后均为 4 分，相对评分 0 分，提示阴性。

4. 神经肌电图：四肢被检神经周围运动及末梢感觉传导功能未见异常。

（二）激素相关检查

1. 甲状腺功能及相关抗体（表 5–3–1）：

表 5-3-1　甲状腺功能

	FT_3 （pmol/L）	FT_4 （pmol/L）	TSH （μIU/mL）
结果	4.69	12.98	0.500
参考值	3.28 ~ 6.47	7.9 ~ 18.4	0.56 ~ 5.91

TPOAb、TGAb、TSAb 均阴性。

2. HbA1c：9.10%。

3. OGTT 及 C 肽释放试验（表 5–3–2）：

表 5-3-2　OGTT 及 C 肽释放试验

	0 分钟	30 分钟	60 分钟	120 分钟	180 分钟
血糖（mmol/L）	5.9（3.9 ~ 6.1）	8.2	11.1	14.4	13
C 肽（ng/mL）	0.62（0.79 ~ 4.8）	1.06	1.62	2.83	3.23

（三）影像学检查

1. 双侧眼眶及胸部 CT 平扫：未见异常。

2. 眼底彩色照相：视网膜出现少量硬性渗出及出血点，双眼动脉管径纤细。

2019-11-28 外院头颅 CTA 检查经我院再次阅片：①右侧大脑后动脉 P2 段局部阶段性狭窄；②颅内外段示血管未见明显动脉瘤征象；③双侧颈内动脉起始处点状钙化斑块。

2019-11-28 外院头颅 MRI 平扫经我院再次阅片：未见明显异常。

2019-12-03 外院双侧颈部动脉彩超：左侧颈内动脉、右侧颈外动脉硬化斑块形成。

三、诊治经过

根据患者病史、体征、实验室及影像学检查初步诊断为：① 2 型糖尿病并周围血管病变、视网膜病变；②左上睑下垂、前额疼痛原因待查：糖尿病脑神经病变？痛性眼肌麻痹？眼肌麻痹根据发病年龄可分为先天性和后天性两种（图 5-3-1）。后天性眼肌麻痹居多，常见病因包括头部创伤、颅内肿瘤、脑血管病变、感染、炎性病变、自身免疫及内分泌代谢疾病等。首先根据患者病史、头颅 CTA、头颅 MRI 和眼眶 CT 结果，排除头部创伤、颅内和眶内肿瘤、炎性假瘤、颅内动脉瘤、脑梗死和出血等疾病；化脓性脑膜炎有前驱感染史，剧烈头痛、呕吐等表现，体格检查有脑膜刺激征，结合患者情况可排除该疾病；眼周无红肿、发热，炎症指标阴性，排除海绵窦血栓性静脉炎、眶间脓肿及动眼神经炎可能；无多脑神经损害、共济失调、意识障碍等情况，排除脑干脑炎；重症肌无力可单独存在或与 Graves 病并存，表现为眼睑下垂、单侧或双侧眼球活动受限，结合患者甲状腺功能、甲状腺相关抗体及新斯的明试验结果，不考虑该疾病；肌无力综合征常常见于肺癌引起的肿瘤远隔效应，是一种累及神经 - 肌肉接头突触前膜的自身免疫性疾病，结合患者眼睑下垂无晨重暮轻表现，胸部 CT 无占位，肿瘤标志物正常，可基本排除该疾病。综合以上分析初步考虑患者症状与糖尿病并脑神经病变有关。在脑神经病变中，动眼神经麻痹可导致上直肌、内直肌、下直肌或下斜肌功能异常，使眼球向上、内下、内收活动障碍，因而该患者脑神经病变为动眼神经麻痹。

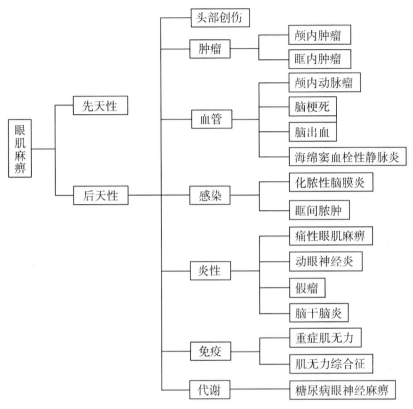

图 5-3-1　眼肌麻痹的病因分析

　　患者夜间因前额疼痛入睡困难、血糖控制欠佳，入院后予胰岛素泵控制血糖，同时改善循环、营养神经治疗。入院第 4 天，患者前额疼痛症状仍无好转，睡眠欠佳，晨起空腹血糖仍偏高，遂加用"泼尼松 10mg tid"改善神经水肿及前额、眼睑疼痛症状，同时密切监测血糖，以防糖皮质激素引起血糖进一步升高。患者使用泼尼松当晚前额及眼睑疼痛减轻，VAS 评分 2 分，睡眠改善，且次日空腹血糖并未因用糖皮质激素而有所上升，反而较前下降。并请康复科会诊，予针灸联合局部低频脉冲电刺激治疗并每日进行睁眼训练。入院 8 天后，患者前额、眼眶疼痛和睡眠状况进一步改善，VAS 评分 1 分，血糖控制良好，评估胰岛功能后调整降糖方案为"甘精胰岛素 18U qn 皮下注射"，"二甲双胍 850mg bid 口服"。继续小剂量糖皮质激素治疗，同时改善循环（胰激肽原酶）、营养神经（甲钴胺），辅以眼周低频脉冲电刺激治疗。入院 12 天后，患者前额、眼眶疼痛消失，左眼睑下垂和眼球向上、内下活动受限症状显著缓解。

随访转归：出院后泼尼松逐渐减量，1个月后患者左眼睑下垂消失，左眼球向上、内下活动受限症状部分恢复，接近正常。3个月后，患者左眼球活动完全正常，停止糖皮质激素治疗（图 5-3-2）。

| 2019-12-11 | 2019-12-26 | 2020-01-28 | 2020-03-28 |

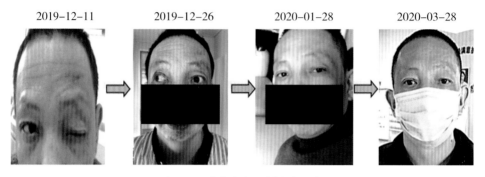

图 5-3-2　患者治疗及随访期间照片

四、最终诊断

2型糖尿病合并多个并发症：①动眼神经麻痹（周围神经病变）；②周围血管病变；③视网膜病变非增殖型中度。

五、总结讨论

糖尿病神经病变（DPN）是糖尿病最常见的慢性并发症之一，可分为弥漫性神经病变、单神经病变和神经根神经丛病变[1]。其中单神经病变可累及脑神经，属于周围神经病变。糖尿病脑神经病变（DCN）可累及动眼神经、展神经、滑车神经和三叉神经等。据文献报道，DPN的患病率为 21.8% ~ 85.0%，其中DCN占 0.7% ~ 1.0%。而单侧动眼神经麻痹最常见，占DCN的一半以上（59.3%）[2]。糖尿病动眼神经麻痹的临床特征如下：①动眼神经麻痹可为糖尿病首发症状，可于糖尿病诊断前或诊断时发现；②动眼神经麻痹与糖尿病病程和严重程度无明显相关性，在血糖控制良好的情况下亦可发生；③常累及单侧眼，可表现为单侧眼外肌麻痹、复视，通常伴有不同程度的前额或眼眶部疼痛，疼痛一般不剧烈；④预后较好，很少复发，平均康复时间 3 ~ 4 个月。该患者首先考虑糖尿病动眼神经麻痹，但需与眼肌麻痹的其他常见病因相鉴别（图 5-3-1）。然而，本患者尚有前额及眼眶疼痛表现，且短期小剂量糖皮质激素治疗后症状明显缓解，因此与痛性眼肌麻痹综合征（THS）的鉴别为诊断难点。THS 多为颈内动脉颅内段非特异性炎症所致，前额及眼眶部疼痛较为剧烈。结合 2018 年头痛疾病国际分类[3]，THS 的诊断标准为：①同侧第 III 对脑神经的一支或多支、第 IV 和（或）第 VI 对脑神经病变。②疼痛位于同侧前额和眼眶，为持续性，程度较剧烈；疼痛可出现于第 III、IV 和（或）第 VI 对脑神经病变之前 2 周内，或与其同时发生。③ MRI 见海绵窦强化、增宽，或者活检证实海绵窦、眶上裂或眶后存在炎性肉芽肿。④经足量糖皮质激素治疗后脑神经麻痹和疼痛在 72 小时内明显缓解。⑤排除颅内动脉瘤、肿瘤、血管炎、脑膜炎等其他原因。激素可用作诊断性治疗，颅内探查和病理检查是最可靠的手段。而本患者眼肌麻痹先于前额和眼眶疼痛，且疼痛为持续性钝痛、不剧烈，此外头颅 MRI 中海绵窦未见增宽、强化，故与 THS 的诊断不符。

动眼神经包括躯体运动神经纤维及副交感神经纤维（图 5-3-3）。躯体运动神经参与眼球运动而副交感神经参与瞳孔对光反射和调节反射（图 5-3-4），因此动眼神经损伤会出现眼球运动障碍、瞳孔对光反射及调节反射消失。然而，该患者并无瞳孔对光反射异常，且合并前额及眼睑疼痛，仅用动眼神经麻痹无法完全解释其临床表现。一方面，就动眼神经解剖走行（图 5-3-5）而言，颅内支配瞳孔括约肌的副交感神经纤维走行在动眼神经干表面的内上部，该处血液供应主要来自软脑膜的丰富吻合支；但供给眼外肌躯体运动神经纤维的滋养动脉位于动眼神经干的中心部，受缺血缺氧的影响较大[4]，因此，躯体运动神经纤维损伤导致的眼肌麻痹较为明显。相反，副交感神经纤维因对糖尿病微循环障碍导致的缺血耐受性更强，瞳孔对光反射可完全正常，该现象称为瞳孔回避。另一方面，在猴和其他的哺乳类动物的研究中发现，动眼神经包含三叉神经节眼区的中枢突起（图 5-3-4），走行在动眼神经中的三叉神经纤维传递来自前额、上眼睑和结膜的痛觉信号，因此其缺血性损害可引起前额、眼睑疼痛[5]。

就发病机制而言，DPN 主要为神经营养血管基底膜增厚、血管内壁脂质

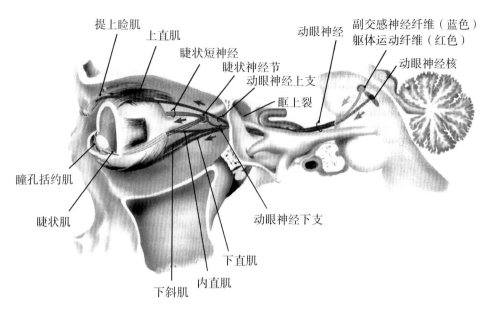

图 5-3-3　动眼神经走行矢状位切面

（引自：Wilson-Pauwels，Linda. Cranial Nerves. Shelton，Conn.：People's Medical Pub. House，2010. Print.）

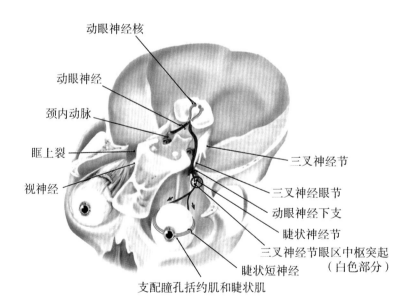

图 5-3-4　动眼神经走行水平位切面

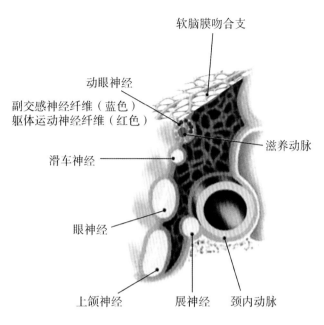

软脑膜吻合支

动眼神经

副交感神经纤维（蓝色）
躯体运动神经纤维（红色）

滋养动脉

滑车神经

眼神经

上颌神经   展神经   颈内动脉

图 5-3-5　动眼神经供给血管分布

（引自：Wilson-Pauwels, Linda. Cranial Nerves. Shelton, Conn.：People's Medical Pub. House, 2010. Print.）

斑块沉积，形成管腔狭窄；血小板及纤溶系统功能异常，促使血管内微血栓形成，进而使营养神经的血管缺血、缺氧；同时由于代谢障碍，葡萄糖在还原酶的作用下转化为山梨醇，大量聚集在神经细胞中，使细胞水肿。其次，持续高糖状态可导致施万细胞的多元醇途径通量增加，线粒体功能障碍、氧化应激等引发神经炎症、轴突脱髓鞘变性等。以上几方面共同导致神经功能障碍[6]。此外，具有调节性 T 淋巴细胞亚群的细胞免疫机制亦在糖尿病神经病变中发挥作用。据报道，CD8+ 的 T 淋巴细胞对施万细胞的细胞毒性参与糖尿病神经病变的发生发展[7]。综上所述，糖尿病神经病变的发病机制主要有代谢学说和血管学说，但均无法单独对其发病机制做出圆满解释。而包括自身免疫介导的多元论的发病观点更易被学界接受[8]。

　　根据 DPN 的发病机制，理论上改善循环、营养神经应该有效，但本例患者经治疗后症状并未好转，且前额及眼眶疼痛有加重的趋势。经小剂量糖皮质激素治疗后眼球活动及疼痛症状明显缓解，提示在糖尿病动眼神经麻痹中，神经供血不足、氧化应激损伤虽是其原因之一，但相较于免疫炎症损伤可能是其次要原因。由于脑神经病变活检困难，临床上难以获得应用糖皮质激素治疗的确切病理依据。也因其患病率低，很难进行大规模随机对照临床研究明确接受糖皮质激素治疗的高质量循证医学依据及有效治疗剂量。因此，选择糖皮质激素的有效治疗剂量又不增加其副作用是治疗糖尿病动眼神经麻痹的难题。回顾性研究及病例报道显示[9-11]，小剂量糖皮质激素（泼尼松龙或泼尼松每日 30～40mg）可有效改善糖尿病脑神经病变。根据在体内作用时间的长短，糖皮质激素可分为短效、中效及长效类，但三者的区别不仅限于作用时间，在生物效能上也存在差异。作用时间越长，抗炎及免疫抑制作用越强，但对升糖及下丘脑 – 垂体 – 肾上腺皮质轴的负反馈抑制作用也越大。此外，穿透血脑屏障的能力从强至弱依次是中效、长效和短效糖皮质激素[12]。因此，整体而言，中效糖皮质激素是治疗糖尿病脑神经病变的首选。需注意：外源性糖皮质激素可通过多种机制引起血糖不同程度升高，加重糖尿病患者的高血糖状态。对所有外源性糖皮质激素应用者，应在病情控制的前提下尽量采用最小有效剂量，且在治疗前后需加强血糖监测，以及时调整用药。此外，针灸在周围神经再生和修复的康复治疗中已受到广泛认可。一项回顾性研究表明，短暂的低频电刺激（20Hz）会加速损伤的运动和感觉轴突修复。在糖尿病眼肌麻痹患者中分析低频电刺激治疗效果，发现每周接受 5 次电刺激、平均 25 次、不超过 1.5 个月的治疗周期可有效促进眼外肌功能恢复[13]。

糖尿病动眼神经麻痹在临床上虽较少见，但严重影响患者生活质量。该患者的病情演变给我们以下重要提示：①在糖尿病患者中，对突发眼球活动受限者，要考虑到少见的糖尿病神经并发症——脑神经病变。②明确糖尿病动眼神经麻痹的诊断需排除其他导致动眼神经麻痹的相关疾病，以免漏诊、误诊。③尽快减轻眼周疼痛，恢复眼肌功能是治疗的目的。积极稳定血糖是治疗的基础，可辅以改善微循环、抗氧化、营养神经、针灸理疗和面部康复训练等多种治疗手段。由于免疫炎症可能是该病的重要发病原因，早期积极应用小剂量糖皮质激素治疗有望为患者争取最佳预后。

参考文献

［1］中华医学会糖尿病学分会神经并发症学组.糖尿病神经病变诊治专家共识（2021年版）[J].中华糖尿病杂志，2021，13（6）：540-557.

［2］Zhou L，Li X，Liu T，et al. Efficacy of intraorbital electroacupuncture for diabetic abducens nerve palsy：study protocol for a prospective single-center randomized controlled trial [J]. Neural Regen Res，2017，12（5）：826-830.

［3］Mullen E，Rutland J，Green M，et al. Reappraising the Tolosa-Hunt Syndrome diagnostic criteria：a case series [J]. Headache，2020，60（1）：259-264.

［4］张阳，李俊红.动眼神经麻痹的定位诊断及治疗进展 [J].中华眼科医学杂志，2017，7（3）：140-144.

［5］Danieli L，Montali M，Remonda L，et al. Clinically directed neuroimaging of ophthalmoplegia [J]. Clin Neuroradiol，2018，28（1）：3-16.

［6］Goncalves N P，Vagter C B，Andersen H，et al. Schwann cell interactions with axons and microvessels in diabetic neuropathy [J]. Nature reviews Neurology，2017，13（3）：135-147.

［7］Xue T，Zhang X，Xing Y，et al. Advances about immunoinflammatory pathogenesis and treatment in diabetic peripheral neuropathy [J]. Front Pharmacol，2021，12：748193.

［8］廖二元，袁凌青.内分泌代谢病学 [M].4版.北京：人民卫生出版社，2019.

［9］王薇，彭冶涵，崔晔，等.糖尿病动眼神经麻痹28例临床分析 [J].中国血液流变学杂志，2019，29（4）：409-411.

［10］Singh N P，Garg S，Kumar S，et al. Multiple cranial nerve palsies associated with type 2 diabetes mellitus [J]. Singapore medical journal，2006，47（8）：712-715.

［11］Dey A. Recurrent cranio-oculo-facial diabetic complication [J]. Journal of family medicine and primary care，2019，8（8）：2732-2734.

［12］陈家伦.临床内分泌学 [M].上海：上海科学技术出版社，2016.

［13］Zhou L Y，Liu T J，Li X M，et al. Effects of intraorbital electroacupuncture on diabetic abducens nerve palsy [J]. Chinese Medical Journal，2017，130（14）：1741-1742.

（撰写者：张好好；病例提供者：张好好）

伴双下肢乏力、胸闷、心悸的高血糖

■、病史与体格检查

患者，女，55岁，以"发现血糖高4年，手足麻木1年，双下肢乏力半年"为主诉于2020年6月入院。患者4年前体检测空腹血糖7.0mmol/L，无口干、多饮、多食、多尿，无明显体重下降，未诊治，未监测血糖。1年前出现手足麻木，就诊于当地医院，诊断为"糖尿病"，给予"二甲双胍0.5g tid"降糖治疗，未规律口服药物，未监测血糖。半年前出现双下肢乏力、酸困，行走数百米困难，伴间断胸闷、心悸，与活动无关，自测餐后2小时血糖11.4mmol/L，就诊于当地医院心内科，行心脏冠脉造影术未见明显狭窄。出院后仍间断胸闷、心悸，行走乏力，至当地医院测空腹血糖7.9mmol/L、HbA1c 7.7%、尿ACR 198.1mg/g，给予"二甲双胍0.5g tid、阿卡波糖50mg tid"控制血糖，偶测餐后2小时血糖波动于9.0～14.0mmol/L，今为进一步诊治来我院。

既往史：双耳听力下降5年。

个人史、婚姻史、月经生育史：均无特殊。

家族史：母亲、妹妹均死于严重糖尿病并发症，且均伴有听力下降。父亲已故，死因不详，无糖尿病及耳聋病史，1女健康状况良好。

体格检查：T 36.5℃，P 85次/分，R 18次/分，BP 140/60mmHg，身高150cm，体重43kg，BMI 19.1kg/m²。体形消瘦，正常面容，毛发分布正常，双眼视力无明显下降，双耳对称性听力下降，日常谈话听不清，提高音量后可正常交流。甲状腺未触及肿大，心、肺、腹无异常，双下肢无明显水肿。双侧大腿周围肌肉组织萎缩。四肢肌张力正常，肌力5级，触觉、位置觉、痛温觉未见明显异常，双侧足背动脉搏动无明显减弱。生理性反射存在，病理性反射未引出。

二、实验室及影像学检查

（一）一般实验室检查

1. 血常规、尿常规、粪常规、电解质、肝功能、肾功能、凝血功能、肿瘤标志物、传染病筛查、甲状腺功能均未见明显异常。

2. 血脂：TC 4.14mmol/L（＜5.2mmol/L），TG 2.06mmol/L（＜1.7mmol/L），LDL 2.24mmol/L（＜3.61mmol/L），HDL 1.31mmol/L（＞0.91mmol/L）。

3. 炎症指标：CRP 1.2mg/L（0～10mg/L），ESR 1.0mm/h（0～20mm/h）。

4. 血气分析：pH 7.37（7.35～7.45），乳酸1.84mmol/L（0.5～1.7mmol/L），葡萄糖7.46mmol/L（3.9～6.1mmol/L），实际碱剩余 –1.3mmol/L（–2～+3mmol/L），阴离子间隙15.3mmol/L（8～16mmol/L）。

（二）糖尿病及其并发症相关检查

1. OGTT+胰岛素、C肽释放试验（表5-4-1）。

表5-4-1　OGTT及胰岛素、C肽释放试验

	空腹/0分钟	30分钟	60分钟	120分钟	180分钟
血糖（mmol/L）	5.6（3.9～6.1）	15.2	17	15.5	12.6
胰岛素（μU/mL）	1.8（2.2～11.6）	21.0	13.1	13.7	12.3
C肽（ng/mL）	0.7（0.79～4.8）	2.4	3.16	4.61	4.82

2. HbA1c：7.7%（4.0%～6.6%）。

3. 糖尿病相关抗体：GAD–Ab 1.05IU/mL（1～10IU/mL），IAA 0.08COI（0～1COI），ICA 0.08COI（0～1COI）。

4. 24小时尿蛋白：尿量1.8L（1～2L），尿蛋白总量0.29g（0～0.15g），尿微量白蛋白总量84.6mg（0～30mg）。

5. 心肌酶谱：谷草转氨酶38U/L（0～40U/L），肌酸激酶411U/L（26～192U/L），肌酸激酶同工酶31.6U/L（0～25U/L），乳酸脱氢酶309U/L（75～245U/L），乳酸脱氢酶同工酶186U/L（15～65U/L），α–羟丁酸脱氢酶275U/L（70～200U/L）。

6. B型钠尿肽前体：118pg/mL（0～150pg/mL）。

7.眼底检查：双侧眼底均可见散在点状渗出，未见明显出血及血管瘤形成。

8.感觉神经传导检测：左侧正中神经中度感觉减退，右侧无异常；左侧腓浅神经和腓深神经轻度感觉功能障碍，右侧轻度感觉功能障碍。

9.肌电图（EMG）示四肢被检肌肉和神经周围运动及感觉传导无异常；H反射示双下肢胫神经H反射未见异常；SSEP示右上下肢深感觉传导路N20、P40诱发电位潜伏时正常，波幅降低；MEP示四肢锥体束传导功能无异常。

10.纯音测听＋中耳分析报告：声导抗示双侧A型，纯音测听示双侧神经性耳聋（左耳平均听阈65dBHL，右耳平均听阈62dBHL），耳聋程度为中重度。

11. ECG示下壁及前侧壁T波改变。动态ECG：①基础心律为窦性心律，心率动态变化正常，平均心率及最低心率稍偏高；②偶发房性期前收缩，偶成对出现；③持续性T波改变；④心率变异性正常。

（三）影像学检查

1.超声

（1）周围血管彩超：双侧颈动脉、椎动脉及锁骨下动脉未见明显异常；双侧下肢动脉散在小硬斑形成；双侧下肢深静脉未见明显异常。

（2）肝、胆、脾、胰未见明显异常；左室舒张功能减低；甲状腺双侧叶囊性结节。

2.MRI

（1）双大腿MRI：①双侧大腿周围肌肉组织萎缩；②双侧髌骨软化。

（2）头颅MRI：①双侧额顶叶白质脱髓鞘；②轻度脑萎缩。

3.CT：胸部CT示双肺底轻微炎症。

三、诊治经过

患者中年女性，糖尿病病史4年，体形消瘦，口服降糖药物有效，评估胰岛功能示胰岛素释放基础水平稍低，高峰延迟，糖尿病相关抗体均阴性，无酮症起病，排除1型糖尿病。患者典型症状为间断胸闷、心悸，自诉与活动无关，伴有双下肢乏力、酸困，行心脏冠脉造影术未见明显狭窄，排除冠状脉粥样硬化性心脏病；行头颅 MRI 未发现梗死缺血灶及软化灶，排除脑梗死。体格检查发现双耳对称性听力下降，追问其家族史，知其母亲及妹妹患有糖尿病，且均伴有与患者同样的耳聋症状，符合母系遗传特征。综合以上病史、体征、家族史，拟诊为特殊类型糖尿病，线粒体糖尿病可能性大。

完善血气分析、心肌酶谱，发现高乳酸血症，肌酶明显升高，进一步支持上述诊断，但确诊仍需依靠基因检测。然而，由于线粒体 DNA 的异质性，外周血标本检测假阴性率较高，而肌肉组织学检测可以大大提高该疾病的检出率，因此，先行 MRI 以了解肌肉有无病变。MRI 结果显示患者双侧大腿周围肌肉组织存在萎缩，结合神经内科及病理科专家会诊意见，在征得患者同意后，取左侧股四头肌肌肉组织行病理学检查及基因检测。

肌肉组织病理诊断：HE 及 MGT 染色示肌束内结缔组织无明显增生，肌纤维排列较紧密，大小不均匀，可见萎缩圆形或角形肌纤维，可见少量肌纤维边缘嗜碱，可见少量肌纤维坏死伴吞噬现象，可见固缩核团块；NADH-TR 染色部分肌纤维氧化酶分布不均匀；琥珀酸脱氢酶（SDH）染色显示部分肌纤维氧化酶分布不均匀，可见散在破碎样棕褐色肌纤维（RBF）；油红 O（ORO）染色部分肌纤维内脂滴增多（图 5-4-1）。进一步行免疫组化示：Dystrophin-N、C、R（膜+）、α、β、γ、δ-Sarcoglycan（膜+），spectrin（膜+），Desmin（+），Desferlin（+），CD3（-），CD4（-），CD8（个别阳性细胞），CD20（-），CD68（少数阳性细胞），C5B-9（小血管周围+）。病理诊断发现肌源性损伤，线粒体或脂质代谢异常，符合"线粒体肌病"表现，进一步佐证了线粒体糖尿病的

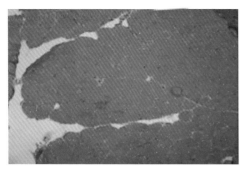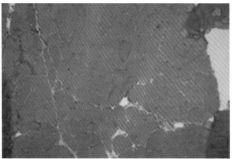

图 5-4-1 肌肉组织病理

诊断。

肌肉组织基因检测报告：经检验样本线粒体全基因组 16 569 个位点，在该样本 chrM-3243 位点发现 A>G 突变。然而进一步的家系验证存在挑战，与患者症状相同的母亲及唯一的妹妹均已病故，而其子代女儿、外孙女均无类似症状，妹妹育有 1 子无类似症状。在征得患者及其家属同意后，取患者女儿、外孙女的外周血行线粒体 DNA 检测，发现均存在同样位点突变（表 5-4-2、图 5-4-2）。由此，该患者确诊为线粒体糖尿病，其女儿、外孙女为突变基因携带者。

表 5-4-2　线粒体基因突变位点及家系验证

基因	变异位点	变异比例	家系验证	疾病信息
MT-TL1	m.3243A>G chrM-3243 utr-5	存在变异 20765/4519 0.18	其女存在变异 其外孙女存在变异	线粒体脑肌病伴高乳酸血症及卒中样发作 /Leigh 综合征 / 糖尿病、耳聋 / 母系遗传糖尿病和耳聋 / 慢性进行性眼外肌麻痹 / 线粒体肌病 / 局灶节段性肾小球硬化症 / 房间隔缺损 / 心脏 + 多器官功能障碍

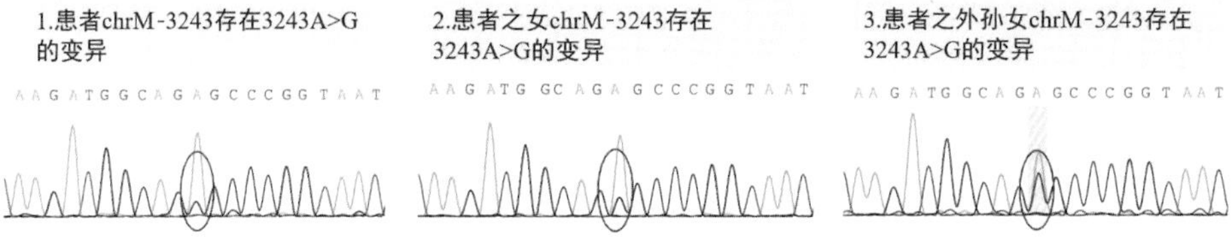

图 5-4-2　线粒体基因受检位点 Sanger 测序

家系图谱（图 5-4-3）：家系图谱显示先证者家系具有母系遗传特征，四代人中共有 3 人有明显临床症状，2 人携带突变基因，暂未发病。

患者院外长期口服二甲双胍，入院后血气分析示高乳酸血症，嘱停用二甲双胍，调整降糖方案为口服"利格列汀 5mg qd、阿卡波糖 50mg tid、格列喹酮 30mg qd"，并行糖尿病饮食及适量运动控制血糖，患者血糖逐渐平稳下降，遂继续上述降糖方案，同时加用"辅酶 Q_{10}、多维元素片"等改善线粒体功能。患者听力渐进性下降 8 年，耳鼻咽喉科医生会诊后诊断为"双耳中重度神经性耳聋"，建议长期佩戴助听器。

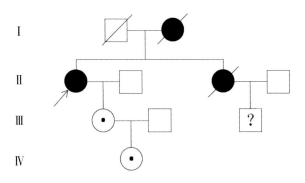

图 5-4-3 患者家系图谱

Ⅰ、Ⅱ、Ⅲ、Ⅳ为世代序号；□为正常男性；●为女性糖尿病患者；
⊙为女性 3243A ＞ G 点突变携带患者；☒为子代未行基因检测的正常男性；
╱为先证者；╱为死亡

患者于我院门诊规律随诊，根据血糖水平，调整格列喹酮剂量为 30mg，每日 3 次，余方案同前，监测空腹血糖波动于 6 ~ 8mmol/L，餐后 2 小时血糖波动于 7 ~ 10mmol/L。患者女儿及外孙女健康状况良好，无高血糖、耳聋等症状；外甥（其妹之子）健康状况良好，未行基因检测。

四、最终诊断

1. 线粒体糖尿病（*MT-TL1* 基因 3243A>G 突变）。
2. 线粒体肌病。
3. 双耳中重度神经性耳聋。

五、总结讨论

线粒体糖尿病（mitochondrial diabetes mellitus，MDM）是一种特殊类型糖尿病。它是由于线粒体 DNA（mitochondrial DNA，mtDNA）基因缺陷致进行性胰岛 β 细胞功能缺陷而导致糖尿病。因其遗传特点表现为母系遗传且多伴有神经性耳聋，故又称为母系遗传糖尿病伴耳聋。

线粒体是除细胞核外唯一含有 DNA 的细胞器，在氧化磷酸化过程中起着至关重要的作用，是人体 ATP 的主要源泉。mtDNA 几乎完全由编码区组成，没有组蛋白保护及精确的损伤修复能力，易受氧化损伤，其突变频率比核

DNA 高 10~20 倍[1]。体细胞 mtDNA 突变随时间累积，到达一定程度便会发病。mtDNA 的所有信息均来自卵母细胞，根据真核生物的受精原理，只有女性的线粒体基因能随其卵子遗传给后代，所以线粒体基因突变导致的疾病呈母系遗传特点。该患者的父亲无糖尿病病史，母亲及妹妹患有糖尿病，家系验证其女儿及外孙女存在同一位点 mtDNA 变异，且其母亲与妹妹同样存在对称性神经性耳聋症状，符合母系遗传糖尿病伴耳聋的临床特征。遗憾的是，该患者无兄弟，其妹育有一子，现 21 岁，暂无临床症状且未生育，无法验证男性患者不遗传子代的临床特性。

mtDNA 基因突变可导致多种疾病，目前已报道 400 余种致病性 mtDNA 突变[1]。MDM 由 van den Ouweland 团队[2]于 1992 年首次报道，并证实其为 mtDNA 3243A>G 基因突变。随后多国学者开始投身于 MDM 的研究。1995 年，项坤三等[3]报道了我国首例由 mtDNA 3243A>G 点突变导致的糖尿病家系，证明了中国人群中也存在 MDM。迄今为止，共发现 67 处与 MDM 相关的突变位点，在糖尿病患者中 mtDNA 的突变率约为 3%[1]。其他常见的 MDM 突变位点包括 mtDNA 9267G > C、mtDNA 1555A > G、mtDNA 14530T > C、mtDNA 14709T > C、mtDNA 3421G > A 等[4]。mtDNA 3243A > G 是国内外报道最多、发病率较高（85%）的单基因糖尿病突变位点[1]。有研究表明 mtDNA 3243A>G 在国内 2 型糖尿患者群中的检出率为 2.06%~6.25%，在高危人群中可高达 20%[5]。通过基因检测，该患者为典型的 mtDNA 3243A>G 突变，因其母亲及妹妹已故，是否存在同样的突变已无法获得验证。然而，家系验证显示其女儿及外孙女存在相同变异，进一步明确了诊断。

MDM 典型的临床表现及发病机制归纳如下。

1. 母系遗传：mtDNA 只能随卵子遗传给后代，精子没有 mtDNA，所以其遵循严格的母系遗传，男女均可发病，但男性的突变基因不会遗传。偶有散发病例。然而庆幸的是，原始生殖细胞在有丝分裂过程中线粒体随机分配给子代细胞，卵母细胞在成熟过程中有遗传瓶颈，即线粒体在卵母细胞成熟时有数目锐减的现象。通过遗传瓶颈而保留下来的线粒体完全是随机的，因此不同的卵母细胞含有不同比例的突变 mtDNA[6]。由此我们可以理解，同一家系的

MDM，临床表现各异，可有健康的子代。

2. 糖尿病：可见于正常糖耐量至胰岛素依赖的各种类型，其中最为常见的是非胰岛素依赖型糖尿病。多在 30～40 岁发病，初期口服降糖药物治疗有效，随着病程延长，胰岛 β 细胞功能进行性衰退，后期依赖胰岛素治疗。糖尿病自身抗体为阴性，患者通常体形偏瘦。线粒体氧化磷酸化产生 ATP 是有核细胞重要的能量来源，mtDNA 突变引起胰岛 β 细胞氧化磷酸化障碍，无法产生足够的 ATP，抑制钾离子通道的关闭及钙离子通道的开放，致使胰岛素分泌减少[7]。此外，ATP 不足可减少胰岛素敏感组织对血糖的摄取及代谢，导致外周组织胰岛素抵抗[7]。

3. 神经性耳聋：临床上约有 75% 的 MDM 患者出现程度不等的听力下降，男性听力丧失程度及进展超过女性，糖尿病前后均可发病。大多为高频听力损害，双侧较为常见，偶有单侧。其病情与糖尿病本身无关，但会随着年龄的增大而不断加重，每年降低 115～719dB。Olmos 等[8] 研究发现，mtDNA 3243A>G 基因突变可使内耳细胞 ATP 生成减少，不能满足细胞能量需求，并致使科蒂器外毛细胞放大声波所需能量缺乏，故而导致听力受损。Raut 等[9] 通过植入人工耳蜗解决了 MDM 患者的听力障碍问题，也侧面印证了损伤部位在耳蜗。

4. 其他症状：mtDNA 突变引起的临床症状不仅局限于糖尿病和耳聋，还有多器官功能紊乱综合征。其累及神经肌肉系统，可表现为高乳酸血症、线粒体脑肌病以及卒中样发作；累及眼睛可表现为视网膜不典型色素性视网膜病变；累及心脏，主要表现为肥厚型心肌病、扩张型心肌病、传导阻滞及心力衰竭。此外，内分泌系统疾病，除糖尿病外还可见于甲状腺功能异常、低钙血症、性腺功能低下、生长激素缺乏等，其他疾病包括肾病、酒后潮红、胰岛素诱发的水肿、反复自发性流产等，近期还有诸多关于胃肠功能紊乱的报道[1]。

本例患者发病年龄 50 岁左右，其母发病年龄不详，其妹发病年龄 20 余岁，明显早于患者，已于 30 余岁死于严重的糖尿病肾病。其女 20 余岁及其学龄前外孙女均无 MDM 临床症状。值得思考的是，携带线粒体突变基因的患者需要多长时间以及在什么环境下才会发展为糖尿病，在怎样的情况下又不会发展为糖尿病。由此，我们关注到了 mtDNA 异质性水平的概念。当 mtDNA 突变时，细胞内共同存在野生型和突变型 mtDNA，这被称为异质性。国内学者利用大数据研究发现，MDM 是否发病与 mtDNA 3243A>G 异质性水平呈显著正相关，并界定其发病的异质性阈值为 4%［突变型/（突变型+野生型）］，当异质性水平达到 30% 时，其发病率已达到 79.18%[5]。通过患者基因报告可知其异质性为 18%，明显高于发病阈值（4%）。然而，通过此报告我们暂无法得知患者女儿及外孙女的异质性水平，这也是以后我们线粒体基因检测需要进一步完善的方向。

那么 mtDNA 的异质性如何影响 MDM 的临床表现？通过查阅文献可知，mtDNA 在胞质分裂期间随机分配到子细胞中去，异质性细胞在连续分裂的过程中会产生复制分离现象，导致各组织细胞的异质性不同。神经细胞、肌细胞和胰岛 β 细胞等产生后不再分裂，突变的 mtDNA 在细胞内积累，具有较高的异质性。此外，神经细胞、肌细胞和胰岛 β 细胞等需要大量能量，所以当能量欠缺时会产生相应临床症状。随着胰岛 β 细胞 mtDNA 突变率不断增高，其内分泌功能渐进性衰退，临床表现为糖尿病。线粒体功能异常的表现非常多，很少以糖尿病为独有表现，即便是在同一家族当中，其表现也是因人而异的。该患者有典型的糖尿病、耳聋、下肢肌肉萎缩等，暂未有中枢神经系统、心脏等的相关临床表现。

目前 MDM 治疗方法如下。

1. 饮食及运动治疗：MDM 患者一般体形偏瘦伴能量合成不足，不宜严格限制饮食，以免造成营养不良，加重病情。由于线粒体基因缺陷，肌细胞合成 ATP 减少，葡萄糖无氧酵解增加，乳酸合成增多，容易发生肌肉乳酸堆积，甚至乳酸酸中毒，故不宜剧烈运动。可进行适量耐力训练和抗性训练，改善线粒体功能。

2. 降糖药物治疗：因 MDM 患者胰岛素分泌功能差别大，治疗方案因人而异。初诊患者一般不需要胰岛素治疗，可应用磺酰脲类及非磺酰脲类促胰岛素分泌剂、α- 葡萄糖苷酶抑制剂、DDP-4i 等药物控制血糖。近年来上市的 SGLT2i、GLP1-RA 的疗效及安全性有待进一步验证。应尽量避免使用二甲双胍类药物治疗，因为二甲双胍通过抑制线粒体甘油磷酸脱氢酶抑制糖异生，可导致乳酸酸中毒[10]。由于 MDM 并发症发生早，胰岛功能衰退快，若口服药物控制不佳，应尽早应用胰岛素治疗。

3. 其他系统对症治疗：MDM 可致多系统病变，应实施早期干预。例如，定期检查听力，避免使用耳毒性药物，必要时使用助听器或行人工耳蜗植入；积极降脂、降压，定期评估头颅 MRI，尽早干预脑梗死早期症状；关注心血管系统相关症状，定期行心电图及心脏超声检查，症状明显者可行起搏器治疗。

4. 线粒体"鸡尾酒疗法"：线粒体疾病的病因在于 mtDNA 突变引起的线粒体功能障碍，所谓的"鸡尾酒疗法"是多种抗氧化剂和辅因子等联合应用，旨在抵消线粒体功能损伤。常用的药物有以下几种：①增强电子传递链功能的药物：辅酶 Q_{10}、艾地苯醌、维生素 B_2、维生素 B_1 等。②抗氧化剂：维生素 C、维生素 E、硫辛酸、半胱氨酸等。③补充代谢辅因子：瓜氨酸、精氨酸等。辅酶 Q_{10} 是呼吸链的载体，还原后又成为抗氧化剂，可防止自由基对线粒体膜蛋白及 DNA 的氧化损伤，延缓糖尿病和听力丧失进程。同时应注意避免使用影响线粒体功能的药物，如四环素、苯巴比妥、苯妥英钠等。

5. 基因治疗：mtDNA 突变的修复和阻断是治疗 MDM 的根本，目前仍处于起步阶段。已有科学家首次使用 ZFN[11] 和 TALEN[12] 等基因编辑技术成功消除小鼠体内致病的突变 mtDNA，但目前仍未开展人体安全性试验，要应用于临床尚有大量的研究工作需要完成。随着生殖医学的快速发展，有研究利用植入前遗传学筛查技术挑选不携带或只携带少量 mtDNA 突变体的卵母细胞，完成遗传阻断，实现优生优育[13]。这些研究让线粒体疾病患者迎来了治愈的希望。目前基因疗法仍是一种挑战，虽然目前缺乏线粒体疾病的治疗方法，但是越来越多的临床研究也会为这些疾病带来更多的治疗选择。

综上所述，随着现代生物分子技术的不断发展和基因测序技术的日益普及，MDM 被越来越多的学者及临床医生所认知。对于发病年龄低、非肥胖体型、胰岛 β 细胞功能障碍、母系遗传、伴有听力下降的糖尿病患者应尽早完善基因检测，以便及时确诊、规范治疗、改善预后。同时期待产前诊断和基因编辑技术的发展，从而通过早期干预和基因治疗最终实现 MDM 的治愈。

参考文献

［1］尚丽景，彭慧芳，赵倩，等 . m.3243A ＞ G 突变相关线粒体糖尿病的诊断与治疗 [J]. 中华糖尿病杂志，2021，13（5）：509-512.

［2］van den Ouweland J M，Lemkes H H，Ruitenbeek W，et al. Mutation in mitochondrial tRNA（Leu）（UUR）gene in a large pedigree with maternally transmitted type Ⅱ diabetes mellitus and deafness[J]. Nat Genet，1992，1（5）：368-371.

［3］项坤三，王延庆，吴松华，等 . 线粒体 tRNA^Leu（UUR） 基因突变糖尿病——患病率估测、临床特点及基因诊断途径 [J]. 中国糖尿病杂志，1995，3（3）：129-135.

［4］郭艳英，张玉媛，韩莉，等 . 早发非肥胖糖尿病患者中线粒体突变基因检测分析 [J]. 中华糖尿病杂志，2020，12（10）：835-838.

［5］刘智任，刘芸，何凌云 . 线粒体 DNA A3243G 异质性水平与线粒体糖尿病的相关性分析 [J]. 中华糖尿病杂志，2019，11（11）：725-729.

［6］Jiang W，Li R，Zhang Y，et al. Mitochondrial DNA mutations associated with type 2 diabetes mellitus in Chinese uyghur population [J]. Sci Rep，2017，7（1）：16989.

［7］中国医师协会检验医师分会线粒体疾病检验医学专家委员会 . 线粒体糖尿病临床检验诊断专家共识 [J]. 中华糖尿病杂志，2021，13（9）：846-851.

［8］Olmos P R，Borzone G R，Olmos J P，et al. Mitochondrial diabetes and deafness：possible dysfunction of strial marginal cells of the inner ear [J]. J Otolaryngol Head Neck Surg，2011，40（2）：93-103.

［9］Raut V，Sinnathuray A R，Toner J G. Cochlear implantation in maternal inherited diabetes and deafness syndrome [J]. J Laryngol Otol，2002，116（5）：373-375.

［10］Madiraju A K，Erion D M，Rahimi Y，et al. Metformin suppresses gluconeogenesis by inhibiting mitochondrial glycerophosphate dehydrogenase [J]. Nature，2014，510（7506）：542-546.

［11］Gammage P A，Viscomi C，Simard M L，et al. Genome editing in mitochondria Corrects a pathogenic mtDNA mutation in vivo[J]. Nat Med，2018，24（11）：1691-1695.

［12］Bacman S R，Kauppila J H K，Pereira C V，et al. MitoTALEN reduces mutant mtDNA load and restores tRNA^Ala levels in a mouse model of heteroplasmic mtDNA mutation [J]. Nat Med，2018，24（11）：1696-1700.

［13］Al Khatib I，Shutt T E. Advances towards therapeutic approaches for mtDNA disease [J]. Adv Exp Med Biol，2019，1158：217-246.

（撰写者：赵迪；病例提供者：赵艳艳）

顽固的低血糖

一、病史与体格检查

患者，女，33岁。主因"发作性头晕、心悸4年"于2021年1月入院。4年前无明显诱因出现头晕、心悸，伴大汗、手抖、乏力，偶有意识模糊，多于空腹时及夜间出现，症状发作时多次测血糖 < 2.8mmol/L，最低至1.4mmol/L，进食后5~10分钟上述症状可缓解。此后上述症状频繁发作，每天发作2~3次，遂就诊于我院。住院期间上述症状再发，发作时测血糖1.7mmol/L，胰岛素37.30μI/mL、C肽3.18ng/mL、胰高血糖素182.6pg/mL、HbA1c 3.85%，胰岛相关抗体（GAD-Ab、IAA、ICA）均阴性；完善ACTH-Cor节律、甲状腺功能、IGF-1检查均无异常；行胰腺灌注CT示1.0cm×1.0cm胰头部高灌注结节，诊断为胰岛素瘤（胰头部），遂转科至肝胆外科行手术治疗。术中探查示胰头和胰颈部分别可见大小约1.0cm×0.5cm、0.5cm×0.5cm的肿块，质软，表面欠光滑，均行手术切除，肿物切除后15分钟血糖上升至8.1mmol/L。术后上述症状缓解，餐前血糖波动于5.0~7.0mmol/L。3年半前再次出现反复头晕、心悸，自测血糖可低至1.9mmol/L，进食后症状缓解，于外院复查胰腺CT平扫+增强未发现占位性病变。2年前上述症状仍频繁发作，再次行胰腺CT平扫+增强未见异常。1周前晨起出现意识模糊，呼之不应，测血糖1.0mmol/L，于当地医院静脉输注葡萄糖后症状缓解，今为求进一步诊治来我院，门诊以"低血糖症，胰岛素瘤术后"收入院。发病以来，神志清，精神欠佳，食欲良好，睡眠欠佳，大小便正常，体重增加约12.5kg。

既往史：双眼先天性白内障，27年前、16年前分别行手术治疗；5年前因"左眼视网膜脱落"行手术治疗；4年前因"房间隔缺损"行封堵术。个人史、婚姻史及月经生育史无特殊。家族史：父母已故，死因不详，1哥、2女均体健。

体格检查：T 36.5℃，P 89 次 / 分，R 20 次 / 分，BP 123/65mmHg，身高 163cm，体重 60kg，BMI 22.58kg/m²。神志清，对答切题，反应可。全身皮肤黏膜无黄染，腹部可见一横向约 7cm 手术瘢痕。粗测听力正常，左眼视力下降。甲状腺未触及肿大，肝、脾肋下未触及，肾区无叩击痛，全身骨骼无压痛。四肢肌力肌张力正常，双侧巴宾斯基征未引出。

二、实验室及影像学检查

（一）一般实验室检查

1. 血常规、尿常规、粪常规、肝肾功能、血脂、凝血功能、传染病筛查、ESR、CRP 均无异常。

2. 结缔组织病全套、肿瘤标志物均无异常。

3. HbA1c：4.3%。

（二）内分泌相关检查

1. 低血糖发作时相关内分泌激素：测定结果见表 5-5-1。

表 5-5-1　低血糖发作时相关内分泌激素水平

发作次序	指尖血糖（mmol/L）	静脉血糖（mmol/L）	胰岛素（μU/mL）	C 肽（ng/mL）	胰高血糖素（pg/mL）	生长激素（ng/mL）	ACTH（pg/mL）	皮质醇（μg/dL）
1	2.5	2.6	7.0	0.85	135.4	3.35	5.1	6.35
2	1.9	2.2	6.1	0.94	164.2	2.31	24	13.5
3	1.7	1.6	19	2.20	155.1	2.52	21	18.2

2. 胰岛相关抗体：GAD-Ab 0.36IU/L（0 ~ 1IU/L），IA-2A 0.42COI（0 ~ 1COI），IAA 0.43%COI（0 ~ 1%COI），ICA 0.51IU/mL（0 ~ 1IU/mL），ZnT-8 抗体 0.44COI（0 ~ 1COI）。

3. ACTH-Cor 节律（表 5-5-2）：

表 5-5-2　ACTH-Cor 节律

	上午 8 时	下午 4 时	午夜 0 时
ACTH（pg/mL）	35.50（7.0 ~ 61.1）	18.80	10.20
Cor（μg/dL）	10.20（5 ~ 25）	7.31	1.43

4. 24 小时 UFC：188.0nmol（73 ~ 372nmol）

5. 甲状腺相关激素及抗体（表 5-5-3）：

表 5-5-3　甲状腺相关激素及抗体

	FT$_3$ （pmol/L）	FT$_4$ （pmol/L）	TSH （μIU/mL）	TPOAb （IU/mL）	TGAb （IU/mL）	降钙素 （pg/mL）	TG （μg/L）
结果	4.83	11.99	1.19	14.86	313.50	2.00	8.90
参考值	3.28 ~ 6.47	7.9 ~ 18.4	0.56 ~ 5.91	0 ~ 34	0 ~ 115	0 ~ 11.5	3.5 ~ 77

6. 性激素六项（黄体期，表 5-5-4）：

表 5-5-4　性激素六项（黄体期）

	FSH （mIU/mL）	LH （mIU/mL）	E$_2$ （pg/mL）	P （ng/mL）	T （ng/mL）	PRL （ng/mL）
结果	1.95	3.53	128.00	7.00	0.22	18.02
参考值 （黄体期）	1.38 ~ 5.47	0.90 ~ 9.33	21 ~ 312	1.2 ~ 15.9	0.11 ~ 0.57	5.18 ~ 26.53

7. GH：2.10ng/mL（0.06 ~ 5ng/mL）。IGF-1：176ng/mL（117 ~ 329ng/mL）。

8. 其他内分泌相关激素

（1）甲状旁腺素（同步血钙 2.27mmol/L）：37.55pg/mL（15 ~ 65pg/mL）。

（2）维生素 D$_3$：34.02ng/mL（> 18ng/mL）。

（3）胃泌素 -17：46.58pg/mL（35 ~ 104pg/mL）。

（4）胰高血糖素：140.4pg/mL（50 ~ 200pg/mL）。

（5）肾素活性 - 血管紧张素 - 醛固酮（随机位）试验（表 5-5-5）：

表 5-5-5　肾素活性 - 血管紧张素 - 醛固酮（随机位）试验

	肾素活性 ng/（mL·h）	血管紧张素 （pg/mL）	醛固酮 （pg/mL）	24 小时尿 醛固酮（μg）	24 小时尿量 （L）
结果	1.43	76.57	82.49	3.60	2.1
参考值	0.10 ~ 6.56	25 ~ 80	70 ~ 300	1 ~ 8	

（6）24 小时尿去甲肾上腺素 50μg（0 ~ 50μg），24 小时尿肾上腺素 32μg（0 ~ 50μg）。

（三）影像学检查

1.超声：

（1）肝、胆、胰、脾超声：肝内钙化灶，肝内实性稍高回声（提示血管瘤可能）。

（2）甲状腺及甲状旁腺超声：甲状腺弥漫性回声改变，甲状腺右侧叶囊实性结节（TI-RADS 3级），甲状旁腺区未见明显异常。

2.胰腺灌注CT（2021-01）：胰腺尾部见结节状高灌注区，大小约19mm×16mm，边界清，平扫呈等密度影，灌注扫描后相应区域血流量较胰腺正常实质增高，血容量稍增加，平均通过时间缩短（图5-5-1）。诊断意见：胰岛素瘤术后，胰腺尾部高灌注结节，考虑胰岛素瘤。

胰腺灌注CT（2016-08）：灌注后胰头部可见一结节状高灌注区，突出于轮廓，直径9mm，血流量、血容量、平均通过时间、组织血管通透性分别为201.303、18.698、6.396、28.032（图5-5-2）。诊断意见：胰头部高灌注结节，考虑胰岛素瘤可能。

3.胰腺MRI平扫＋增强：胰腺形态可，胰头、颈部前缘略凹陷，局部信号稍欠均匀，胰尾部可疑类似长T1、长T2信号，后腹膜未见异常肿大淋巴结。静脉注入对比剂后，胰尾部类圆形病灶动脉期强化稍明显，大小约19mm×20mm（前后径 × 左右径），余未见明显异常强化灶（图5-5-3）。

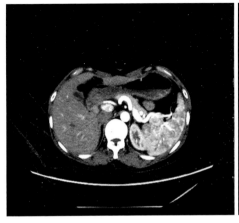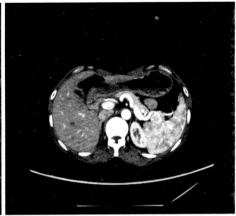

图 5-5-1　胰腺灌注 CT（2021-01）

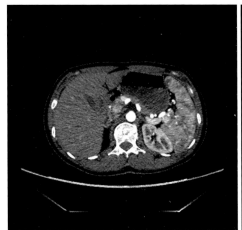
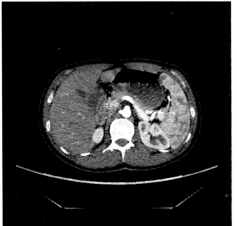

图 5-5-2 胰腺灌注 CT（2016-08）

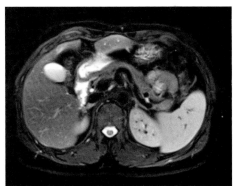
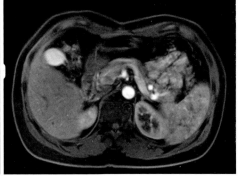

图 5-5-3 胰腺 MRI 平扫 + 增强

印象：胰岛素瘤术后，胰尾部占位。

4. 超声内镜：超声内镜探查可见胆囊壁稍厚；胰腺大小正常，胰管不宽，胰腺体尾部可见一横切面大小约 15mm×12mm 的低回声类圆形团块，血供较丰富，边界欠清，与脾动脉紧邻（图 5-5-4）。诊断：胰岛素瘤（结合病史）。

5. 垂体 MRI 平扫 + 增强：垂体显示可，高度约 5.1mm，垂体后份可见条状短 T1 信号，垂体柄居中，双侧海绵窦未见异常，视交叉未见受压上抬。脑室系统显示尚可，脑中线结构居中。双侧眼球形态欠佳，右侧眼球前后径增加，左侧眼球呈葫芦状。静脉注入对比剂后增强扫描：垂体后份可见条状低信号，余垂体强化均匀。印象：垂体后份异常信号，考虑 Rathke 囊肿。

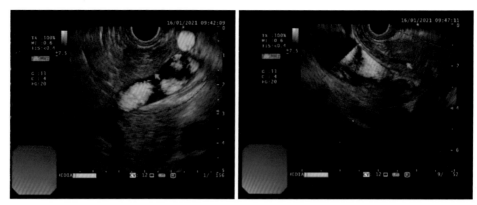

图 5-5-4　超声内镜

6. ^{99m}Tc– 奥曲肽断层融合显像：全身图像示口咽部、甲状腺、肝脏、脾脏、双肾、输尿管及膀胱显影（正常分布），余部位未见异常放射性分布浓聚灶。断层图像示房间隔内金属密度影、肝右叶点状钙化影，其他部位未见明显放射性分布异常浓聚灶（图 5-5-5）。

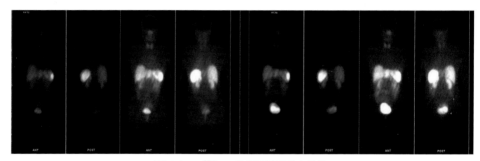

图 5-5-5　^{99m}Tc- 奥曲肽断层融合显像

三、诊治经过

患者为青年女性，慢性起病，病程 4 年，反复严重低血糖发作，有典型 Whipple 三联征，血糖低于 2.8mmol/L 时多次测同步胰岛素、C 肽水平均高，胰岛相关抗体均阴性，既往胰腺灌注 CT 示胰头部高灌注结节，初步诊断为胰岛素瘤，并于外科行手术治疗，术中发现胰头和胰颈部两处肿物，均行手术切除，病理示神经内分泌肿瘤，术后血糖恢复正常后出院。术后半年患者再次出现低血糖发作，且症状进行性加重，反复因低血糖昏迷入院，同步胰岛素及 C

肽仍显著升高，但先后两次胰腺 CT 未见明确占位，此即该病之难点。术后历经 4 年，终于经胰腺灌注 CT 显示胰尾部单发占位，鉴于上次影像学显示单发而术中探查为多发之教训，尽可能术前确定可能的病变部位成为本病下一步诊疗的关键，遂行胰腺增强 MRI、超声胃镜及奥曲肽显像，以期术前精准定位。然而，胰腺增强 MRI 及超声胃镜仍提示胰尾部单发占位，奥曲肽显像未见胰腺异常显影。结合既往胰岛素瘤为多发，不排除多发胰岛素瘤可能，建议外科术中再探查。术中探查胰体、胰尾均可见 2.0cm×1.0cm 及 1.0cm×1.0cm 肿物，位于胰腺实质深部，遂行胰体尾切除术，切除术后 15 分钟血糖上升至正常范围。术后病理回示灰黄组织一块，离断面可见两处肿物，肿物切开面灰红、质软、界限尚清、包膜完整，符合神经内分泌瘤，G2，核分裂约 2 个 /2mm^2（图 5-5-6）。免疫组化：ATRX（+），AE1/AE3（+），EMA（-），Syn（+），CD56（+），CgA（+），CK8/18（+），Insulin（+），β-Catenin（膜 +），CD10（部分 +），Vimentin（-），PR（+），SSTR2（+），p53（少数 +），CD99（+），Ki-67 指数（约 3%+）。此后血糖恢复正常，空腹及餐前血糖波动在 4.5~6.0mmol/L。二次手术后 3 个月、1 年均随诊，血糖在正常水平，未再出现低血糖症状，相关检验检查结果如下。

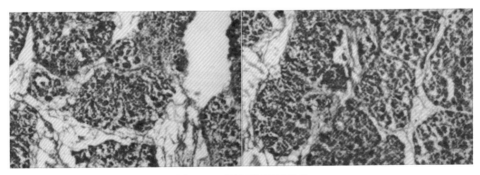

图 5-5-6 胰岛素瘤病理结果

术后 3 个月：HbA1c 5.5%，空腹血糖 4.2mmol/L，空腹胰岛素 3.22μU/mL，空腹 C 肽 1.05ng/mL。

术后 1 年：HbA1c 5.7%，空腹血糖 4.8mmol/L，空腹胰岛素 5.10μU/mL，空腹 C 肽 1.22ng/mL。胰腺 MRI 平扫 + 增强：胰头部信号稍欠均匀，胰管未见扩张，胰体尾部显示不清，腹膜后无肿大淋巴结。静脉注入对比剂后增强扫描未见明显异常强化信号（图 5-5-7）。

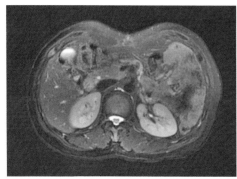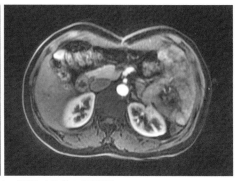

图 5-5-7　胰腺 MRI 平扫＋增强（术后 1 年随访）

此外，自患病至随访 5 年间，多次行 MEN1（多发性内分泌腺瘤病 1 型）筛查。结果提示甲状旁腺素及血钙、血磷均在正常范围，甲状旁腺彩超未见明显异常，无甲状旁腺功能亢进症依据；甲状腺彩超及降钙素正常，无甲状腺髓样癌依据；垂体前叶激素水平无异常，垂体 MRI 平扫＋增强也无垂体瘤依据；胃泌素 –17 及腹部影像学检查（CT、MRI）无肾上腺腺瘤及胃泌素瘤依据。目前不支持 MEN1 诊断，嘱患者定期至内分泌科查上述腺体情况。

四、最终诊断

1. 低血糖症、多发性胰岛素瘤、胰岛素瘤术后。
2. 双眼先天性白内障术后、左眼视网膜脱落术后。
3. 先天性心脏病、房间隔缺损封堵术后。
4. 甲状腺结节（TI-RADS 3 级）。

五、总结讨论

患者为青年女性，有典型 Whipple 三联征表现：典型低血糖症状；症状发作时血糖 < 2.8mmol/L；进食后低血糖症状迅速缓解。因此，低血糖症诊断明确。患者在血糖低于 2.8mmol/L 时血清胰岛素 > 3mU/L，C 肽 > 0.6ng/mL，可诊断为高胰岛素性低血糖症。高胰岛素性低血糖常见原因包括外源性使用胰岛素或促胰岛素分泌剂、胰岛素瘤、胰岛素自身免疫综合征、B 型胰岛素抵抗、特发性反应性低血糖、倾倒综合征等[1]。此外，仍需排查是否合并升糖激素缺乏性疾病，如原发性或继发性肾上腺皮质功能减退症、生长激素缺乏、胰高血糖素缺乏及肾上腺素缺乏等。

患者及同住家属均无糖尿病，无胰岛素及促胰岛素分泌剂等降糖药物使用或误用史，可排除降糖药物所致低血糖。胰岛素自身免疫综合征是指无外源胰岛素应用的情况下出现高滴度的胰岛素自身抗体（IAA）造成高水平的血清免疫活性胰岛素，从而造成反复低血糖发作，其主要临床特点包括一般有巯基类药物使用史、胰岛素水平明显升高且与 C 肽水平分离、高血糖与低血糖交替，与本例患者不符。B 型胰岛素抵抗主要特点包括非肥胖胰岛素抵抗、高雄激素血症、合并自身免疫性疾病、胰岛素受体抗体阳性等，该患者与之不符。此外，该患者低血糖时间为餐前、夜间、空腹时，无胃肠道手术史，且低血糖程度较重，因此，暂不考虑反应性低血糖及倾倒综合征等疾病。患者 ACTH-Cor 节律、生长激素及 IGF-1、血胰高血糖素、24 小时尿儿茶酚胺均无异常，暂不支持合并升糖激素缺乏所致低血糖症。

胰岛素瘤是成人低血糖症最常见的病因，也是最常见的功能性胰腺肿瘤，可发生于任何年龄，且男女分布均匀。特征为低血糖发作时出现高胰岛素水平。值得注意的是，"高胰岛素水平"指的是相对于血糖而言，胰岛素水平不适当增高，而非绝对值的增高[2]。胰岛素瘤所导致的低血糖症以空腹低血糖最常见，部分患者可同时有空腹和餐后低血糖发作。若患者空腹血糖未见明显降低或未观察到自发性低血糖发生，可行 72 小时饥饿试验，研究表明后者可检出高达 99% 的胰岛素瘤[1]。由于低血糖症状通常先于肿瘤发现，而且可能会错误地将症状归因于精神、心脏因素或自主神经系统紊乱，胰岛素瘤的诊断延误十分常见。此外，胰岛素瘤瘤体特征有三个"90%"，即 90% 为良性，90% 位于胰腺实质内，90% 为单发且直径＜ 2cm 的肿瘤[3]。

多发性胰岛素瘤较为罕见，仅占胰岛素瘤的 10% 左右[4,5]，临床症状与单发胰岛素瘤基本相同，均为高胰岛素性低血糖，但两者的低血糖程度是否存在差异，尚无相关对比研究。该患者即为多发性胰岛素瘤，因此定位诊断成为关键。目前用于定位诊断的影像学检查方法包括腹部超声、超声造影、超声内镜、胰腺灌注 CT、胰腺增强磁共振、核素显像（奥曲肽显像、^{68}Ga-DOTA-TATE-PET/CT、^{68}Ga-Exendin4-PET/CT）、选择性动脉钙刺激试验（selective arterial calcium stimulation test，SACST）等[1, 2]。到目前为止，最准确的定位诊断技术为超声内镜，其对胰头和胰体部肿瘤的检出率最高，灵敏度分别为95% 和 98%。其优势是可进行细针或粗针穿刺，从而进行细胞学或组织学病理检查；而局限性为依赖于操作者水平，且对胰尾部肿瘤的检出率较低，有研究报道仅为 40% 左右[6]。腹部 CT 与 MRI 是胰岛素瘤定位诊断最常用的诊断工具，两者诊断灵敏度接近，分别为 35%～82% 与 35%～63%。但胰腺灌注 CT 的诊断价值更高，灵敏度可达 83%～94%[6]。神经内分泌肿瘤高表达生长抑素受体（主要为 SSTR2 和 SSTR5）是奥曲肽显像和 ^{68}Ga-DOTA-TATE-PET/CT 的显像基础。但由于胰岛素瘤低表达或不表达 SSTR2 和 SSTR5，使其敏感性降低。而几乎 90% 以上的良性胰岛素瘤细胞表面表达胰高血糖素样肽 -1 受体（GLP1-R），^{68}Ga-Exendin4 可与 GLP1-R 结合，因此，^{68}Ga-Exendin4-PET/CT 对胰岛素瘤的敏感性极高，有研究显示其敏感性可达 97.7%[1]。选择性动脉钙刺激试验（SACST）对操作者的要求较高，虽然敏感性可达 77%～100%，但是由于为侵入性有创检查，临床上极少使用。此外，针对多发性胰岛素瘤，术中超声检查的诊断率要明显高于术前检查[7]。

少数胰岛素瘤属于 MEN1 的一部分。起病年龄轻，有家族史、多发病灶的患者更需警惕 MEN1 的可能。研究表明约 1/3 的多发性胰岛素瘤合并 MEN1。该患者起病年龄 28 岁，且为多发性胰岛素瘤，需排查 MEN1。遗憾的是，患者拒绝行基因检测。但多次进行 MEN1 筛查未发现其他腺体受累证据。

手术切除是治疗胰岛素瘤的首选手段。单发胰岛素瘤术后多可恢复，预后良好；多发性胰岛素瘤术前诊断率低，手术相对复杂。研究表明，多发性胰岛素瘤直径小于 1cm 者占 45.2%[5]，这可能是目前的辅助检查对多发性胰岛素瘤术前全部正确定位困难的主要原因。多发性胰岛素瘤的手术方式包括局部摘除术、胰体尾切除术、胰腺节段切除、胰腺 - 空肠 R-Y 吻合术，其中局部摘除是主要手术方式之一[5]。对于术中已证实存在多发性胰岛素瘤的患者而言，如果将已探查到的全部肿瘤局部摘除后血糖水平无明显上升趋势，有可能存在未探查到的微小肿瘤或合并胰岛细胞增生，此时可考虑行胰体尾切除术。另外，对于位于胰腺实质深部、局部摘除术很可能会损伤主胰管的多发性胰岛素瘤，也可考虑采用胰体尾切除或胰腺节段切除等手术方式[5]。

该患者首次入院经完善相关检查，术前诊断为胰岛素瘤（单发），术后病理提示多发性胰岛素瘤。两处肿物完整切除后 30 分钟内血糖上升至 8.1mmol/L，考虑肿瘤完整切除。但患者术后半年上述症状再发，两次复查胰腺 CT 平扫 + 增强均未见明确占位。此次入院后在低血糖时同步测胰岛素与 C 肽，仍支持胰岛素瘤可能。对于定性诊断明确但影像学检查阴性的患者，可联合多种影像学手段，提高检出率。但在该病例中，结果并不尽如人意。经与家属及外科医生充分沟通后，决定术中再次行超声探查。术中探查发现胰体、胰尾部均有占位，且位于胰腺实质深部，遂行胰体尾切除术。术后立即测血糖上升至 6.0 ～ 9.0mmol/L。术后 3 个月、1 年随访至今，患者未再出现低血糖症状，空腹及餐后血糖、糖化血红蛋白均在正常范围，胰腺增强 MRI 未见胰头部占位，目前仍在随访中。

值得注意的是，该患者同时合并先天性白内障、先天性房间隔缺损。先天性白内障与先天性心脏病都是重要的出生缺陷，在临床实践中，两者并发并非罕见。虽然晶状体与心脏由不同胚层发育而来——晶状体由外胚层发育而来，而心脏则由中胚层发育而来，但约有 1/4 的先天性白内障患者同时合并先天性心脏病。在我国一项回顾性研究中发现 334 名先天性白内障患者中有 41.3% 同时合并先天性心脏病[8]。先天性白内障与先天性心脏病的频繁并发出现，促使我们推测这两种缺陷可能存在共同的病因基础。有研究表明，某些基因或染色体突变、宫内感染可导致先天性白内障合并先天性心脏病。如 BCOR 基因突变引起的眼面心牙综合征（oculo-facio-cardio-dental syndrome，OFCD 综合征）、染色体 1q21.1 反复重排引起的唐氏综合征、胎儿宫内感染风疹病毒导致的先天性风疹综合征等[8]。然而，此类疾病是否与多发性胰岛素瘤的发病存在关联，尚未见相关报道。遗憾的是，该患者并未行染色体检查及基因检测，相关发病机制尚不清楚。

总之，胰岛素瘤是一种罕见、多为良性的胰岛细胞肿瘤。疑诊胰岛素瘤患者需在低血糖时同步测定血清胰岛素、C 肽及胰岛素原。胰岛素瘤定性诊断后需进一步借助胰腺灌注 CT、胰腺增强 MRI、超声内镜等影像学检查以明确定位诊断，同时要警惕多发性胰岛素瘤的可能，因此，术中探查显得尤为重要。对于复发、多发性、恶性胰岛素瘤需要关注是否可能为 MEN1 的一个组分，建议行基因检测，并长期随访。

参考文献

［1］夏维波，李玉秀，李梅 . 协和内分泌科大查房 [M]. 北京：中国协和医科大学出版社，2021.

［2］秦贵军 . 郑州大学内分泌疑难病研讨会十年集萃 [M]. 郑州：郑州大学出版社，2018.

［3］Okabayashi T，Shima Y，Sumiyoshi T，et al. Diagnosis and management of insulinoma [J]. World J Gastroenterol，2013，19（6）：829–837.

［4］郑楷炼，胡先贵，邵成浩，等 . 胰岛素瘤的诊断与外科治疗 [J]. 中华内分泌外科杂志，2013，7（3）：243–245.

［5］丛林，赵玉沛，张太平，等 . 多发性胰岛素瘤的诊断与治疗 [J]. 中华普通外科杂志，2008，23（5）：336–339.

［6］Maggio I，Mollica V，Brighi N，et al. The functioning side of the pancreas：a review on insulinomas [J]. J Endocrinol Invest，2020，43（2）：139–148.

［7］Borazan E，Aytekin A，Yilmaz L，et al. Multifocal insulinoma in pancreas and effect of intraoperative ultrasonography [J]. Case Rep Surg，2015，2015：375124.

［8］Li X，Si N，Song Z，et al. Clinical and genetic findings in patients with congenital cataract and heart diseases [J]. Orphanet J Rare Dis，2021，16（1）：242.

（撰写者：赵琳琳；病例提供者：赵艳艳、吴文迅）

居高不下的血糖与严重胰岛素抵抗

一、病史与体格检查

患者，女，52 岁。因"口干、多饮、多尿、体重下降 5 个月"于 2018 年 3 月入院。5 个月前无诱因出现口干、多饮、多尿，日饮水量约 6L，尿量与之相当，夜尿 3 ~ 4 次，体重近 5 个月减轻约 20kg，无发热、关节痛，无尿急、尿痛，无视物模糊、手足麻木，有眼干、龋齿未诊治。3 个月前至当地诊所测空腹血糖 12mmol/L，诊为"糖尿病"，给予"二甲双胍片 0.5g tid，消渴丸 10 粒 tid"治疗 1 周后，上述症状无缓解，复测空腹血糖波动在 14 ~ 16mmol/L。半个月前至当地医院诊断为"糖尿病酮症"，应用胰岛素泵（52 ~ 100U/d）联合"二甲双胍片 0.5g tid、格列齐特片 60mg qd"治疗，上述症状不缓解，尿酮体（+ ~ +++），尿糖（++ ~ +++），空腹血糖波动在 12 ~ 15mmol/L，餐后 2 小时血糖波动在 15 ~ 25mmol/L。我院门诊以"糖尿病合并酮症"收入院。发病以来，神志清，精神可，饮食、睡眠正常，大便正常，小便及体重如上述。

30 年前患"糜烂性胃炎"，已治愈。既往无甲亢病史，无含巯基药物服用史，50 岁绝经，否认家族类似疾病史。

体格检查：T 36.5℃，P 78 次 / 分，R 19 次 / 分，BP 109/80mmHg，身高 157cm，体重 52.7kg，BMI 21.3kg/m²。神志清，精神可，发育正常，营养中等。轻度脱水貌，无深大呼吸，全身浅表淋巴结未触及，颈部、双侧腋窝、双侧大腿根部无黑棘皮样改变，毛发分布正常，口唇黏膜及舌干燥，双侧第一前磨牙龋齿，仅剩残根，眼窝稍凹陷，心、肺、腹体格检查阴性，双下肢无水肿，双手及双足关节无畸形。

二、实验室及影像学检查

（一）一般实验室检查

1. 血常规：WBC 2.9×10^9/L [（ $3.5 \sim 9.5$ ）$\times 10^9$/L]，N 1.44×10^9/L [（ $1.8 \sim 6.3$ ）$\times 10^9$/L]。

2. 血气全项：pH 7.38（ $7.35 \sim 7.45$ ），PCO_2 37.40mmHg（ $35 \sim 45$ mmHg），SBE–2.80mmol/L（ $-3 \sim +3$ mmol/L），ABE –2.60mmol/L（ $-2 \sim +3$ mmol/L），AG 20.8mmol/L（ $8 \sim 16$ mmol/L）。

3. 尿常规：酮体（+++），葡萄糖（+++），蛋白（–），尿比重1.015。

4. 肿瘤标志物：NSE 20.94ng/mL（ $0 \sim 20$ ng/mL），余阴性。

5. 粪常规、电解质、肝肾功能、血脂、凝血功能、传染病筛查均正常。

6. ^{13}C呼气试验：0.2DOB（‰）（ $0 \sim 4$ ‰）。

7. ECG：正常。

（二）糖尿病相关检查

1. HbA1c：12.2%。

2. 空腹及餐后2小时血糖、胰岛素及C肽测定：结果见表5-6-1。

3. 空腹胰高血糖素：70.31pg/mL（ $50 \sim 200$ pg/mL）。

4. 胰岛素相关抗体：GAD-Ab、IA-2A、IAA、ICA、ZnT-8抗体均阴性。

表5-6-1　空腹及餐后2小时血糖、胰岛素及C肽结果

	空腹	餐后2小时
血糖（mmol/L）	12.9（3.9~6.1）	17.1
胰岛素（μU/mL）	570（2.2~11.6）（稀释后）	1 072（稀释后）
C肽（ng/mL）	12.39（0.79~4.8）	12.05

（三）内分泌相关激素测定

1. 甲状腺功能及抗体（表5-6-2）：

表5-6-2　甲状腺功能及抗体

	FT$_3$（pmol/L）	FT$_4$（pmol/L）	TSH（μIU/mL）	TPOAb（IU/mL）	TGAb（IU/mL）
结果	3.17	11.57	0.65	114.2	99.92
参考值	3.28~6.47	7.9~18.4	0.56~5.91	0~34	0~115

2. 性激素：血清总睾酮 0.84ng/mL（0.11～0.57ng/mL），余正常。

3. ACTH-Cor 节律、IGF-1、24 小时尿 UFC 均正常。

（四）风湿系统相关检查

1. 炎症七项：补体 C3 0.68g/L（0.9～1.8g/L），IgA 4.7g/L（0.7～4g/L），免疫球蛋白 G4 0.32g/L（0.08～1.8g/L），余正常。

2. 结缔组织病全套：抗核抗体均质型 1∶640（++）；抗 SSA 抗体（+++），抗 Ro52（+++），抗 SSB（+）。

3. 类风湿全套、ANCA 四项均阴性。

4. 血清蛋白电泳：γ 球蛋白 14.94g/L（8～13.5g/L），γ 球蛋白 23.3%（11.1%～18.8%）。

5. 泪膜破裂时间：右眼 2 秒，左眼 3 秒。双眼角膜荧光染色：着色。Schirmer Ⅰ 试验：右眼 5mm/5min，左眼 5mm/5min。唾液流率测定结果：（+）。

（五）影像学检查

胸部 CT 示肺间质未见纤维化，胰腺 CT 未见占位。甲状腺、心脏、肝、胆、胰、脾、泌尿系彩超未见异常。垂体 MRI 平扫及增强未见异常。

三、诊治经过

患者中年女性，有典型"口干、多饮、多尿、体重下降"症状，发现血糖升高 3 个月，入院急查尿酮体强阳性，初步诊断为糖尿病并酮症酸中毒（代偿性）。入院后立即给予静脉滴注胰岛素及大量补液，次日复查尿常规示尿酮体（++），遂联合胰岛素泵应用，胰岛素量持续增加，最大达 100U/d，超过 2U/kg，并先后加用多种降糖药物，测血糖无明显下降（12～25mmol/L），尿酮体持续阳性（+～++），且该患者血胰岛素水平（稀释后）可高达 1072μU/mL，提示存在严重胰岛素抵抗。极度肥胖的患者、某些存在严重感染或应激等的患者可出现严重胰岛素抵抗，但本例患者临床表现为非肥胖，且无感染、应激等因素存在。非肥胖且存在严重胰岛素抵抗的疾病主要有 3 种：A 型胰岛素抵抗、B 型胰岛素抵抗和脂肪萎缩性糖尿病。

由于本例患者同时存在眼干、口干及龋齿等干燥综合征的临床表现，因此进一步完善风湿免疫疾病相关检验检查。根据 2002 年干燥综合征国际分类诊断标准，患者存在口腔症状 1 项，即每日口干，持续 3 个月以上；眼部症状有 2 项，即眼干及反复砂磨感觉 3 个月；眼部 Schirmer Ⅰ 试验（＋），角膜染色（＋）；唾液流率（＋）；自身抗体中抗 SSA 抗体（+++），抗 Ro52（+++），抗 SSB（＋），符合干燥综合征诊断。

综合患者病史，总结其特点如下：中年女性，体形匀称，无糖尿病家族史，胰岛素相关抗体阴性；存在难治性高血糖、严重胰岛素抵抗；血清雄激素水平升高；合并自身免疫性疾病。因此诊断为 B 型胰岛素抵抗综合征。

治疗方面停用所有口服降糖药，胰岛素逐步减量。给予甲泼尼龙 0.25g 静脉滴注，1 次 / 日，3 天后改为口服醋酸泼尼松片 15mg、3 次 / 日 [约 1mg/(kg·d)]；环磷酰胺（CTX）0.4g 静脉滴注，1 次 / 周，持续 3 周。治疗流程如图 5-6-1 所示。应用该方案 2 周后，血糖开始逐步下降，尿酮体转阴，3 周后血糖恢复正常并停用胰岛素，复查血清胰岛素及 C 肽水平明显下降。后醋酸泼尼松片逐渐减量（每周减少 2.5mg）至停药，出院后规律至我院门诊复查，血糖控制平稳，尿酮体阴性。于 1 年后复查 OGTT 及胰岛功能测定示胰岛素及 C 肽水平

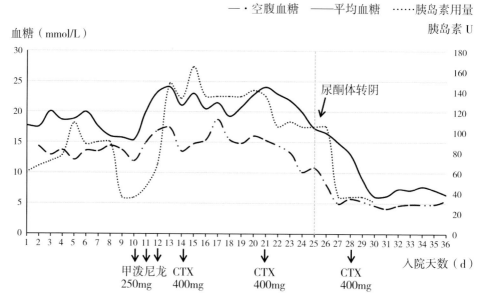

图 5-6-1　治疗流程

较前降低（表 5-6-3），患者血糖波动在正常范围，口干、眼干症状明显减轻，体重增加，胰岛素抵抗明显缓解。

表 5-6-3　出院 1 年后 OGTT 及胰岛素、C 肽释放试验结果

	空腹 /0 分钟	30 分钟	60 分钟	120 分钟	180 分钟
血糖（mmol/L）	4.3（3.9 ~ 6.1）	6.8	8.9	5.2	4.3
胰岛素（μU/mL）	11.5（2.2 ~ 11.6）	72.2	89.1	54.8	11.0
C 肽（ng/mL）	1.69（0.79 ~ 4.8）	6.13	7.86	6.06	2.51

四、最终诊断

1. 特殊类型糖尿病：B 型胰岛素抵抗综合征。

2. 干燥综合征。

3. 桥本甲状腺炎。

五、总结讨论

胰岛素抵抗，广义的定义是指机体对正常胰岛素浓度的生物学反应低于正常水平[1]。根据《Joslin 糖尿病学》，非肥胖者如果空腹胰岛素高于 30 ~ 50mU/L（μU/mL）和（或）餐后或葡萄糖负荷后胰岛素水平超过 200mU/L，则应进一步评估；如果胰岛素需要量超过 1.5 ~ 2.0U/kg，则提示严重胰岛素抵抗。本例患者空腹胰岛素水平 570mU/L，餐后达 1 072mU/L，且胰岛素用量达到 100U/d 时血糖仍难以控制，支持严重胰岛素抵抗诊断。

胰岛素抵抗包括哪些病因呢？首先，遗传性靶细胞抵抗包括 Donohue 综合征、Rabson-Mendenhall 综合征以及 A 型胰岛素抵抗[1]。此类疾病往往起病年龄小，病程长，有严重胰岛素抵抗，有时伴随其他先天畸形，本例患者与之不符。其次，某些先天性代谢性疾病可同时合并胰岛素抵抗，如先天性全身性脂肪萎缩、Alstrom 综合征、Bloom 综合征等。再次，继发性胰岛素抵抗主要见于以下两方面：①存在肥胖、应激、感染、皮质醇增多症等疾病，以及应用药物（如糖皮质激素、口服避孕药等）、制动、妊娠等。本例患者与之不符。②免疫介导所致胰岛素抵抗，如胰岛素自身免疫综合征，以及针对胰岛素受体产

生抗体的 B 型胰岛素抵抗[1]。两者均与免疫状态异常有关，临床特点也有异同之处，相同点为均可有严重胰岛素抵抗，均可表现为高血糖与低血糖交替，不同点如下[1-4]（表 5-6-4）。

表 5-6-4　B 型胰岛素抵抗与胰岛素自身免疫综合征的临床不同点

	B 型胰岛素抵抗	胰岛素自身免疫综合征
巯基类药物使用史	无	有
临床特点	无低血糖表现或持续高血糖后出现持续低血糖	高血糖与低血糖交替频繁，以低血糖为主
胰岛素抗体	阴性	IAA 阳性
胰岛素受体抗体	阳性	阴性
分离现象	基本同步	胰岛素水平明显升高，C 肽并非同步
PEG 沉淀测定血清胰岛素水平	无明显变化	经 PEG 沉淀后血清胰岛素水平明显降低

B 型胰岛素抵抗是一种循环中存在针对胰岛素受体抗体的自身免疫综合征，可引起靶细胞胰岛素抵抗和内源性高胰岛素血症。其主要临床特点包括：①糖脂代谢紊乱：多数患者有典型"三多一少"症状，其中体重骤降为高血糖起病患者的显著特征[5]，部分患者合并酮症或酮症酸中毒（DKA），这是由于体内虽胰岛素水平极高，但由于无法结合受体发挥作用，导致机体出现胰岛素缺乏所致的高血糖甚至 DKA。由于胰岛素受体抗体的生物学功能具有多样性，与胰岛素受体结合后可表现为激动作用或拮抗作用，因此，不同患者、甚至同一患者在不同时间也可有高血糖或低血糖等不同的临床表现[1]。②皮肤改变：最常见的特征为黑棘皮样改变。Lupsa[5] 研究的 34 例患者中 31 例（91%）有典型黑棘皮样改变，本例患者无明显黑棘皮样改变，可能与病程相对较短有关。③高雄激素血症：部分患者因合并高雄激素血症可表现为痤疮、多囊卵巢综合征等，本例患者雄激素水平轻度升高。④合并自身免疫性疾病：多数患者合并自身免疫性疾病，其中系统性红斑狼疮与干燥综合征最常见。⑤胰岛素受体抗体阳性。由于胰岛素受体抗体的测定目前还没有可用的商品化试剂盒，因此，目前并未将该抗体阳性作为诊断 B 型胰岛素抵抗的必需条件。该患者为

中年非肥胖女性，"三多一少"症状明显，有难以控制的高血糖、严重胰岛素抵抗，胰岛素自身抗体阴性，在出现高血糖之前无磺基类药物应用史，合并干燥综合征及桥本甲状腺炎等自身免疫性疾病，符合 B 型胰岛素抵抗诊断。遗憾的是，该患者并未行 PEG 沉淀后的血清胰岛素测定。

关于 B 型胰岛素抵抗的治疗，尚缺乏统一规范的治疗原则和方法。目前研究报道的总体原则是在治疗原发病的基础上行免疫抑制治疗，如应用糖皮质激素、环磷酰胺、硫唑嘌呤、环孢素 A、羟氯喹、利妥昔单抗等[5-7]。血浆置换虽有效，但效果短暂[8]。免疫球蛋白静脉输注也是可选治疗，但其疗效尚不明确，一般不作为首选。既往多数文献报道，在难治性高血糖面前，往往首先考虑增加胰岛素用量，国外报道的治疗 B 型胰岛素抵抗的最大外源性胰岛素用量为 177 500U/d[9]，但仍达不到降低血糖的目的，且长期大量应用外源性胰岛素可引起很多严重副作用。因此，在考虑到可能为该疾病时，应停止持续增加外源性胰岛素用量，尽早采用免疫调节治疗。糖皮质激素联合环磷酰胺方案的疗效在既往多个报道及本例中得到证实。Yang[10]等报道 1 例 B 型胰岛素抵抗合并干燥综合征的患者，其治疗方案为甲泼尼龙 1 000mg/d，连续 3 天，后更换为醋酸泼尼松片 1mg/（kg·d），环磷酰胺 0.4g/ 周，3 周后血糖恢复正常，胰岛素水平明显下降。由于糖皮质激素的升糖作用及抗体真正失活需要一段时间，因此，血糖下降一般在免疫抑制治疗 2~3 周后才会出现。在免疫抑制治疗开始后，应考虑到潜在低血糖风险，建议逐渐减少甚至停用胰岛素，进行密切随访与监测，早期发现和纠正顽固性低血糖，及时调整糖皮质激素用量。

本病预后差异性较大，与伴随疾病的种类及严重程度有关，还与是否发生低血糖相关。以低血糖为主要表现或高血糖、低血糖交替出现，往往提示预后较差，可能因顽固性低血糖死亡。故对患者进行密切随访非常重要，尤其应注意低血糖的发生。此外，在炎症反应控制和血糖平稳后糖皮质激素须及时减量。本例患者在糖皮质激素联合环磷酰胺治疗 3 周后尿酮体转阴，血糖恢复正常，高胰岛素血症明显缓解，此时醋酸泼尼松开始减量，每周减 2.5mg，并密切监测血糖，后患者血糖平稳，血清胰岛素水平逐步恢复正常，随访 3 年未复发。

综上，B 型胰岛素抵抗虽然罕见，但有典型的临床表现和合并疾病。当患者有糖代谢异常、严重胰岛素抵抗且合并其他自身免疫性疾病时，应考虑该病可能。胰岛素受体抗体阳性可确诊该病，但不作为诊断的必要条件。糖皮质激素及免疫抑制剂联合治疗可取得良好效果，治疗及随访期间需警惕顽固低血糖的发生。

参考文献

[1] 夏维波，李玉秀，李梅.协和内分泌科大查房 [M].北京：中国协和医科大学出版社，2021.

[2] Censi S，Mian C，Betterle C. Insulin autoimmune syndrome：from diagnosis to clinical management[J]. Ann Transl Med，2018，6（17）：335.

[3] 陈敏，窦京涛，王先令，等.胰岛素自身免疫综合征临床特征及随访资料分析并文献复习 [J]. 中华内分泌代谢杂志，2012，28（10）：813-816.

[4] 李伟，李路娇，张茜，等.聚乙二醇沉淀法和凝胶层析分离法在糖尿病患者使用外源性胰岛素所致低血糖鉴别诊断中的应用价值初探 [J]. 中华糖尿病杂志，2016，8（12）：758-762.

[5] Lupsa B C，Chong A Y，Cochran E K，et al. Autoimmune forms of hypoglycemia [J]. Medicine（Baltimore），2009，88（3）：141-153.

[6] 杨国庆，窦京涛，吕朝晖，等.B 型胰岛素抵抗综合征三例临床分析并文献复习 [J]. 中华内科杂志，2016，55（1）：11-15.

[7] Coll A P，Thomas S，Mufti G J. Rituximab therapy for the type B syndrome of severe insulin resistance [J]. N Engl J Med，2004，350（3）：310-311.

[8] Zhang S，Wang G，Wang J. Type B insulin resistance syndrome induced by systemic lupus erythematosus and successfully treated with intravenous immunoglobulin：case report and systematic review [J]. Clin Rheumatol，2013，32（2）：181-188.

[9] Arioglu E，Andewelt A，Diabo C，et al. Clinical course of the syndrome of autoantibodies to the insulin receptor（type B insulin resistance）：a 28-year perspective [J]. Medicine（Baltimore），2002，81（2）：87-100.

[10] Yang H，Zhao J，Li Y，et al. Successful treatment of type B insulin resistance with mixed connective tissue disease by pulse glucoCorticoids and cyclophosphamide [J]. J Diabetes Investig，2017，8（4）：626-628.

（撰写者：赵艳艳；病例提供者：赵艳艳）

肺癌免疫治疗中，血糖高 1 个月

一、病史与体格检查

患者，男，49 岁。因"烦渴、多饮、多尿 1 个月，乏力、纳差 19 天，再发 1 天"于 2020 年 4 月 13 日收入我院。1 个月前患者自觉烦渴、多饮（日饮水量约 3 500 mL），伴夜尿增多（3～4 次/夜），未重视。19 天前出现乏力、纳差，伴恶心、呕吐，呕吐物为胃内容物，无发热、腹泻、腹痛等，就诊于当地医院，尿常规示酮体（++）、尿糖（++）、蛋白（−）；空腹血糖 31.6mmol/L；空腹胰岛素 0.6μU/mL；HbA1c 8.2%；肝肾功能、血清淀粉酶及脂肪酶、尿淀粉酶正常，予以补液、抗感染、降糖等对症治疗后上述症状好转，全天血糖波动在 8～23mmol/L。出院后继续应用"甘舒霖 50R 早 18U、晚 12U 餐前皮下注射，津力达颗粒 1 次 1 包、每天 3 次口服"控制血糖，空腹血糖波动在 6～13mmol/L，餐后血糖未监测。1 天前再次出现乏力、纳差，无呕吐、腹痛、腹泻，转至我院就诊。发病以来，神志清，饮食及睡眠欠佳，体重无明显变化。

既往史：1 年零 3 个月前于当地医院诊断为"右肺上叶鳞状细胞癌Ⅳ期"，1 年前排除肝肾功能、血糖、甲状腺功能异常后开始接受"特瑞普利单抗 240mg，每 21 天静脉注射 1 次"方案治疗，共应用 14 周期，间断联合"安罗替尼 10mg，每天 1 次口服"治疗。无高血压、肝病、自身免疫病病史，无类固醇激素应用史。

个人史、家族史：个人史无特殊，否认家族类似疾病史。

体格检查：T 36.4℃，P 64 次/分，R 17 次/分，BP 121/87mmHg，身高 174cm，体重 66.0kg，BMI 21.8kg/m^2。神志清，精神欠佳，营养中等。未触及甲状腺肿大，心、肺、腹体格检查未见异常。双下肢无水肿。

二、实验室及影像学检查

（一）实验室检查

1. 粪常规、肝肾功能、血脂、电解质、CRP、PCT、凝血功能、血清淀粉酶及脂肪酶正常。

2. 血常规：WBC 3.1×10^9/L，RBC 3.86×10^{12}/L，Hb 123.0g/L，余正常。

3. 尿常规：酮体（+），葡萄糖（++），蛋白（-），余正常。

4. 血气分析：pH 7.32，Lac 1.9mmol/L（0.5 ~ 1.7mmol/L），SBE -3.7（-3 ~ +3mmol/L），ABE -3.4（-2 ~ +3mmol/L），SBC 23.9mmol/L（22 ~ 27mmol/L），AG 17.3mmol/L（8 ~ 16mmol/L），HCO_3^- 17mmol/L（22 ~ 27mmol/L）。

5. HbA1c：8.4%（高压液相法 4% ~ 6.5%）。

6. 胰岛细胞自身抗体：GAD-Ab 1.28IU/mL（0 ~ 10IU/mL）、IAA 0.16（0 ~ 1）、ICA 0.15（0 ~ 1）。

7. ENA 抗体谱、ANA、IgG、IgA、IgM：均正常。

8. 甲状腺功能及抗体（表 5-7-1）：

表 5-7-1　甲状腺功能及抗体

	FT₃ (pmol/L)	FT₄ (pmol/L)	TSH (μIU/mL)	TPOAb (IU/mL)	TGAb (IU/mL)	TRAb (IU/L)
结果	3.97	12.04	3.09	12.1	28.5	< 0.8
参考值	3.28 ~ 6.47	7.9 ~ 18.4	0.56 ~ 5.91	0 ~ 34	0 ~ 115	0 ~ 1.75

9. 24 小时尿蛋白总量 0.18g（0 ~ 0.15g），尿量 2.94L，尿总蛋白浓度 0.06g/L（0.01 ~ 0.14g/L）。

10. ACTH-Cor 节律存在，24 小时 UFC 正常，性激素及泌乳素正常。

11. OGTT 及 C 肽释放试验（表 5-7-2）：

表 5-7-2　OGTT 及 C 肽释放试验

	空腹/0 分钟	30 分钟	60 分钟	120 分钟	180 分钟
血糖（mmol/L）	6.1（3.9 ~ 6.1）	17.5	18.7	14.2	10.3
C 肽（ng/mL）	< 0.01（0.79 ~ 4.8）	0.03	0.02	< 0.01	< 0.01

（二）影像学检查

上腹部 MRI：胰腺形态及信号未见明显异常。

三、诊治经过

患者入我院后测指尖血糖 16.4mmol/L，急查尿常规和血气分析提示糖尿病酮症酸中毒（DKA），给予小剂量胰岛素静脉滴注、补液、维持电解质平衡等治疗后，复查尿酮体转阴、血气 pH 值正常。继续予以胰岛素泵控制血糖，动态血糖监测提示葡萄糖目标范围内时间（time in range，TIR）仅 60%；完善 OGTT 及 C 肽释放试验评估胰岛功能，结果提示胰岛素绝对缺乏，胰岛细胞自身抗体阴性。

回顾本例患者临床特点：中年男性，急性起病，病史 1 个月，起病初期即出现 DKA，HbA1c 与血糖升高程度不匹配，空腹胰岛素及 C 肽水平极低，应用胰岛素治疗后全天血糖波动大，无糖尿病家族史，初步诊断考虑 1 型糖尿病。但患者起病年龄大，胰岛 β 细胞破坏更为彻底，胰岛细胞自身抗体阴性，与经典 1 型糖尿病有所不同。

患者有肺鳞状细胞癌病史，已行 14 周期 PD-1 抑制剂（特瑞普利单抗）治疗，本次出现胰岛素依赖性糖尿病，需考虑到是否与应用了新型抗肿瘤免疫类药物有关，同时应与暴发性 1 型糖尿病相鉴别。该患者无前驱感染症状，无病毒感染、药物过敏等诱因存在，胰腺外分泌功能未受影响（血清淀粉酶及脂肪酶、尿淀粉酶均正常），综合考虑诊断为免疫检查点抑制剂（ICPis）相关糖尿病。

ICPis 通过调控免疫应答杀伤肿瘤细胞的同时，也可能增加机体发生自身免疫损伤的风险，内分泌腺体血供丰富的特点使其对 ICPis 的敏感性升高，从而成为 ICPis 免疫不良反应的靶点。根据《免疫检查点抑制剂引起的内分泌系统免疫相关不良反应专家共识（2020）》[1] 推荐意见，进一步评估患者是否合并其他内分泌系统不良反应。结果示 ACTH 及皮质醇节律存在，甲状腺功能及自身抗体均未见异常，泌乳素及性激素水平正常。该患者未合并 ICPis 相关垂体损伤、甲状腺功能障碍、肾上腺皮质功能减退。

经与肿瘤科医生沟通患者病情，暂停 PD-1 抑制剂 2 个周期，继续应用
"门冬胰岛素早、中、晚餐前 8U-6U-7U 联合甘精胰岛素睡前 8U 皮下注射"
降糖。患者定期至肿瘤内科及内分泌科门诊规律随访，血糖相对平稳后恢复
应用 PD-1 抑制剂，随访 1 年"肺部肿瘤"稳定，监测空腹血糖波动在 6 ~
9mmol/L，餐后 2 小时血糖波动在 8 ~ 14mmol/L。

四、最终诊断

1. 免疫检查点抑制剂相关糖尿病。
2. 右肺上叶鳞状细胞癌Ⅳ期。

五、总结讨论

本例患者为中年男性，基础疾病为肺鳞癌，既往无糖尿病史，体型正常，
随机血糖 >30mmol/L，起病初期即出现 DKA（糖尿病急性并发症），空腹及
餐后 C 肽水平均 <0.01ng/mL，胰岛细胞自身抗体阴性，需要依赖胰岛素治疗，
全天血糖波动明显，上述特征不符合 2 型糖尿病常见病程进展特点，那么是否
支持 1 型糖尿病的诊断呢？该患者起病急，以 DKA 为首发表现，胰岛功能严
重缺乏，持续规范胰岛素治疗后病情得到控制，符合 1 型糖尿病特点，但该患
者起病年龄大，GAD-Ab、IAA、ICA 均为阴性，且有长达 1 年的 PD-1 抑制剂
应用史，需考虑血糖骤然升高是否与应用了新型抗肿瘤免疫类药物 ICPis 有关。

ICPis 相关糖尿病临床相对罕见，早期识别和治疗对于改善患者预后具有
重要意义。目前尚无确切的 ICPis 治疗后糖尿病患病率或发病率报道。美国大
型医疗中心估测的 ICPis 相关糖尿病发生率 <1%（27/2 960，0.9%）[2]，纳武
单抗处方说明书上标注的糖尿病发生率为 17/1 994（0.9%）。我院 2019 年 1
月至 2022 年 1 月 1 748 例接受 ICPis 治疗的实体肿瘤患者中 14 例（男性 8 例，
女性 6 例）发生了 ICPis 相关糖尿病（0.8%），与国内外文献报道相似。

根据本例患者病史、体征、实验室检查及治疗随访情况，最终诊断为
ICPis 相关糖尿病。该病需与暴发性 1 型糖尿病相鉴别，后者是 1 型糖尿病
的一种严重亚型，参照 2007 年日本暴发性 1 型糖尿病组制订的诊断标准[3]，

暴发性 1 型糖尿病的诊断需同时满足：①高血糖症状出现后约 7 天发生糖尿病酮症或酮症酸中毒（尿或血酮体升高）；②初次就诊时血糖 ≥ 16.0mmol/L，HbA1c <8.5%；③空腹 C 肽 <0.3ng/mL，餐后 C 肽 <0.5ng/mL。本例患者满足后两点，但出现多饮、多尿症状时未引起重视，因此无法准确判断出现高血糖症状至糖尿病酮症或 DKA 的具体时间间隔。此外，暴发性 1 型糖尿病起病前两周内多有前驱感染症状，如发热、咽痛、腹痛等，病情进展迅速，1 周内发展为 DKA，几乎所有患者均会出现血清胰酶不同程度升高，以上特点有助于与 ICPis 相关糖尿病相鉴别。两类患者的胰岛功能衰竭程度类似，但暴发性 1 型糖尿病患者胰岛 β 细胞破坏更为彻底，胰岛自身抗体多为阴性，而近半数 ICPis 相关糖尿病患者胰岛自身抗体呈阳性[4]。两者临床诊断鉴别点见表5-7-3[5]。

表 5-7-3　暴发性 1 型糖尿病和 ICPis 相关糖尿病的诊断鉴别点

项目	暴发性 1 型糖尿病	ICPis 相关糖尿病
患病情况	少见	罕见
起病情况	暴发性起病	从暴发到急性不等
发病年龄	20 岁以上的成年人较多	60 岁以上的老年人较多
病程	非常短，常在 1 周内	多数 3 个月内
诱发因素	药物过敏、病毒感染及妊娠	ICPis
前驱流感样症状	非常常见	不常见
酮症酸中毒	非常常见，90% 以上	常见，约 70%
HbA1c	非常低	相对低水平
C 肽	极低	低或持续下降
外分泌胰酶水平升高	常见	较常见
胰岛自身抗体	大多数阴性	部分阳性

与经典 1 型糖尿病相比，ICPis 相关糖尿病有以下几个特点。

1. 临床特征：患者发病年龄较大，平均 61.7 岁，这与肿瘤患者相对年龄较大有关。ICPis 相关糖尿病患者多急性起病，进展迅速，早期即出现乏力、恶心、呕吐、皮肤干燥、呼吸急促等 DKA 症状。根据发病年龄，此类患者易被误诊为 2 型糖尿病，但是频发的 DKA 往往提示其为 1 型糖尿病，如患者有 ICPis 药物使用史，需考虑本病的可能性。

2. 胰岛功能与抗体：多数 ICPis 相关糖尿病患者发病时几乎无残存的胰岛功能，其胰岛素分泌能力下降速度比经典 1 型糖尿病快，偶有病例报道个别患者因糖毒性的缓解或蜜月期出现，胰岛功能得到部分恢复，但绝大多数患者 C 肽水平呈持续下降直至衰竭状态。抗谷氨酸脱羧酶（GAD）抗体可作为一线筛查指标。与胰岛抗体阴性者相比，抗体阳性者发病时间更短（55 天 vs 117 天，P=0.005），出现 DKA 的频率也更高[6]。

3. 其他内分泌不良反应：本类患者易同时合并其他内分泌腺体损伤，多累及垂体（常见于使用 CTLA-4 抑制剂者）和甲状腺（常见于使用 PD-1/PD-L1 抑制剂者）。垂体炎患者通常表现为乏力、头痛等，诊断依赖于垂体靶腺激素测定和垂体 MRI，但 MRI 正常并不能完全排除垂体炎的诊断。甲状腺损伤的症状和体征为非特异性，多数早期无明显症状，易漏诊，半数患者损伤不可逆，需终身治疗及随访。肾上腺功能减退症罕见，发生率约 0.7%，是药物诱发自身免疫性肾上腺炎的结果。对于已发生一种自身免疫性损伤者，应加强血糖的监测，特别要关注是否会发生胰腺功能的损伤[7]。

总结我院 2019 年至 2022 年 14 例 ICPis 相关糖尿病患者的临床特点：平均起病年龄 55 岁，发病时间在起始免疫治疗后 28～434 天，中位发生时间为 239 天，78.6%（11/14）的患者发生了糖尿病酮症或 DKA，平均空腹血糖 25.1mmol/L，HbA1c 平均值 8.6%，85.7%（12/14）的患者胰岛 β 细胞功能迅速衰竭（C 肽水平低于 0.05ng/mL），与既往报道起病特点基本一致。与同期我院诊断的经典 1 型糖尿病患者相比，ICPis 引起的糖尿病患者发病年龄较大，胰岛功能损伤更快速和显著，表现为典型 DKA 的比例大，而自身抗体阳性的比例较小（16.7% vs 51.0%，$P < 0.05$）。我院 ICPis 糖尿病患者胰岛自身抗体阳性率与日本报道相似，均明显低于西方人群，推测东西方人群 ICPis 糖尿病发病机制可能存在差异，且 HLA 基因型的差异对胰岛自身抗体的产生可能存在一定的影响，尚需进一步研究证实。ICPis 糖尿病与经典 1 型糖尿病患者临

床特点比较详见表 5-7-4。

表 5-7-4 ICPis 糖尿病与经典 1 型糖尿病患者临床特点比较

项目	ICPis 糖尿病	1 型糖尿病	P
病例数	14	106	
年龄	55 ± 9	21 ± 13	0.000
性别（男 %）	8（57.1%）	56（52.8%）	0.761
仅尿酮体阳性	3（21.4%）	28（26.4%）	1.000
酮症酸中毒	8（57.1%）	40（37.7%）	0.099
空腹血糖（mmol/L）	25.05 ± 9.75	19.42 ± 10.24	0.077
HbA1c（%）	8.60 ± 1.26	11.17 ± 3.20	0.000
空腹 C 肽（ng/mL）	0.04（0.03 ~ 0.10）	0.32（0.12 ~ 0.59）	0.000
至少一种抗体阳性 *	2（16.7%）	50（51.0%）	0.024
GAD-Ab 阳性	1	39	0.069
IAA 阳性	1	23	0.408
ICA 阳性	1	29	0.223
IA2A 阳性	—	3	
ZnT-8 抗体阳性	—	5	
脂肪酶升高	1	—	
胰岛素治疗	14	104	1.000
口服降糖药治疗	0	2	

* ICPis 糖尿病组仅 12 例患者检测糖尿病相关抗体，1 型糖尿病组仅 98 例患者检测糖尿病相关抗体。

另外，我们发现 71% 的 ICPis 相关糖尿病患者（10/14）合并其他内分泌腺体损伤，其中 50% 为甲状腺功能障碍，二元 Logistic 回归分析提示，合并其他内分泌不良反应是糖尿病发生的独立危险因素。接受 PD-1/PD-L1 抑制剂治疗的患者，在治疗的前 3 个月内，每次用药前均检测空腹血糖，此后每 3 个月或有高血糖症状时及时检测血糖[8]。如患者已发生其他内分泌腺体损伤，应加强血糖监测。

ICPis 相关糖尿病并不是继续免疫治疗的绝对禁忌证，应由肿瘤科医生对患者肿瘤情况、免疫治疗风险及获益进行综合评估，根据患者的病情确定个体化治疗方案。考虑到免疫因素对胰岛功能的影响，即使免疫治疗结束后仍应坚持血糖监测及必要的胰岛素治疗。ICPis诱发的糖尿病可能为永久性的，目前尚未有糖尿病自发缓解的报道。胰岛素强化治疗是一线治疗方案，多项研究尝试糖皮质激素治疗并未成功[9]。如患者因合并肾上腺功能减退出现肾上腺危象，需应用糖皮质激素时，应请内分泌科医生会诊，积极补液和评估感染风险非常重要，此时应提高血糖监测频率，维持血糖稳态。

综上，随着肿瘤免疫靶向治疗的不断推广，ICPis相关糖尿病有增多趋势，其临床表现缺乏特异性，个体差异显著，DKA在起病时非常常见，应当快速诊断和及时治疗，避免危及生命。今后有必要开展前瞻性临床研究，评估ICPis相关糖尿病发生的相关危险因素，这将有助于降低患者发生DKA的风险。

参考文献

[1] 中华医学会内分泌学分会免疫学组.免疫检查点抑制剂引起的内分泌系统免疫相关不良反应专家共识（2020）[J].中华内分泌代谢杂志，2021，37（1）：1-16.

[2] Stamatouli A M，Quandt Z，Perdigoto A L，et al. Collateral damage：Insulin-dependent diabetes induced with checkpoint inhibitors [J]. Diabetes，2018，67（8）：1471-1480.

[3] Hanafusa T，Imagawa A. Fulminant type 1 diabetes：a novel clinical entity requiring special attention by all medical practitioners [J]. Nat Clin Pract Endocrinol Metab，2007，3（1）：36-45.

[4] Clotman K，Janssens K，Specenier P，et al. Programmed cell death-1 inhibitor induced type 1 diabetes mellitus [J]. J Clin Endocrinol Metab，2018，103（9）：3144-3154.

[5] 罗说明，邓敏，杨涛，等.免疫检查点抑制剂诱导的1型糖尿病[J].中华医学杂志，2020，100（26）：2067-2070.

[6] Marchand L，Reffet S，Dalle S，et al. Fulminant diabetes induced by PD-1 and PD-L1 inhibitors：what about glucose variability? [J]. Acta Diabetol，2019，56（3）：377-378.

[7] 施云，沈敏，顾愹，等.免疫检查点抑制剂相关1型糖尿病[J].中华糖尿病杂志，2020，12（12）：945-948.

[8] Brahma J R，Lacchetti C，Schneider B J，et al. Management of immune related adverse events in patients treated with immune checkpoint inhibitor therapy：American Society of

Clinical Oncology Clinical Practice Guideline [J]. J Clin Oncol，2018，36（17）：1714–1768.

[9] Castinetti F，Albarel F，Archambeaud F，et al. French Endocrine Society Guidance on endocrine side effects of immunotherapy [J]. Endocr Relat Cancer，2019，26（2）：G1–18.

（撰写者：马晓君；病例提供者：马晓君）

第六篇
骨代谢疾病

反复腰痛、骨密度升高

一、病史与体格检查

患者，男，54岁。以"右季肋部疼痛4年，反复腰痛半年"为主诉于2020年5月入院。4年前外伤（骑电动车摔倒）后出现右侧季肋部疼痛，至当地医院诊断为"右侧肋骨骨折"，行"肋骨骨折内固定术"，术后疼痛缓解。半年前出现反复腰痛，呈持续性钝痛，可放射至后背，程度时轻时重，与活动无关，局部无皮疹、红肿，无手足搐搦、尿频尿痛、肉眼血尿、恶心纳差、腹痛腹胀等，自服止痛药物治疗（具体不详），症状稍缓解。2个月前腰痛较前加重，伴后背钝痛、腹部针刺感，下蹲、弯腰、翻身时加重，口服止痛药物（曲马多等）效果欠佳。至当地医院查腰椎MRI：诸椎体上下缘信号改变，骨质硬化？腰3~骶1（$L_3 \sim S_1$）椎间盘膨出，胸腰椎退行性改变，诊断为"骨质增生症"，给予药物治疗（具体不详）后症状无好转。发病以来，神志清，精神可，食欲一般，睡眠差，大小便正常，近半年体重减轻2kg。

既往史：5年前因龋齿在当地医院治疗，具体不详。余无特殊。

个人史：出牙时间与同龄儿相仿，无牙齿过早脱落现象，牙釉质发育正常。无高氟区居住史。饮酒30年余，近10年每日约半斤。无吸烟史。

婚育史：丧偶，1年前爱人死于"胰腺癌"。育1子2女。

家族史：父母已故，死因不详，非近亲结婚。1兄1姐1弟1妹和1子2女体健，无与患者类似疾病，否认家族遗传病史。

体格检查：T 36.2℃，P 80次/分，R 20次/分，BP 125/80mmHg，身高178.0cm，体重72.0 kg，BMI 22.7 kg/m²。发育正常，体形匀称，左侧第二下磨牙可见牙套，右侧第一上磨牙、第一下磨牙缺失。胸廓、脊柱无畸形，胸骨近剑突处轻压痛，肋骨无挤压痛，腰椎第3、4、5棘突旁压痛，无叩击痛，骨盆挤压与分离试验阴性，双侧"4"字试验阴性，双下肢直腿抬高试验阴性。肌肉无萎缩。四肢肌力、肌张力正常。

二、实验室及影像学检查

（一）实验室检查

1. 血常规、尿常规、粪常规、肾功能、血脂、传染病筛查、凝血功能未见异常。

2. 血电解质：钾 3.61mmol/L，钠 144.0mmol/L，氯 99.0mmol/L，钙 2.17mmol/L，磷 0.98mmol/L，镁 0.82mmol/L。

3. 24 小时尿电解质（尿量 1.6L）：尿钾 54.87mmol，尿钙 0.77mmol，尿氯 89.54mmol，尿钠 99.64mmol，尿磷 9.67mmol。

4. 骨代谢指标：ALP 170U/L（40～130U/L），PTH 32.20pg/mL（15～65pg/mL），P1NP 55.57ng/mL（16.89～65.49ng/mL），25- 羟维生素 D 24.24ng/mL（＞30ng/mL），β-CTX 0.39ng/mL（＜1.008ng/mL）。

5. 肝功能：谷丙转氨酶 19U/L，谷草转氨酶 19U/L，总胆红素 12.7μmol/L，直接胆红素 9μmol/L，间接胆红素 1.2μmol/L，白蛋白 45g/L，球蛋白 26g/L。

（二）影像学检查

1. X 线片：如图 6-1-1 所示。

2. 骨密度（bone mineral density，BMD。DXA，HOLOGIC®）：腰 1 BMD 1.669g/cm²，T 值 5.4，Z 值 5.8；腰 1～4 BMD 1.686g/cm²，T 值 5.4，Z 值 5.9；股骨颈 BMD 1.601g/cm²，T 值 4.9，Z 值 5.8；全髋 BMD 1.524g/cm²，T 值 3.3，Z 值 3.6。

3. 胸部 CT：双肺少许慢性炎症，左肺舌段肺大疱，双侧胸膜局限性增厚，右侧部分肋骨骨折术后，请结合临床。

4. 超声：胆囊体积大；胆总管扩张（建议结合其他检查）；双侧颈总动脉斑块形成；双肾、输尿管、膀胱未见明显异常；甲状腺、甲状旁腺未见明显异常。

5. 基因测序：结果如图 6-1-2 所示。

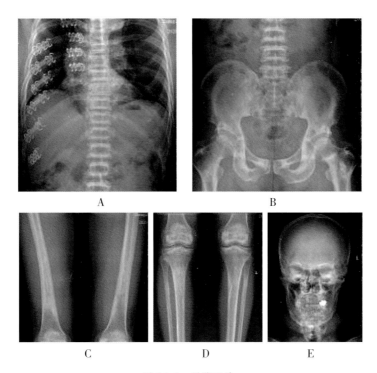

图 6-1-1　骨骼 X 片

A. 右侧多发肋骨内固定术后改变；椎体上下高密度、中间低密度，呈 "三明治" 或 "夹心" 样改变。

B. 骨盆骨密度弥漫性增高，骨盆可见 "骨中骨"，表现为边界较为明显的致密骨；髂骨呈 "年轮征"。

C、D. 长骨可见广泛的骨密度增高硬化，骨皮质增厚、髓腔变窄。

E. 颅骨骨密度弥漫性增高。

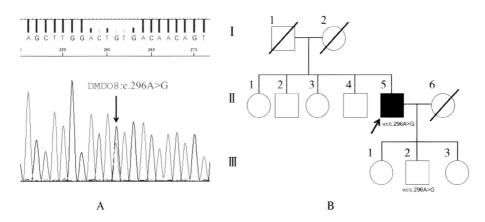

图 6-1-2　患者 *CLCN7* 基因检测结果及家系

A. 在受检者 *CLCN7* 基因上检测到 1 个杂合错义变异 c.296A>G（p.Y99C）。

B. 一代测序验证结果显示，受检者儿子携带与其相同的杂合变异。

三、诊治经过

结合患者典型的影像学资料和基因测序结果，确诊为 *CLCN7* 基因杂合突变导致的 Ⅱ 型常染色体显性遗传骨硬化症（ADO Ⅱ）。该病临床症状相对较轻，并发症主要局限于骨骼，包括骨折风险增加、脊柱侧弯、髋部骨关节炎和骨髓炎，这与患者目前反复腰痛的症状不相符。结合其轻度贫血，超声提示胆总管扩张，进一步完善肿瘤标志物显示 CA19-9 86.97U/mL（0.01～37U/mL）；磁共振胰胆管成像（MRCP）显示胆囊炎、胆总管稍宽、胰头区囊性异常信号，小囊肿？胰腺 CT 平扫加动态增强示胰头内后方（钩突）可见结节状低密度影，边界不清，大小约 18mm×18mm，考虑占位可能（图 6-1-3A、6-1-3B）；PET/CT 显示胰头区软组织肿块代谢活跃，考虑恶性病变（图 6-1-3C）。转诊至肝胆外科，术中发现胰头处可触及一质硬肿块，肿瘤侵犯肠系膜上动脉，肝脏及腹盆腔其他部位未见转移灶，考虑为局部不可切除的胰腺癌。

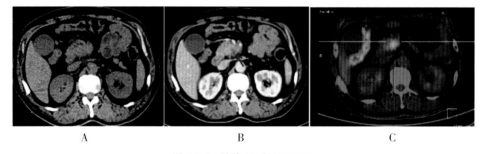

A   B   C

图 6-1-3 胰腺 CT 和 PET/CT

四、最终诊断

1. Ⅱ 型常染色体显性遗传骨硬化症（ADO Ⅱ）。
2. 胰腺恶性肿瘤。
3. 陈旧性肋骨骨折。

五、总结讨论

骨硬化症（osteopetrosis）又称大理石骨病或 Albers-Schönberg 病（德国放射学家 Albers-Schönberg 在 1904 年首先描述了该病的特点[1]，故名），是一种罕见的骨发育障碍性疾病，病因是破骨细胞功能障碍或数量减少，表现为骨密度异常升高。

　　近年来，骨质疏松和低骨量受到越来越多的关注，骨密度升高的研究进展和流行病学资料相对较少，诊断标准亦不统一。利用双能X线骨密度吸收仪（dual-energy X-ray absorptiometry，DXA）测出骨密度值（BMD），然后将结果与年轻成年人或年龄匹配人群的平均骨密度进行比较，计算T和Z值。骨密度升高常用的评判标准有以下几种：①T值或Z值≥+2.5；②总腰椎或总股骨Z值之和>+4；③T值>+2，腰椎BMD>1.4g/cm²；④T值>+2，股骨BMD>1.2g/cm²[2]。大多数学者认为使用Z值作为骨密度升高的标准优于T值，因为Z值可以很好地控制年龄的偏倚；同时，与其他腰椎相比，第1腰椎（L_1）不易受到脊柱骨关节炎的影响，因此通常选择第1腰椎的Z值作为判断骨密度升高的标准。目前较为公认的标准有：①L_1 Z值≥+3.2且全髋部Z值≥+1.2；②全髋部Z值≥+3.2且L_1椎体Z值≥+1.2[3]，同时排除其他可能引起骨密度升高的疾病，如氟中毒、铍中毒、铅中毒、铋中毒、骨髓纤维化、弥漫性特发性骨肥厚（DISH）、畸形性骨炎（硬化型，又称Paget骨病）、恶性肿瘤（淋巴瘤、成骨肿瘤转移）等。骨密度升高可分为假性和真性升高[3]（表6-1-1）。

表6-1-1　骨密度升高分类

假性骨密度升高	真性骨密度升高
骨关节炎	1. 局部：
弥漫性特发性骨肥厚	肿瘤：如成骨细胞瘤、尤因肉瘤、乳腺癌、胃癌、结肠癌、宫颈癌等
强直性脊柱炎	
椎板切除	畸形性骨炎
椎体骨折	慢性感染性骨髓炎
血管钙化	肾性骨病
胆结石、肾结石	X连锁低磷酸盐血症
外科金属植入物	Gnathodiaphyseal发育不良
服用钡餐	2. 全身性：
重型地中海贫血	氟中毒、丙肝相关性骨硬化症
戈谢病	骨硬化症
腹腔脓肿	肢端肥大症、骨髓纤维化

该患者 L_1 椎体 Z 值为 +5.8，全髋部 Z 值为 +3.6，符合骨密度升高的诊断标准，完善相关生化、骨代谢指标、全身骨显像、X 线片等，排除其他引起骨密度升高的原因，结合其典型的影像学表现（X 线可见广泛的骨密度增高硬化，骨皮质增厚、髓腔变窄，脊柱显示为"夹心椎体"，即椎体呈"三明治"样改变，骨盆可见"骨中骨"）及骨硬化症分类[3]（表 6-1-2），临床考虑为 ADO Ⅱ。收集患者（先证者）和其儿子的外周血，获得患者及其家属同意后进行基因检测，测序结果显示患者携带 1 个杂合错义变异（c.296A>G），该变异导致第 99 位编码氨基酸残基由酪氨酸 Tyr 变为半胱氨酸 Cys（p.Y99C），该突变位点已有文献报道[4]。随后对患者的儿子进行验证，结果显示其儿子（Ⅲ∶2）携带相同的杂合变异，但通过完善 X 线和 DXA 检查未发现其有骨密度升高的临床表现，这也说明该疾病的外显率是可变的，这与 Sui 等的研究结果一致[5]。

表 6-1-2　骨硬化症的分类

类型	表型	相关基因
ARO		
Ⅰ	恶性，新生儿或婴儿，骨硬化，骨折，全血细胞减少，感染，肝脾大，神经学改变	TCIRG1
Ⅱ	中等恶性，破骨细胞数量减少，身材矮小，骨折	RANKL
Ⅲ	中度肾小管酸中毒，矮小，骨折	CA Ⅱ
Ⅳ	恶性，婴儿，骨折，骨髓受累或中度恶性	CLCN7
Ⅴ	恶性，婴儿，骨折，骨髓受累	OSTM1
Ⅵ	严重程度可变，通常为中度	PLEKHM1
Ⅶ	破骨细胞数量减少，低丙种球蛋白血症	RANK
ADO		
Ⅰ	颅骨弥漫性骨硬化，通常无症状，疼痛，听力下降，没有骨折	LPR5
Ⅱ	夹心椎体，骨中骨，骨折，牙脓肿	CLCN7

注：ARO 为常染色体隐性遗传骨硬化症；ADO 为常染色体显性遗传骨硬化症。

CLCN7 基因的表达对于破骨细胞具有极其重要的作用，破骨细胞主要调

控骨吸收和骨形成的过程。*CLCN7* 基因是电压门控 Cl^-/H^+ 离子通道，存在于溶酶体和破骨细胞的褶边，通过持续向骨陷窝内泵出 H^+，促进无机骨基质溶解。*CLCN7* 基因突变干扰了正常的酸化过程，从而减少骨基质的再吸收，导致破骨细胞吸收功能障碍，最终形成破骨细胞数目正常但功能缺陷型骨硬化症[6]。本研究中杂合错义变异 c.296A>G；p.Y99C 的 ADO II 属于良性骨硬化症，临床症状相对较轻，预后较好，并发症主要局限于骨骼，包括骨折风险增加、脊柱侧弯、髋部骨关节炎和骨髓炎；牙龈脓肿或龋齿可导致下颌骨病变；脑神经压迫是一种罕见但严重的并发症，5% 的患者可出现听力和视力损害，一般不影响寿命。ADO II 型骨硬化症临床症状较轻的原因是由于突变多位于细胞膜内 α 螺旋体上，或为 CBS1 结构域内的杂合错义突变。有研究推测，在 Cl^- 结合位点可能存在一个正离子通路，此通路与结合该通路位点的经突变形成的氨基酸残基仅干扰 Cl^- 离子的渗透，不直接参与离子反向转运的过程，故 Cl^- 仍然可以完成转运过程，所以患者临床症状较轻，除避免跌倒外一般不需要特殊处理。也有研究显示小分子干扰 RNA 已经被证明可以特异性地沉默突变的 *CLCN7* 等位基因，目前正在进行人体外研究和体内研究，在 ADO II 型小鼠模型中都是有效和安全的[7]。亦有文献报道不同剂量的 IFN-γ 可以部分降低 ADO II 小鼠的全身骨密度，但还需要进一步的临床研究[8]。而 ARO 型骨硬化症大多是由于纯合错义突变或者剪切突变导致的，这些突变导致大多氨基酸序列排列错位，Cl^- 通道功能几乎完全受损，严重影响破骨细胞的功能，故患者表现的症状较为严重。造血干细胞移植（hematopoietic stem cell transplantation，HSCT）是目前治愈 ARO 的唯一手段，也有研究报道限制性地使用钙剂、骨化三醇、固醇类激素、甲状旁腺激素以及 INF-γ 1b 可以改善 ARO 症状，但效果不一，仍需进一步深入探究[9]。

　　虽然我们找到了 *CLCN7* 基因 c.296A>G（p.Y99C）变异是本例患者罹患 ADO II 的遗传学病因，也是其肋骨骨折的原因；但这与患者目前的临床症状并不相符。患者近半年腰痛较为明显，且向后背放射，止痛药物效果差。经过仔细体格检查和进一步的实验室检查，发现肿瘤标志物 CA19-9 明显升高，再结合超声提示胆总管稍扩张，进行胰腺 PET/CT 检查最终发现胰腺恶性肿瘤，这才找出近期腹痛的病因。通过询问家族史，知先证者无肿瘤家族史，检索关于 *CLCN7* 基因 c.296A>G（p.Y99C）其他家系，未发现有合并胰腺恶性肿瘤的报道。由于这种情况的罕见性，目前尚不清楚骨硬化是否为恶性肿瘤前状态，因为只有少数病例报告描述了这种疾病与其他恶性肿瘤并存。Maurizi 等[10] 认为 ADO Ⅱ 不仅限于骨骼损害，他们前期的研究已经揭示了其在转基因小鼠体内的多系统异常，这些小鼠体内含有最常见的人类疾病基因（*CLCN7G213R*）的同源基因（*CLCN7G215R*），主要的非骨骼症状表现为脑、肺、肾和肌肉的血管周围纤维化，以及脑的行为改变、β - 淀粉样蛋白积累和星形胶质细胞增生。此外，破骨细胞是控制骨重塑的关键角色，越来越多的研究关注骨免疫系统，近年来，新的证据指出，破骨细胞在调节免疫应答对免疫抑制或炎症的作用中发挥着重要作用，是否与肿瘤发生有关还需进一步研究[11]。

回顾该患者病史及诊疗经过：右侧季肋部疼痛 4 年，未正规治疗和检查，此次入院发现多处肋骨陈旧性骨折和骨密度升高，背后的病因是 *CLCN7* 基因 c.296A>G（p.Y99C）变异所致的 ADO Ⅱ，由于该疾病临床症状较轻，往往在体检或发生骨折时发现，早期容易漏诊。该病为罕见病，我们对其认识尚不完全，易导致以偏概全，强行用一元论解释所有症状。通过进一步复习文献发现该疾病与患者近期难以控制的疼痛无关，最终发现胰腺恶性肿瘤，但由于肿瘤已局部转移，无法手术，错过了最佳的治疗时机。通过该病例我们完整呈现了一例 ADO Ⅱ，同时也再次提醒我们诊治疾病不能放过任何蛛丝马迹，不断抽丝剥茧才能找到致病原因。

参考文献

[1] Sobacchi C, Schulz A, Coxon F P, et al. Osteopetrosis: genetics, treatment and new insights into osteoclast function [J]. Nat Rev Endocrinol. 2013, 9（9）: 522–536.

[2] Gregson C L, Duncan E L.The genetic architecture of high bone mass [J]. Front Endocrinol（Lausanne）, 2020, 11: 595653.

[3] Paccou J, Michou L, Kolta S, et al. High bone mass in adults [J]. Joint Bone Spine, 2018, 85: 693–699.

[4] Zheng H, Shao C, Zheng Y, et al. Two novel mutations of *CLCN7* gene in Chinese

families with autosomal dominant osteopetrosis（type Ⅱ）[J]. J Bone Miner Metab，2016，34：440–446.

［5］Sui W G，Ou M L，Liang，et al. Rapid gene identification in a Chinese osteopetrosis family by whole exome sequencing [J]. Gene，2013，516：311–315.

［6］程健豪，汪纯，章振林 . 氯离子通道蛋白 7 相关骨硬化症 [J]. 中华骨质疏松和骨矿盐疾病杂志，2017，5：491–498.

［7］Capulli M，Maurizi A，Ventura L，et al. Effective small interfering RNA therapy to treat *CLCN7*–dependent autosomal dominant osteopetrosis type 2 [J]. Mol Ther Nucleic Acids，2015，4（9）：e248.

［8］Alam I，Gray A K，Acton D，et al. Interferon Gamma，but not Calctriol improves the osteopetrotic phenotypes in ADO2 mice [J]. J Bone Miner Res，2015，30（11）：2005–2013.

［9］Sobacchi C，Schulz A，Coxon F P，et al. Osteopetrosis：genetics，treatment and new insights into osteoclast function [J]. Nat Rev Endocrinol，2013，9：522– 536.

［10］Maurizi A，Capulli M，Curle A，et al，Extra–skeletal manifestations in mice affected by Clcn7–dependent autosomal dominant osteopetrosis type 2 clinical and therapeutic implications [J]. Bone Res，2019，7：17.

［11］Madel M B，Ibáñez L，Wakkach A，et al. Immune function and diversity of osteoclasts in normal and pathological conditions [J]. Front Immunol，2019，10：1408.

（病例撰写者：李冲；病例提供者：栗夏莲、李冲）

肋骨疼痛、皮肤色素沉着

一、病史与体格检查

患者，男，25 岁。以"间断左侧肋骨疼痛 2 年，右侧肋骨疼痛 3 个月"为主诉于 2020 年 3 月入院。2 年前无明显诱因出现左侧肋骨间断疼痛，活动后加重，未诊治。3 个月前出现右侧肋骨疼痛，为持续性钝痛，翻身、深呼吸和活动后加重，无放射，至当地医院就诊，完善相关检查，CT 示：①右侧肩胛骨、双侧多肋骨、双侧股骨和髂骨、髋臼多发骨质破坏，建议结合 MRI 及 ECT 检查；②双肺内少许炎症；③双肺内散在小结节，建议随访；④右肺尖肺大疱；双侧胸膜稍增厚；⑤肝右叶散在低密度小结节，囊肿？MRI 平扫示：①右侧肩胛骨、部分肋骨局部膨胀并异常信号，嗜酸细胞肉芽肿？②肝右叶异常信号，小囊肿？③双侧胸腔少量积液。右侧肩胛骨穿刺病理示：①纤维结构不良；②棕色瘤等全身性疾病待排查（图 6-2-1）。今为进一步诊治至我院，门诊以"右肩胛骨、肋骨病变待查"收入院。发病以来，饮食正常，睡眠正常，大小便正常，精神正常，体重无减轻，身高无缩短。

既往史：2 年前骑电动自行车摔倒致"右股骨骨折"，于某医院行"右侧股骨骨折内固定术"，术中输注悬浮红细胞（具体量不详）。1 年前行"右侧股骨内固定取出术"。吸烟 8 年，约 10 支 / 日。无饮酒史。

婚育史：未婚未育。

既往史：自幼身高、体重增长及性腺发育与同龄人相当。

家族史：家族中无类似疾病患者。

体格检查：T 36.5℃，P 90 次 / 分，R 20 次 / 分，BP 120/80mmHg，身高 165cm，体重 60kg，BMI 22kg/m^2。发育正常，体形匀称，全身皮肤黏膜无黄染、皮疹，右臀部可见一小片状褐色斑，超过中线（图 6-2-2）。头颅、颌面

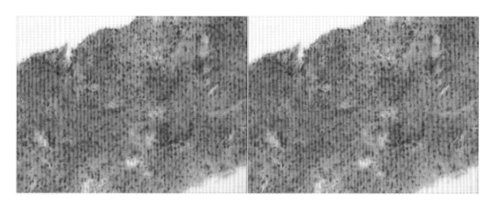

图 6-2-1　右肩胛骨穿刺病理

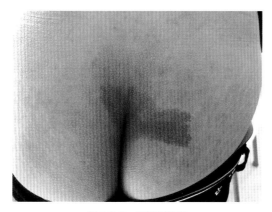

图 6-2-2　臀部咖啡斑

部无畸形，牙齿无脱落，牙釉质发育可。双侧第 7～12 肋骨压痛阳性。"4"字试验阴性，四肢无畸形。

二、实验室及影像学检查

（一）实验室检查

1.血常规、尿常规、粪常规、肝肾功能、血脂、甲状腺功能均正常。

2.炎症指标：补体 C3 1.06g/L、C4 0.23g/L，ESR12.00mm/h，CRP < 1.00mg/L。

3.免疫球蛋白亚类：IgG4 0.06g/L。

4.*HLA-B27* 基因分型测定：阴性。

5.结缔组织全套：阴性。

6. 血电解质：钾 3.62mmol/L、钠 143.9mmol/L、氯 104.0mmol/L、钙 2.35mmol/L、磷 1.23mmol/L。

7. 24 小时尿电解质（24 小时尿量 1.400L）：尿钾 26.11mmol，尿钙 1.09mmol，尿氯 134.12mmol，尿钠 149.80mmol，尿磷 11.05mmol。

8. 骨代谢指标：PTH 53.89pg/mL，P1NP 415.20ng/mL（↑），25- 羟维生素 D 15.10ng/mL，骨钙素 85.58ng/mL，β–CTX 0.89ng/mL。

9. 24 小时尿游离皮质醇 260.00nmol（73～372nmol），24 小时尿量 1.40L。ACTH-Cor 节律（表 6-2-1）：

表 6-2-1　ACTH-Cor 节律

	上午 8 时	下午 4 时	午夜 0 时
ACTH（pg/mL）	17.40（7.0～26.53）	6.80	5.04
Cor（μg/dL）	12.40（7～27）	2.90	2.48

（二）影像学检查

1. 超声：甲状腺、甲状旁腺、心脏、泌尿系未见明显异常；肝弥漫性回声改变。

2. CT：右肺下叶微小结节，炎性可能大；右肺上叶少许陈旧病变。双肺上叶胸膜下肺大疱。右侧肩胛骨，左侧第 5、6 肋骨多发骨质破坏及软组织影，建议结合其他检查。双侧髂骨及双侧股骨颈、大转子骨质破坏，请结合其他检查。

3. MRI：①双侧髂骨、股骨头、股骨颈、股骨大小转子及转子间、股骨干中上段、右侧髋臼多发异常信号，全身系统性疾病？建议结合临床及相关检查协诊；②双侧髋关节积液；③双侧股骨大转子肌肉附着处水肿。

4. SPECT：全身多发骨质破坏伴代谢活跃（图 6-2-3），性质待定，骨纤维异常增殖症？恶性病变骨转移？建议结合病理。

5. DR 片：头颅正侧位、胸腰椎未见明显异常。骨盆诸骨骨质、密度异常；双侧胫腓骨多发异常密度病灶，呈磨玻璃样改变；双侧肱骨多发磨玻璃样影，局部骨皮质变薄；双侧桡骨、右尺骨及右手掌骨多发磨玻璃灶（图 6-2-4），考虑骨纤维异常增殖症可能。

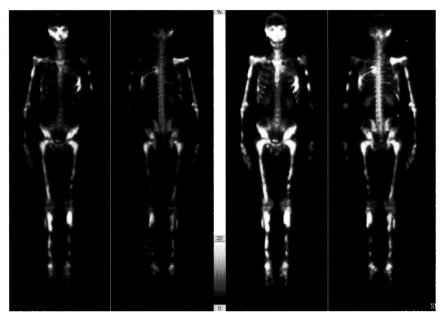

图 6-2-3 SPECT：全身多发骨质破坏伴代谢活跃

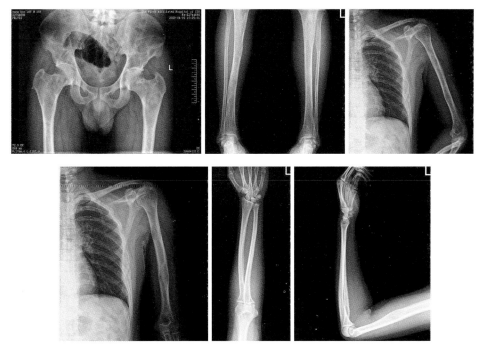

图 6-2-4 骨 X 线平片

三、诊治经过

结合病史特点及相关实验室检查检验，考虑患者为"McCune-Albright 综合征（MAS）"，给予"碳酸钙 600mg qd，阿法骨化醇 0.5μg qd，唑来膦酸钠 5mg 静脉滴注"，患者疼痛逐渐减轻。5 个月后复诊，查 PTH 51.10pg/mL，P1NP 60.2ng/mL，25- 羟维生素 D 32.1ng/mL，骨钙素 21.2ng/mL，β–CTX 0.51ng/mL。

四、最终诊断

1.McCune-Albright 综合征。

2. 维生素 D 缺乏。

五、总结讨论

骨纤维异常增殖症（fibrous dysplasia，FD）是一种罕见的先天性非遗传性疾病，病变处正常骨组织被纤维组织和发育不良的骨小梁取代，主要表现为骨痛、病理性骨折、骨骼畸形。本病好发于儿童或青少年，男女均可患病，无明显性别差异。按其病变的范围及有无合并内分泌障碍和皮肤牛奶咖啡斑可分为单骨型 FD、多骨型 FD 及 MAS[1, 2]。

目前认为，该病发病机制可能与 GNAS 基因激活突变有关。GNAS 基因编码鸟苷酸结合蛋白 α 亚基，其激活突变使腺苷酸环化酶持续活化，导致环磷酸腺苷（cyclic adenosine monophosphate，cAMP）合成增多，引起各种下游效应因子活化，最终引发 FD/MAS。由于 GNAS 基因突变可发生于骨骼、皮肤、内分泌腺体、肾脏等不同的组织细胞内，因此可以有不同的临床表现[3]。黑色素产生过程中的限速酶——酪氨酸酶过量导致黑色素细胞增生，进而导致皮肤牛奶咖啡斑的出现。因突变的细胞数目常随年龄增加而下降，所以 FD 具有年龄自限性特点。而 GNAS 基因突变是体细胞突变，因此 FD 和 MAS 患者除病变组织中含突变基因外，正常组织中无或者极少有[4]，因而本病患者极少有阳性家族史。

该疾病患者通常出生时无明显表现，至儿童或青少年期才出现症状，疾病进展相对缓慢，病程较长，成年后多趋于稳定。主要表现为骨痛、骨骼畸形，甚至病理性骨折。累及面颅骨可有视力、听力下降，内耳功能障碍及脑组织受压症状等[1]。

FD患者血清钙、磷通常都正常，活动期患者血清骨转换指标包括成骨指标和破骨指标均可以升高。病变骨X线片表现为病变区膨大，髓腔密度不均匀增高，呈玻璃状或丝瓜络样大小不等的囊状破坏区，肋骨、骨盆骨、面骨、颅底骨可见硬化，长骨少见硬化[5]。核素骨显像可见病变部位代谢异常活跃。另外CT、MRI和骨密度测定也是评估FD病变部位及严重程度的重要手段。

FD的诊断主要基于患者的临床特点和影像学特征，若临床表现不典型，GNAS基因的序列分析可协助诊断，但基因诊断一般需从发育不良的骨组织处获取组织[6]。此外骨组织活检也是协助诊断的重要手段。

MAS诊断标准：典型的MAS具有骨纤维异常增殖症、皮肤牛奶咖啡斑及内分泌腺体功能亢进症三联征。具备上述三种临床表现中的两种或两种以上即可诊断为MAS[7]。该病例为多骨型FD，虽无内分泌腺体功能亢进，但合并牛奶咖啡斑，故考虑诊断为MAS。

FD/MAS有明显的影像学特征，诊断一般不难，但需要与骨囊肿、内生软骨瘤、非骨性纤维瘤、骨巨细胞瘤、畸形性骨炎、骨嗜酸性肉芽肿、骨样骨瘤等骨病进行鉴别。畸形性骨炎的常见症状也是骨痛。畸形性骨炎为局灶性骨重建异常的一种疾病，其骨吸收与骨形成均显著增加，导致骨膨胀、骨质疏松、血管增多，容易发生畸形和骨折。该病发病年龄与FD不同，多见于40岁以上男性，可有家族发病倾向，且该病X线无FD的磨玻璃样改变，早期主要表现为骨吸收增加，显示骨密度减低和骨小梁结构异常；随后骨形成增加，形成骨吸收和骨形成加速的混合性改变，表现为受累骨骼增粗和增厚，既有囊状透亮区又有骨质硬化，骨皮质和骨松质界限消失，骨小梁粗大稀疏，密度不均，排列紊乱，呈条索状高密度影交织，中间夹杂网格状低密度区；后期表现为骨硬化。上述各期可同时存在[8]。

关于治疗，FD患者若无临床症状，可考虑随访观察。若出现症状，非甾体类抗炎药和双膦酸盐可有效改善骨痛。双膦酸盐一方面可以减轻骨痛，另一方面还可以通过抑制破骨细胞减少骨吸收和骨溶解，延缓疾病进展[9]。FD 患者骨病灶处一般存在严重的矿化不足，因此在 FD 患者中一般需要适当补充钙剂和维生素 D。而对于骨骼畸形严重者，预防严重溶骨性病变处骨折发生以及病灶向恶性转化等情况时需要手术治疗。该患者应用双膦酸盐后骨痛较前减轻，复查骨代谢标志物较前明显降低。

本病本质上是一种良性病变，单骨型 FD 通常预后较好，部分多骨型 FD 患者预后也相对较好，但仍有一定的恶变风险，故应定期做好随访，若出现病变处疼痛进行性加重、肿胀等表现，应高度警惕恶变风险。

参考文献

［1］孟迅吾，周学瀛.协和代谢性骨病学 [M].北京：中国协和医科大学出版社，2021.

［2］谭萨萨，深啸翼，岳华，等.骨纤维结构不良临床特征及基因突变检测 [J]. 中华骨质疏松和骨矿盐疾病杂志，2018，11（4）：339-345.

［3］Aorsi A，Collins M T，Riminucci M，et al. Osteomalacic and hyperparathyroid changes in fibrous dysplasia of bone：Biopsy studies and clinical Correlations [J]. J Bone Miner Res，2003：1235-1246.

［4］Turan S，Bastepe M. GNAS spectrum of disorders [J]. Curr Osteoporos Rep，2015，13（3）：146-158 .

［5］王亚冰，王文博，姜艳，等.皮肤色素沉着 – 性早熟 – 进展性骨损害 [J]. 中华骨质疏松和骨矿盐疾病杂志，2017，10（3）：277-283.

［6］王文博，王鸥.骨纤维异常增殖症的发病机制及药物治疗 [J]. 中华骨质疏松和骨矿盐疾病杂志，2014，7（4）：350-356.

［7］许莉军，姜艳，邢小平，等.McCune-Albright 综合征合并低血磷性佝偻病 4 例并文献复习 [J]. 中华骨质疏松和骨矿盐疾病杂志，2014，7（3）：213-220.

［8］郑燕，杜洪泉，章振林.畸形性骨炎六例的临床诊治分析 [J].中华内分泌代谢杂志，2015，31（2）：139-142.

［9］Wu D，Ma J，Bao S，et al. Continous effect with long-term safety in zoledronic acid theraty for polyostotic fibrous dysplasia withsevere bone destruction [J]. RheumatolInt，2015，35（4）：767-772 .

（撰写者：王志芳；病例提供者：栗夏莲）

间断腹痛、高血钙、低尿钙

一、病史与体格检查

患儿，男，12 岁。以"间断右上腹痛 10 月余"为主诉于 2020 年 5 月入院。10 个多月前出现右上腹刀绞样疼痛，当地医院查腹部彩超示胰尾回声减低（考虑胰腺炎）、双侧髂窝积液、盆腔积液，诊断"急性胰腺炎"，对症治疗后腹痛缓解。1 个多月前再发右上腹痛，性质同前，于当地医院查血淀粉酶 1 066.9U/L，尿淀粉酶 6 923U/L，腹部彩超示胰腺边界毛糙，内回声欠均匀，胰腺周围低回声渗出，诊断"急性胰腺炎复发"，对症治疗后腹痛缓解。后至我院消化内科查血钙 3.22mmol/L，血磷 0.91mmol/L。为求进一步诊治转入我科。病程中，精神、食欲、睡眠正常，体重无变化。

既往体健，母孕期无疾病及药物应用史，足月，顺产，喂养正常，智力发育与同龄人相符。

体格检查：T 36.2℃，P 65 次 / 分，R 16 次 / 分，BP 120/45mmHg，身高 165cm（介于同年龄同性别人中位数 ~ +2SD），体重 69.0kg（介于同年龄同性别人中位数 ~ +2SD）。无特殊面容，体形匀称。心、肺、腹体格检查无特殊，肾区叩痛阴性。四肢肌力及肌张力正常，病理征阴性。

二、实验室及影像学检查

（一）实验室检查

1. 血淀粉酶、尿淀粉酶、脂肪酶、降钙素、ESR、CRP、肝肾功能等指标未见异常。晨尿 pH5.5，尿比重 1.020。

2. 血气分析：pH 7.37，二氧化碳分压 43.20mmHg，离子钙 1.65mmol/L（1.1 ~ 1.34mmol/L），标准离子钙 1.62mmol/L（1.1 ~ 1.34mmol/L），乳酸 2.3mmol/L（0.5 ~

1.7mmol/L），标准剩余碱 –0.8mmol/L，全血总二氧化碳结合力 22.00mmol/L
（24～32mmol/L）。

3. 血电解质：钙 3.22mmol/L，磷 0.91mmol/L，镁 1.01mmol/L，钠 145.0mmol/L，
氯 108.0mmol/L，钾 4.59mmol/L，二氧化碳结合力 19.7mmol/L（21～32mmol/L）。

4. 同步 24 小时尿：尿钙 2.28mmol，尿磷 7.71mmol，尿钠 226.18mmol，尿
氯 198.49mmol，尿钾 32.80mmol，尿肌酐 12436μmol，尿 UFC 273.00nmol（尿
量 2.31L）。

5. 血生化：白蛋白 44.5g/L，球蛋白 22.4g/L，肌酐 75μmol/L。

6. 24 小时尿钙 / 尿肌酐清除率 [24 小时 UCCR=（24 小时尿钙 / 血钙）/（24
小时尿肌酐 / 血肌酐）]：0.003。

7. ACTH–Cor 节律（表 6–3–1）：

表 6-3-1　ACTH-Cor 节律

	上午 8 时	下午 4 时	午夜 0 时
ACTH（pg/mL）	20.98（7.2～63.3）	22.10	7.10
Cor（μg/L）	65.05（60.2～184）	36.80	8.26

8. 甲状旁腺激素（PTH）：149.40pg/mL。

9. 25– 羟维生素 D_3：12.1ng/mL。

10. Ⅰ型原胶原氨基端前肽：891.00ng/mL。β–Ⅰ型胶原交联羧基端肽：
0.77ng/mL。

（二）影像学检查

1. 甲状旁腺超声：未见明显异常。

2. 核素显像：双时相 MIBI 甲状旁腺显像阴性。

3. 骨骼 X 线片：左侧股骨远段及胫骨近段骨质异常，纤维骨皮质缺损可
能，双侧肱骨、尺桡骨、骨盆、头颅未见明显异常。

4. 垂体 MRI 平扫及增强扫描：未见明显异常。

三、诊治经过

本例 12 岁男性青少年患者，生化表型为高血钙、高 PTH、低尿钙

（24h-UCCR ＜ 0.01），定位特点为甲状旁腺超声、双时相 MIBI 甲状旁腺显像均阴性，结合患者发病年龄，首先考虑家族性低尿钙性高钙血症（familial hypocalciuric hypercalcemia，FHH）。外周血 DNA 高通量测序验证到 *CaSR* 基因杂合错义突变（第 2 393 位核苷酸 C 杂合突变为 T，导致第 798 位氨基酸由脯氨酸变异为亮氨酸；c.2393C>T，p.P798L），突变位点功能预测显示为有害突变。至此，患者 FHH 确诊，给予拟钙剂西那卡塞变构增加 CaSR（钙敏感受体）对钙的敏感性，起始剂量为 25mg、2 次 / 日；治疗 5 个月后随访血钙 3.12mmol/L，调整西那卡塞剂量为 25mg、3 次 / 日；治疗 8 个月后随访血钙 2.63mmol/L，治疗 9 个月后随访血钙 2.75mmol/L、PTH 134.30pg/mL。患者未再诉腹部不适，血淀粉酶稳定于正常水平。该突变未在患者父母及妹妹的外周血 DNA 中得到验证，其父母及妹妹的血 PTH、血钙、尿钙水平、24 小时 UCCR 水平均未见明显异常，提示患者 *CaSR* 基因突变为该家系新发突变，并非遗传自其父母，而其子女有 50% 概率遗传到该疾病。

四、最终诊断

1. 家族性低尿钙性高钙血症 1 型（FHH1）。
2. 维生素 D 缺乏。

五、总结讨论

本例 FHH 患者以反复胰腺炎发作就诊，刘彦玲等已就其临床特点及分子遗传学特点进行了报道[1]。FHH 是由于编码钙敏感受体的 *CaSR* 基因失活突变所致的一种常染色体显性遗传病[1]。CaSR 主要位于甲状旁腺细胞的细胞膜中和肾脏 Henle 袢升支粗段肾小管上皮细胞的基底外侧膜中，负责感知血钙水平，并以相反的方式调节 PTH 合成、分泌和 Henle 袢升支粗段尿钙重吸收[2]：高血钙时，CaSR 激活，抑制 PTH 合成、分泌，减少 Henle 袢升支粗段尿钙重吸收；低血钙时，CaSR 抑制，刺激 PTH 合成、分泌，增加 Henle 袢升支粗段尿钙重吸收。FHH 时 *CaSR* 基因失活突变，主要生化特征为持续高钙血症、低尿钙症、PTH 不适当分泌增多。大多数患者终生无症状，通常在检查其他疾病时偶然发现高钙血症，少数表现出轻度肌肉乏力和易疲劳等非特异症状，极少数患者伴有软骨钙质沉着症或急性胰腺炎[1]。北京协和医学院王文博等将 FHH 归类为家族性 / 综合征性的原发性甲状旁腺功能亢进症（primary hyperparathyroidism，PHPT）。除 FHH 外，其他家族性 / 综合征性的 PHPT，包括家族性孤立性原发性甲状旁腺功能亢进症（familial isolated primary hyperparathyroidism，FIHP）、新生儿重症甲状旁腺功能亢进症（neonatal severe hyperparathyroidism，NSHPT）、常染色体显性温和型甲状旁腺功能亢进症（autosomal dominant moderate hyperparathyroidism，ADMH），同样与 *CaSR* 基因突变相关[3]。本文后续提到的 PHPT 指散发的 PHPT。不同于散发的 PHPT，FHH 甲状旁腺切除术无法改善高钙血症，临床上需注意鉴别散发 PHPT 与 FHH，以避免不必要的手术。

基于本病例，刘彦玲等已就 *CaSR* 基因结构、*CaSR* 基因杂合错义突变（p.P798L）的遗传特点及其分子遗传学机制进行了报道[1]。笔者在此想和读者一起继续探讨以下几个问题，考虑到笔者临床思维的局限性，以下讨论后续可能需要跟进或验证，期待读者和笔者一起努力。

问题 1：生化表型为高血钙、高 PTH、低尿钙时，除了 FHH，还需要考虑其他疾病吗？

讨论该问题前，我们先来了解在正常生理条件下（血钙感知正常），血钙升高时机体恢复血钙水平的调控机制。

血钙水平波动范围狭窄，受严密调控[4, 5]。血钙水平受肠道钙吸收、肾小管钙排泄和骨骼钙交换的协同调节，该调节过程受到 PTH、活性维生素 D 的精细调控。高钙血症的主要原因包括 PTH 过多（如 PHPT 等）、$1,25-$ 二羟维生素 D_3 过多（如维生素 D 中毒、结节病等）、肠道钙吸收过多（如乳碱综合征等）、肾小管钙排泄过少（如噻嗪类药物等）和骨骼钙交换异常等。骨骼钙交换异常又包括骨吸收增加（如转移性溶骨性肿瘤、体液性高钙血症、制动等）和骨形成受损（如无动力性骨病等）。血钙升高时，机体会启动多重机制进行矫正以恢复血钙水平，包括抑制 PTH 合成分泌、增加 PTH 降解、降低 $1\alpha-$ 羟化酶活性、减少 $1,25-$ 二羟维生素 D_3 合成、刺激降钙素合成及分泌等。

在肠道，通过减少 1，25- 二羟维生素 D_3，减少肠道钙吸收；在骨骼，通过减少 PTH、增加降钙素等抑制骨吸收；在肾脏，通过激活 CaSR 降低 Henle 袢升支粗段钙重吸收，通过降低 PTH 和 1，25- 二羟维生素 D_3 水平抑制远曲小管钙重吸收，增加尿钙排泄[2, 5]。多重降钙机制协同，并最终通过调节肾小管上皮细胞各种转运体调控尿钙排泄，恢复并维持血钙水平。24 小时尿钙排泄是上述多重机制的综合效应体现，高钙血症时调控的综合净效应是尿钙排泄增加。

血钙水平的正确感知是上述一系列协同调控的基础。如果肾脏可以正确感知血钙水平，在高钙血症时，尿钙排泄对应增加。如前所述，CaSR 是正确感知血钙水平的基础贡献者。当 *CaSR* 基因异常（包括激活突变或失活突变）时，血钙感知状态与其真实水平脱钩，血钙水平与尿钙水平脱钩。高血钙、高 PTH 患者尿钙水平偏低或与高血钙不匹配时，提示 CaSR 感知失活可能，需排除 FHH。当 24 小时 UCCR<0.01 时，高度提示 FHH。换句话说，高钙血症时，出现与之不匹配的低尿钙表型，应首先考虑 FHH。

上述讨论针对的是高血钙、高 PTH、低尿钙的生化表型。需要强调，这里并没有否定 FHH 其他生化表型的可能，事实上 30% 的 FHH 患者临床表型不典型[2]，约 20% 的 FHH 患者没有低钙尿症[2]。当出现其他或不典型生化表型时，应注意鉴别[2]，主要是与散发的 PHPT 进行鉴别。至此引出了我们的问题 2。

问题 2：生化表型为高血钙、高 PTH 时，维生素 D 缺乏如何影响尿钙水平，如何影响我们对 FHH 与 PHPT 的鉴别思路？

临床上常用活性维生素 D 的前体形式 25- 羟维生素 D 的水平评估维生素 D 状态，目前多数研究以 25- 羟维生素 D 小于 20ng/mL 为阈值诊断维生素 D 缺乏。肾脏中 1α- 羟化酶和 24α- 羟化酶可以进一步羟基化 25- 羟维生素 D，产生维生素 D 活性最高的形式 1，25- 二羟维生素 D，或将其代谢为无活性的 24，25- 二羟维生素 D[4]。1，25- 二羟维生素 D 一方面在肠道促进钙吸收，另一方面在肾脏远曲小管促进钙重吸收，同时通过抑制肾脏 1α- 羟化酶和激活 24α- 羟化酶来调控其自身稳态。维生素 D 缺乏时（指各种维生素 D 活性前体及活性形式均缺乏）的生化特征为低血钙、低血磷、高 PTH（继发性甲状旁腺功能亢进导致）、高 ALP 水平、低尿钙[4]。维生素 D 缺乏患者非常普遍，当其生化表型为高血钙、高 PTH 时，维生素 D 缺乏本身很难成为 PTH 升高的"始作俑者"。首先，继发表型矫枉不过正，维生素 D 缺乏时 PTH 水平的继发性升高，是机体防止或纠正低钙血症的调控机制之一，在未充分纠正维生素 D 缺乏的基础上，较难达到血钙正常范围高限，更难表现为高钙血症；其次，维生素 D 缺乏同时影响血钙和血磷，难以出现肾功能不全时高磷血症、成纤维细胞生长因子 23（fibroblast growth factors 23，FGF23）异常等导致三发性甲状旁腺功能亢进症的病理机制。所以临床遇到生化表型为高血钙、高 PTH 伴维生素 D 缺乏状态时，应首先考虑 PTH 依赖性高钙血症，最常见的是 PHPT 合并维生素 D 缺乏。

PHPT 典型的生化表型为高 PTH 血症伴高钙血症、低磷血症和高钙尿症。维生素 D 缺乏在儿童/青少年及成人 PHPT 中均普遍存在[3]。王文博报道，儿童/青少年 PHPT 患者 25– 羟维生素 D 水平为 12.01ng/mL，成年 PHPT 患者 25– 羟维生素 D 水平为 11.64ng/mL，二者 25– 羟维生素 D 水平无差异[3]。本例患者 25– 羟维生素 D 水平 12.1ng/mL，与上述报道符合。值得注意的是，尽管普遍合并维生素 D 缺乏，儿童/青少年 PHPT 患者的尿钙水平与血钙水平相对应，常升高，且升高幅度和比例高于成年起病的 PHPT 患者[3]。严重的维生素 D 缺乏可发展为佝偻病，王文博报道 PHPT 合并佝偻病的儿童/青少年与不合并佝偻病的患儿相比，PTH、ALP 水平显著升高，但二者的尿钙/体重比值无差异[3]。

综上，血钙感知正常时，高血钙、高 PTH 生化表型状态下，即使合并维生素 D 缺乏，尿钙排泄也常与血钙对应升高。实际临床工作中患者病情复杂，可合并多种并发症或伴发症，除上述因素，可以减少肾脏尿钙排泄的因素还包括负氮平衡、肾上腺皮质功能减退、肾功能不全、体液浓缩、代谢性碱中毒等[4-6]。高血钙、高 PTH 合并维生素 D 缺乏者，当尿钙没有增多时，应注意是否同时存在上述基础疾病或因素，当排除这些因素的影响后，尿钙仍无对应增加，建议考虑并鉴别 FHH 可能。FHH 致病基因的突变分析联合后续的功能验证（包括突变对受体功能影响的程度及类型等）是诊断 FHH 的金标准[2]。

问题 3：生化表型为高血钙、高 PTH；当尿钙水平无法测得时，如何鉴别？鉴于尿钙的重要性，可否通过其他生化指标辅助推测尿钙排泄状态？

事实上并不是所有医疗机构都有开展尿电解质测定项目。基于此，我们假定该患者尿电解质信息无法获得，下一步如何鉴别？这里不再赘述转诊获得尿电解质信息，或因患者起病年龄小就去进行高通量测序的方案。

考虑到患者起病年龄小、遗传性综合征不排除的可能，或许可以建议通过患儿家庭成员临床表型进行推测。遗憾的是，此例患儿的基因突变为该家系中的新发突变，其他家庭成员的生化表型无法给予提示。鉴于尿电解质的重要性，患者的哪些生化指标可以帮助推测出其自身的尿钙排泄状态，这里笔者尝试从肾脏尿钙排泄的调控角度进行分析。

生理条件下，98%～99% 的滤过钙被肾小管重吸收，60%～70% 的滤过钙在近曲小管中被重吸收，20% 在 Henle 袢、10% 在远曲小管、5% 在集合管被重吸收。在 Henle 袢升支粗段，钙的转运受基底外侧膜 CaSR 的调控[2,5]。Henle 袢升支粗段同时负责了 25%～30% 的滤过钠、40%～70% 的滤过镁的重吸收[2,5]。钠、钙、镁三种阳离子在 Henle 袢升支粗段的重吸收密切关联，互相影响[2,5,7,8]。Henle 袢升支粗段肾小管细胞顶端 $Na^+–K^+–2Cl^-$ 协同转运蛋白（NKCC2）介导钠、钾和氯的重吸收。同时，顶端 ATP 敏感的钾离子通道引导钾离子从顶端流出再循环回到管腔，产生管腔正电压以维持 NKCC2 转运；而位于细胞基底外侧膜的 $Na^+–K^+–ATP$ 酶和 *CLCNKB* 基因编码的氯离子通道则分别介导钠和氯穿过基底外侧膜入血，进而产生钠、氯梯度以维持钠的重吸收[7,8]。上述盐重吸收过程中产生的跨上皮电压，同时为钙、镁离子的转运提供"驱动力"。钠重吸收被抑制（如袢利尿剂、Bartter 综合征等）时，跨上皮电压降低，钙、镁重吸收被抑制，可表现为高钙尿症，血镁水平正常或轻度降低[2,5,7,8]。反之亦然。钙重吸收发生变化时，也会影响钠的重吸收。正常生理状态下（血钙感知正常），Henle 袢升支粗段基底外侧 CaSR 在血钙升高时被激活，激活的 CaSR 抑制 ROMK 通道，抑制肾小管细胞顶端钾循环，降低管腔正电压，进而抑制 NKCC2 转运速率，降低跨上皮电压，从而减少钙、镁重吸收，帮助血钙恢复到正常水平。

综上，在血钙感知正常的情况下，高钙血症通过激活 CaSR 减少了 Henle 祥升支粗段钠、钙和镁的重吸收，这些作用也促成了类似于 Bartter 综合征的临床表型：失盐、代谢性碱中毒、血镁正常至正常低限水平或轻度降低、尿钙增加。所以，高钙血症时，临床表型是否倾向于或类似于 Bartter 综合征，有可能作为肾脏钙感知是否正常的参考指标。本例患者除维生素 D 缺乏外，未合并其他减少尿钙排泄的情况，结合之前的讨论，患者预期生化表型应该是尿钙增多伴倾向于或类似于 Bartter 综合征的临床表型。现在我们回看该患者的血化验指标：血钙 3.22mmol/L、血磷 0.91mmol/L、血钠 145.0mmol/L、血氯 108.0mmol/L、血镁 1.01mmol/L、血二氧化碳结合力 19.7mmol/L、血 pH7.37、尿 pH5.5。患者血镁、血氯正常高限伴偏酸状态，与钙感应正常前提下的预期表型存在偏离，提示该患者存在钙感知异常的可能，应鉴别 FHH。

血电解质受多系统、多激素、多因子调控，不同电解质的具体调控机制不同，但最终都将通过肾小管上皮细胞各种转运体调控尿电解质重吸收，维持血电解质稳态。24 小时尿电解质是上述各因素综合效应的体现，为血电解质紊乱的鉴别诊断提供了重要信息。从肾小管电解质转运的角度进行分析，是血电解质紊乱鉴别诊治的重要临床思路之一。

参考文献

［1］刘彦玲，荀津，王志敏，等．一例家族性低尿钙性高钙血症 1 型的临床特点及分子遗传学研究 [J]. 中华内分泌代谢杂志，2022，38（2）：161-164.

［2］Papadopoulou A，Bountouvi E，Karachaliou F E. The molecular basis of calcium and phosphorus inherited metabolic disorders[J]. Genes（Basel），2021，12（5）：734.

［3］王文博．一、儿童 / 青少年起病的原发性甲状旁腺功能亢进症临床特征分析和致病基因筛查　二、原发性甲状旁腺功能亢进患者 HR-pQCT 检测的骨微结构特点 [D]. 北京：北京协和医学院，2018.

［4］Blaine J，Chonchol M，Levi M. Renal control of calcium，phosphate，and magnesium homeostasis [J]. Clin J Am Soc Nephrol，2015，10（7）：1257-1272.

［5］Alexander R T，Cordat E，Chambrey R，et al. Acidosis and urinary calcium excretion：insights from genetic disorders [J]. J Am Soc Nephrol，2016，27（12）：3511-3520.

[6] Maalouf N M, Moe O W, Adams-Huet B, et al. Hypercalciuria associated with high dietary protein intake is not due to acid load [J]. J Clin Endocrinol Metab, 2011, 96(12): 3733-3740.

[7] Palmer L G, Schnermann J. Integrated control of Na transport along the nephron [J]. Clin J Am Soc Nephrol, 2015, 10（4）: 676-687.

[8] Oparil S, Acelajado M C, Bakris G L, et al. Hypertension[J]. Nat Rev Dis Primers, 2018, 4: 18014.

（撰写者：王志敏；病例提供者：刘艳霞、刘彦玲）

四肢震颤、肝硬化、低磷血症

一、病史与体格检查

患者，女，61岁。因"间断四肢不自觉抖动20年，乏力、行走困难1月余"于2021年4月25日收入院。20年前因情绪激动出现左手不自觉抖动，无肢体麻木、活动障碍，无纳差、腹胀，未诊治。之后逐渐出现右手及下肢不自觉抖动，情绪激动时易出现。7年前骑自行车摔倒后出现左下肢疼痛，在当地医院查X线示左侧胫腓骨骨折、骨质疏松，诊断为"骨质疏松症"，给予"碳酸钙片600mg qd、鲑鱼降钙素鼻喷剂200IU每日1喷"等治疗，未规律服药，鲑鱼降钙素鼻喷剂使用2~3个月停用。6年前车祸后出现第4、5、6颈椎压缩性骨折，住院期间发现低钾血症，血钾最低为2.0mmol/L，具体诊治不详，未复查血钾。5年前出现认知能力下降，生活不能自理。1月余前情绪波动后出现乏力、行走困难，无肢体麻木、呼吸困难。至当地精神病医院，超声检查示肝硬化合并再生结节形成、少量腹水，诊断为"①抑郁症；②肝硬化（失代偿期）"，给予"甲钴胺胶囊0.5mg tid、度洛西汀肠溶片20mg bid、右佐匹克隆片1mg睡前服用"等治疗，效果欠佳。为进一步诊治就诊于我院。发病以来，神志清，近期出现间断意识模糊，精神差，食欲一般，睡眠可，大便干结，小便正常，体重无明显变化。

既往史：否认高血压、心脏疾病、糖尿病、脑血管疾病病史，无肝炎、结核等传染病病史。

个人史、月经生育史：育有1子，余无特殊。

家族史：父母已故，死因不详，父亲生前患有老年痴呆症，母亲生前患有淋巴瘤。兄弟姐妹5人，1弟因肝硬化去世。1子体健。

体格检查：T 36.5℃，P 88次/分，R 22次/分，BP 120/63mmHg，身高

165cm，体重 54.0kg，BMI 19.8kg/m²。神志清，精神差，对答可，记忆力稍差，余高级神经智能活动未见明显异常。牙齿正常。双肺呼吸音清，未闻及干、湿啰音。腹平坦，肝、脾肋下未触及，移动性浊音阳性，可触及液波震颤。四肢可见震颤。双下肢无畸形及水肿。右侧肌力 5 级，左上肢肌力 4 级，左下肢肌力 3 级，双侧腱反射活跃，双侧巴宾斯基征阳性。

二、实验室及影像学检查

（一）实验室检查

1. 血常规：WBC 5.1×10^9/L，RBC 3.36×10^{12}/L［（3.8～5.1）$\times 10^{12}$/L］，Plt 116×10^9/L［（125～350）$\times 10^9$/L］，N 1.77×10^9/L［（1.8～6.3）$\times 10^9$/L］。

2. 尿常规：尿 pH 7.0，尿糖（+），尿蛋白（±）。

3. 血生化：钾 3.10mmol/L，氯 111.3mmol/L，钙 2.02mmol/L，磷 0.56mmol/L，尿酸 58μmol/L（140～360μmol/L），ALP 251U/L（35～105 U/L），ALB 28.2g/L（35～55g/L），ALT、AST、GGT、TBIL、Cr 均正常。

4. 24 小时尿电解质：尿钾 40.5mmol，尿钙 4.56mmol，尿磷 11.05mmol（尿量 1.5L，同步血钾 3.16mmol/L、血磷 0.56mmol/L）。

5. 血气分析：pH 7.41，BE -3.6mmol/L，HCO_3^- 20.1mmol/L，阴离子间隙正常。

6. 尿酸化试验：pH 7.3（5～8），HCO_3^- 42mmol/L（0.64～13.6mmol/L），可滴定酸 0.5mmol/L（9.15～30.7mmol/L），尿氨 26mmol/L（28.8～60.2mmol/L），尿渗透压 391mOsm/kg（40～1 200mOsm/kg）。

7. 骨代谢指标：PTH 17.86pg/mL（15～65pg/mL），P1NP 111.10ng/mL（14.28～58.92ng/mL），25- 羟维生素 D 23.18ng/mL，β-CTX 0.77ng/mL（<1.008ng/mL）。

8. 肝硬化查因：乙肝、丙肝（-）。自身免疫性肝病：（IF）抗核抗体 ±（1∶100）核颗粒 + 均质型，余正常。铜蓝蛋白 3.02mg/dL（15～45mg/dL）；血氨 60.80μmol/L（11～51μmol/L）；癌胚抗原（CEA）5.57ng/mL（0～5ng/mL），甲胎蛋白（AFP）正常。

9. 眼科检查：角膜可见角膜色素环（K-F 环）。

10.家系图（图6-4-1）：二代测序提示先证者（Ⅱ-3）*ATP7B* 基因存在复合杂合突变，Exon8 c.2336G>A，p.W779*，Exon11 c.2621C>T，p.A874V；儿子（Ⅲ-1）*ATP7B* 基因存在一个杂合突变，Exon11 c.2621C>T，p.A874V；孙子（Ⅳ-1）*ATP7B* 基因未发现突变（图6-4-2）。

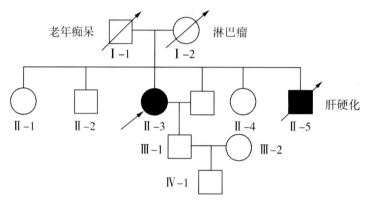

图 6-4-1　患者家系图

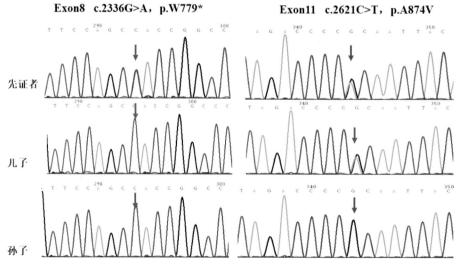

图 6-4-2　患者及其家系成员 *ATP7B* 基因检测结果

（二）影像学检查

1.超声：肝脏体积小并弥漫性回声改变（肝硬化）；脐静脉开放；双侧胸腔积液；腹腔积液。

2.胸椎正侧位 + 骨盆正位片：胸椎可见双凹变，胸 12 椎体压缩性骨折，骨盆变形，双侧股骨头密度欠均匀（图 6-4-3）。

3.骨密度：腰 1 ~ 4 BMD 0.667g/cm²，T 值 –3.5；股骨颈 BMD 0.443g/cm²，T 值 –3.8；全髋 BMD 0.519g/cm²，T 值 –3.5。

4.骨扫描：全身多处骨骼异常摄取灶（图 6-4-4）。

5. MRI

（1）颈椎 MRI：颈 4 椎体陈旧性压缩性骨折。

（2）腰椎 MRI：胸 12、腰 1 陈旧性压缩性骨折（图 6-4-3）。

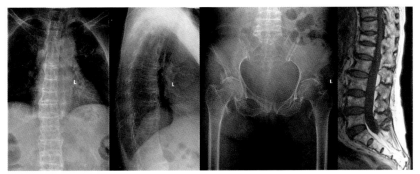

胸椎正位片　　　　胸椎侧位片　　　　骨盆正位片　　　　腰椎磁共振

图 6-4-3　胸椎正侧位片 + 骨盆正位片 + 腰椎磁共振

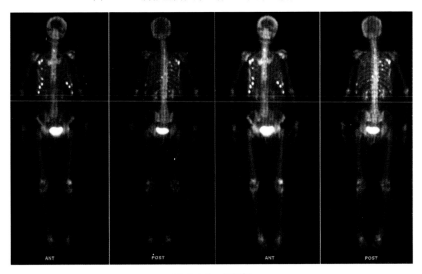

图 6-4-4　骨扫描

（3）头颅 MRI：双额颞叶、双侧基底核区、双侧丘脑、脑桥多发异常信号，符合"肝豆状核变性"脑部改变，建议结合临床协诊。

三、诊治经过

患者为老年女性，慢性病程，隐匿起病。主要临床表现为四肢震颤、精神神经系统症状、乏力、行走困难。辅助检查示低钾血症、高氯血症、低磷血症、碱性磷酸酶升高、白蛋白降低、失代偿期肝硬化。患者尿 pH7.0，同时存在低钾血症、高氯血症，由此我们想到肾小管酸中毒。针对肾小管酸中毒做了进一步检查，血气分析示代谢性酸中毒（代偿性）；24 小时尿电解质示低血钾、高尿钾，低血磷、高尿磷；尿酸化试验示尿碳酸氢根减少，氢离子、铵离子升高，考虑混合型肾小管酸中毒。患者尿常规示尿糖、尿蛋白阳性，而血糖正常，同时有肾小管酸中毒、低磷血症、低尿酸血症，由此想到范科尼综合征。范科尼综合征分为先天性和后天性两种。出生后或幼年起病的通常为先天性疾病所致；成年起病的多见于获得性疾病（如干燥综合征、多发性骨髓瘤等）、药物（如抗乙肝病毒药物阿德福韦酯、过期的四环素等）及重金属中毒（如镉、汞、铅等）等引起的继发性肾小管损伤。该患者自身免疫指标正常，无长期服用药物史，无毒物接触史，结合患者弟弟也有肝硬化病史，不能排除先天性范科尼综合征可能。先天性范科尼综合征病因包括肝豆状核变性、胱氨酸病、酪氨酸血症、半乳糖血症、Dent 综合征等。结合患者存在肝硬化，有神经精神症状，排除了病毒性肝炎、自身免疫性肝病、药物性肝病、脂肪性肝病等，考虑肝豆状核变性可能性大。完善血铜蓝蛋白、角膜检查，发现患者血铜蓝蛋白降低，角膜可见 K-F 环。进一步行 *ATP7B* 基因检测，发现 *ATP7B* 基因存在复合杂合突变，最终确诊为肝豆状核变性。

治疗上给予青霉胺增加尿铜排泄；锌剂结合食物中铜，减少食物中铜的吸收，增加粪便铜排泄；门冬氨酸鸟氨酸、白醋灌肠降低血氨；碳酸钙、骨化三醇促进肠道重吸收钙和磷；枸橼酸钾补钾，纠正肾小管酸中毒；奥沙西泮、奥氮平、度洛西汀抗抑郁。出院 2 个月后随诊，患者血磷、血钾、血气分析、血氨均正常。

四、最终诊断

肝豆状核变性

　　肝硬化失代偿期

　　　　低白蛋白血症

　　　　肝性脑病

　　范科尼综合征

　　　　肾小管酸中毒

　　　　低血磷性骨软化症

五、总结讨论

　　肝豆状核变性又称 Wilson 病（Wilson disease，WD），是一种常染色体隐性遗传的铜代谢障碍性疾病，由编码铜转运 P 型 ATP 酶 B（ATP7B）的基因突变导致铜在肝细胞内转运和经胆汁排泄障碍，过量的铜沉积在肝脏和脑等组织和脏器，导致肝脏损害、神经精神症状、肾脏损害、骨性关节炎及 K-F 环等。WD 全球发病率为 1/30 000 ~ 1/10 000[1]。WD 在中国发病率高于西方国家，为 58.7/1 000 000[2]。WD 可以在任何年龄起病，但多见于 5 ~ 35 岁人群[3]。有 3% ~ 4% 的患者发病年龄晚于 40 岁[4]。该病临床异质性强，常因临床症状不典型、临床医生对该病认识不足而造成漏诊和误诊。

　　肝脏病变、神经精神症状和 K-F 环是 WD 的三大主要临床特征。肝脏表现主要有肝大、黄疸、急性肝炎、暴发性肝衰竭、门脉高压、肝硬化等。神经系统症状有学习成绩下降、行为异常、静止性或意向性震颤、肌张力障碍、构音障碍、吞咽困难等。过量的铜沉积到全身组织和器官，对多个系统产生影响。WD 对骨骼的影响主要有佝偻病、骨软化症、骨质疏松症、骨关节病，其对骨骼的影响往往被临床医生所忽视。血清中未与铜蓝蛋白结合的铜被肾小管上皮过滤并通过尿液排出体外。然而，WD 患者肾实质中过量的铜可能导致近端肾小管功能障碍，出现葡萄糖、氨基酸、磷酸盐、尿酸等重吸收减少以及肾小管酸中毒。肾小管酸中毒、低磷血症会引起骨骼矿化障碍，导致佝偻病 / 骨软化症。严重肝硬化的患者由于肝脏合成 25- 羟维生素 D 不足，肠道维生素 D 吸收不良，也可导致骨软化症。此外，过量的铜沉积在骨骼可引起骨微结构变化，导致骨质疏松症，增加骨折风险[5]。铜沉积在滑膜和软骨是引起 WD 患者骨关节炎的主要原因，可能加速退行性病变，尤其影响大关节[6]。本例患者出现低钾血症、低磷血症、糖尿、蛋白尿、肾小管酸中毒、骨软化症，因此考虑 WD 导致范可尼综合征、低血磷性骨软化症、肾小管酸中毒。

ATP7B 基因位于染色体 13q14.3，含有 21 个外显子，突变类型多为错义突变或无义突变。ATP7B 蛋白主要负责是铜的跨膜运输，将铜转运至高尔基复合体或毛细胆管内，在铜的排泄中起重要作用。ATP7B 蛋白还负责运输铜以合成功能性铜蓝蛋白，WD 患者 ATP7B 蛋白受损导致血清铜蓝蛋白水平降低。关于 *ATP7B* 基因型与表型的关系，目前尚无定论。体外实验发现，不同 *ATP7B* 基因突变体具有不同的铜转运蛋白活性。20 世纪很多研究表明，与携带 *ATP7B* 基因 H1069Q 复合杂合子相比，H1069Q 纯合突变的患者发病较晚，神经系统表现更常见[7]，且 *ATP7B* 基因移码和无义突变的患者血清铜蓝蛋白水平低于错义突变的患者[8]，这一结果需要在更大规模的研究中证实。在小样本研究中，有人提出 *ATP7B* 基因某些截短突变和急性肝衰竭、发病年龄较早有关。*ATP7B* 基因型与表型的关系尚无定论，部分原因是 WD 患者的表型特征不典型，诊断较晚，以及各种严重程度的神经精神症状与肝脏的体征和症状重叠。

对于临床证据不足但又高度怀疑 WD 的患者，筛查 *ATP7B* 基因对诊断具有指导意义。尽管目前已报道的 *ATP7B* 基因致病变异多达 900 余种，但我国 WD 患者主要有 3 个高频致病变异，分别是 p.R778L、p.P992L 和 p.T935M，占所有致病变异的 50% ~ 60%。本例患者 *ATP7B* 基因存在复合杂合突变，分别位于 Exon8c.2336G>A，p.W779，Exon11 c.2621C>T，p.A874V，儿子携带一个杂合突变 Exon11 c.2621C>T，p.A874V。因此，临床上对于高度怀疑 WD 的患者可先筛查上述致病变异，未检出者应筛查 *ATP7B* 基因全长编码区及其侧翼序列。

临床上对于原因不明的肝病，存在神经或精神症状的患者均应考虑 WD

的可能性。根据《中国肝豆状核变性诊治指南 2021》[4]，诊断要点推荐如下：①神经和（或）精神症状。②原因不明的肝脏损害。③血清铜蓝蛋白降低和（或）24 小时尿铜升高（Ⅰ级推荐，B 级证据）。④角膜 K - F 环阳性（Ⅰ级推荐，B 级证据）。⑤经家系共分离及基因变异致病性分析确定患者的 2 条染色体均携带 ATP7B 基因致病变异（Ⅰ级推荐，B 级证据）。符合（①或②）+（③和④）或（①或②）+⑤时均可确诊 WD；符合③+④或⑤但无明显临床症状时，则诊断为 WD 症状前个体；符合前 3 条中的任何 2 条，诊断为"可能 WD"，需进一步追踪观察，建议行 ATP7B 基因检测以明确诊断。本例患者存在肝硬化、神经精神症状、血清铜蓝蛋白降低、角膜可见 K - F 环，同时 ATP7B 基因存在复合杂合突变，确诊为 WD。

治疗上，应该早期治疗、终身治疗、终身监测。确诊 WD 后，首先给予低铜饮食，药物治疗核心是促进铜的排出和减少铜的吸收。药物包括传统螯合剂和新型螯合剂，前者为首选，增加尿铜排泄，包括青霉胺、曲仑汀、二巯基丙磺酸钠；后者如四硫代钼酸铵，减少肠道对铜的重吸收。锌剂促进肠上皮细胞合成金属硫蛋白，结合食物中铜，减少食物中铜的吸收，增加粪便中铜的排泄。对于暴发性肝衰竭以及对螯合剂无效的严重肝病者（肝硬化失代偿期），肝脏移植是其适应证。当 WD 合并佝偻病 / 骨软化症时，应该在治疗原发病的基础上，积极纠正肾小管酸中毒，应用活性维生素 D 及其类似物，必要时给予中性磷合剂，逐渐恢复骨骼健康。本例患者给予青霉胺增加尿铜排泄，锌剂结合食物中铜、减少食物中铜的吸收、增加粪便中铜的排泄，枸橼酸钾补钾、纠正肾小管酸中毒，碳酸钙、骨化三醇促进肠道重吸收钙和磷，出院后复查血磷、血钾、血气分析、血氨均正常。

本例患者长期存在神经精神症状，按照抑郁症治疗效果欠佳。7 年前发现骨质疏松，6 年前发现低钾血症，未进一步寻找病因，导致病情进展为失代偿期肝硬化，错失早期治疗机会。患者父亲生前患有老年痴呆症，推测可能是 WD。对于原因不明的肝病，存在神经或精神症状的患者需要警惕 WD 的可能性。值得注意的是，WD 对骨骼的影响往往被临床医生所忽视，容易误诊为原发性骨质疏松症。肝豆状核变性临床异质性强，误诊率高，尽早诊断、积极治疗可明显改善预后。

参考文献

[1] 范建高，肖倩倩.肝豆状核变性的治疗进展 [J].中华肝脏病杂志，2021，29（1）：79-82.

[2] Xie J J，Wu Z Y. Wilson's disease in China [J]. Neuroscience Bulletin，2017，33（3）：323-330.

[3] European Association For Study of Liver. EASL Clinical Practice Guidelines：Wilson's disease [J]. Journal of hepatology，2011，56（3）：671-685.

[4] 中华医学会神经病学分会神经遗传学组.中国肝豆状核变性诊治指南 2021 [J].中华神经科杂志，2021，54（04）：310-319.

[5] Weiss K H，Van de Moortele M，Gotthardt D N，et al. Bone demineralisation in a large cohort of Wilson disease patients [J]. Journal of Inherited Metabolic Disease，2015，38（5）：949-956.

[6] Czlonkowska A，Litwin T，Dusek P，et al. Wilson disease[J]. Nat Rev Dis Primers，2018，4（1）：21.

[7] Ferenci P，Roberts E A. Defining Wilson disease phenotypes：from the patient to the bench and back again [J]. Gastroenterology，2012，142（4）：692-696.

[8] Nicastro E，Loudianos G，Zancan L，et al. Genotype - phenotype Correlation in Italian children with Wilson's disease [J]. Journal of Hepatology，2009，50（3）：555-561.

（撰写者：许莉军；病例提供者：许莉军）

全身多处疼痛、乏力、行走困难

一、病史与体格检查

患者，男，39岁，汉族，以"全身多处疼痛6年余，加重伴行走困难1年"为主诉于2020年5月收入我院。6年前腰部扭伤后出现腰部、髋部疼痛，局部无红肿及发热，无皮疹及皮下结节，至当地医院就诊，诊断为"软组织损伤"，给予对症治疗及休息后，腰部及髋部疼痛稍减轻。随后腰痛及髋部疼痛反复出现，均不伴局部皮疹、红肿、皮温变化，诱因不明确，休息后可减轻，未完全缓解，未进一步诊治。3年前腰部及髋部疼痛加重，并逐渐出现双下肢疼痛，以大腿为著，伴乏力，无水肿，就诊于北京某医院，行MRI检查等（未见报告），诊断为"强直性脊柱炎"，给予"泼尼松片（具体剂量不详）"等口服药物治疗1个月，疼痛无缓解，遂停药。随后多次就诊于我院及北京多家医院，诊断为"未分化脊柱关节病"，给予抗炎止痛等对症治疗，效果欠佳，疼痛呈进行性加重。1年前出现双侧小腿、双足疼痛，活动后疼痛加剧，夜间尤甚，影响睡眠，伴乏力，卧位时改变体位需双手支撑，严重时不能独立行走，需扶拐或轮椅辅助。5天前就诊于我院门诊（2020-05-05），查：血磷0.40mmol/L（0.81～1.9mmol/L），谷丙转氨酶64U/L，碱性磷酸酶191U/L；甲状旁腺激素85.96pg/mL（15～65pg/mL），P1NP 106.00ng/mL（绝经前15.13～58.59ng/mL，绝经后14.28～58.92ng/mL）。门诊以"周身疼痛查因"收入我院疼痛科。自发病以来，食欲正常，睡眠欠佳，大小便正常，精神正常，体重无明显变化。

既往史：慢性乙型病毒性肝炎10年，未治疗；5年前因"急性胰腺炎、急性肾前性肾衰竭"于我院住院治疗，治疗期间多次查电解质示血磷波动于0.42～1.37mmol/L。

个人史及婚育史、家族史：均无特殊，父母非近亲结婚。

体格检查：发育正常，营养中等，轮椅推入病房，VAS评分7分，双侧直腿抬高试验阳性，双侧"4"字试验阳性，双侧髋部活动后疼痛加剧。

入院后疼痛科给予抗炎止痛、营养神经、改善微循环等对症治疗，因血磷降低请我科会诊，考虑"低血磷性骨软化症"，转入我科。病史补充：近2年发现右足第1、2跖骨远端肿物，缓慢增大，目前大小约1.0cm×2.0cm，不伴疼痛、局部皮温及肤色异常。发病以来，无慢性进食障碍或慢性腹泻、挑食，无尿中排石、肉眼血尿，身高变矮约5cm（目前卧床状态，未能准确测量身高）。体格检查：轮椅推入病房，神志清，精神可，多处龋齿，躯干部皮肤多处皮疹伴瘙痒（药物过敏所致），无明显手足镯、串珠肋及肋缘外翻、胸廓挤压痛、骨盆挤压痛阳性，右足第1、2跖骨远端可见一结节，大小约1.0cm×2.0cm，局部皮温及肤色正常，质韧、无压痛，活动度可。双下肢无畸形。四肢肌力4级，仰卧位状态下不能直接坐起，需上肢支撑后侧位坐起。

二、实验室及影像学检查

（一）实验室检查

1. 血气分析：pH 7.38，阴离子间隙15.60mmol/L。

2. 血生化：肝肾功能正常。电解质：钾3.74mmol/L，钠139.0mmol/L，氯101.0mmol/L，钙1.75mmol/L（2.0~2.7mmol/L），磷0.30mmol/L，镁0.88mmol/L。

3. 24小时尿电解质（尿量1.6L）：尿钾20.94mmol，尿钙0.32mmol，尿氯97.60mmol，尿钠128.00mmol，尿磷14.03mmol。

4. 尿常规：蛋白（-），葡萄糖（-），pH 6.00，比重1.020。

5. 磷廓清试验：磷廓清指数0.42mmol/L。

6. 磷负荷试验：0分钟0.38mmol/L，30分钟0.66mmol/L（溶血），60分钟0.33mmol/L，90分钟0.37mmol/L，150分钟0.4mmol/L，210分钟0.4mmol/L。

（二）影像学检查

1. DR片：骨质疏松，请结合临床。多个胸、腰椎体楔形变，双膝、双踝关节退行性改变，双髋关节未见异常，双肱骨未见明显异常。自阅片：部分椎体双凹变形、压缩性骨折、骨小梁模糊，符合低血磷性骨软化症表现，伴椎体压缩性骨折（图 6-5-1）。

2. 足部 CT：右足部第 1、2 趾间软组织影，请结合临床（图 6-5-3）。

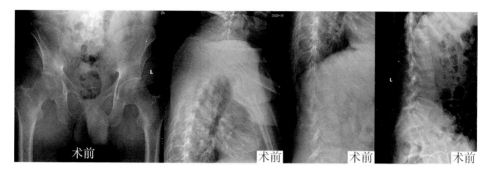

图 6-5-1　术前 X 线片

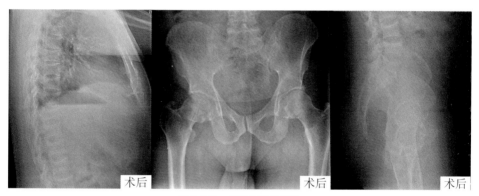

图 6-5-2　术后 1 年 X 线片

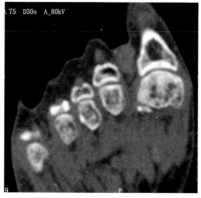

图 6-5-3　足部 CT：右足部第 1、2 趾间软组织影

3.奥曲肽显像：①生长抑素受体显像阳性。②右足部第1、2趾间高密度结节影，摄取奥曲肽异常升高，结合病史考虑磷酸盐尿性间叶组织肿瘤（phosphaturic mesenchymal tumor，PMT）可能性大，建议结合病理。

4.SPECT：右足部代谢活跃灶，结合病史，考虑肿瘤摄取显像剂（图6-5-4）。双侧多根肋骨及肋软骨头、双侧耻骨、双侧骶髂关节、右侧髋臼、左侧股骨近端骨代谢异常活跃，多考虑炎性改变，建议结合其他检查。

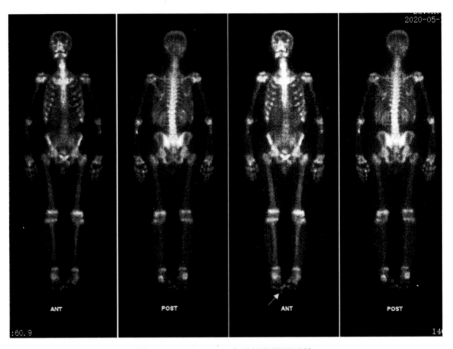

图6-5-4 SPECT：右足部代谢活跃灶

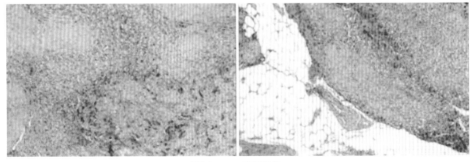

图6-5-5 病理结果

三、诊疗经过

结合患者病史及辅助检查，拟诊为肿瘤源性低血磷性骨软化症，给予碳酸钙片 0.5g，每日 2 次；骨化三醇胶丸 0.25μg，每日 2 次。于局麻下行"右足肿物切除术"。病理结果（图 6-5-5）：右足磷酸盐尿性间叶性肿瘤。免疫组化：CD34（＋），STAT6（－），S-100（－），SOX-10（－），CD68（＋），P63（－），CK（－），ENA（－），Ki-67 指数（5%＋）。术后第 3 天复查血磷升至正常范围。出院后继续给予钙剂及骨化三醇口服。随访：术后 1 个月全身疼痛明显减轻，术后 3 个月可自行行走，术后 1 年可正常工作生活，劳累后颈肩部及腰背疼痛，休息后可缓解。术后 1 年复查：①骨代谢：PTH 75.50pg/mL，P1NP 158.10ng/mL，OC 43.30ng/mL；钾 4.63mmol/L，钠 141.6mmol/L，钙 2.29mmol/L，磷 0.99mmol/L。② 24 小时尿电解质：尿氯 269.33mmol，尿钠 226.78mmol，尿磷 13.73mmol。③奥曲肽显像：显影阴性，右足手术区未见明显奥曲肽摄取增高影。④ X 线片：自阅片，骨密度较术前改善（图 6-5-2，与图 6-5-1 比较）。

四、最终诊断

1. 低血磷性骨软化症：肿瘤源性骨软化症；右足磷酸盐尿性间叶组织肿瘤；多发椎体压缩性骨折。

2. 慢性乙型病毒性肝炎。

五、总结讨论

该患者为中年男性，慢性病史，起病隐匿，主要表现为全身多处疼痛伴乏力，多次检查示低磷血症，碱性磷酸酶水平增高，X 线示椎体双凹变形、骨小梁模糊，因此考虑低血磷性骨软化症。低血磷性骨软化症是由于低磷血症或者活性维生素 D 生成不足造成的以骨骼矿化不良为主要特征的一组疾病。低磷血症的病因包括：肠道摄入或重吸收磷减少，细胞外磷向细胞内再分布，肾排磷增加[1]。由于磷在自然界食物中含量丰富，单纯由于饮食摄入不足较少引起低磷血症。营养不良、脂肪泻、慢性腹泻及吸收不良综合征等可引起低磷血症。细胞外磷向细胞内再分布主要见糖尿病酮症酸中毒经胰岛素治疗后、呼吸性和代谢性碱中毒、白血病等细胞增殖过快的情况、营养不良患者再进食综合征、严重酒精中毒、重度烧伤等疾病的恢复期。该患者食欲正常，无偏食挑食，无恶心、呕吐及腹泻等吸收不良情况，故不考虑肠道摄入不足或重吸收磷减少所致；该患者亦无糖尿病、白血病、过量饮酒及烧伤等情况，故不考虑细胞外磷向细胞内转移所致。肾脏排磷增加是该患者需要重点筛查的病因，结合患者血磷及尿磷水平，考虑肾性失磷所致骨软化症。

肾脏排磷增加是低磷血症的常见病因，主要见于遗传性疾病，少数为获得性。遗传性低血磷性佝偻病 / 骨软化症包括 X 连锁显性遗传、常染色体显性遗传、常染色体隐性遗传、伴高钙尿症遗传性低血磷性佝偻病等。获得性低血磷性佝偻病 / 骨软化症常见的原因有肿瘤源性低血磷性骨软化症（tumor-induced osteomalacia，TIO）、范科尼综合征、药物或毒物对肾小管的损害。该患者中年起病，无家族史，父母非近亲结婚，不支持遗传性低血磷性骨软化症，考虑获得性低血磷性骨软化症。分析低血磷性骨软化症病因：患者无肾小管毒性药物服用史或毒物接触史，血气分析未见酸中毒，尿常规示无尿糖、尿蛋白，完善奥曲肽显像及足部 CT、全身 SPECT，发现足部软组织占位代谢活跃，且奥曲肽显像阳性。临床诊断为 TIO，手术切除病变组织，病理报告证实为磷酸盐尿性间叶组织肿瘤。术后血磷恢复正常。

TIO 是一种由肿瘤分泌成纤维细胞生长因子 23（FGF23）增加引起肾脏排磷过多所致的获得性低血磷性骨软化症[2]。FGF23 是调节肾磷转运和骨矿化的关键性激素，由骨细胞和成骨细胞分泌，主要通过抑制肾近端小管钠 – 磷共转运蛋白 2a 和 2c 表达，减少肾脏磷重吸收，导致经肾脏磷丢失增多；另外，FGF23 可以通过抑制 1α– 羟化酶和促进 24α– 羟化酶作用，抑制 1，25– 二羟维生素 D 的生成，进而抑制肠道对磷的吸收，加重低磷血症。

TIO 临床表现为乏力、骨痛，严重者出现骨骼畸形、骨折、活动障碍，显著影响生活质量，病情严重者卧床不起[3]。神经肌肉症状也是低磷血症最常见的表现之一，患者出现肌肉乏力、酸痛，以近端肌无力更加明显。TIO 患者绝大多数为成年后起病，男女比例相当，平均年龄 42 岁左右。1947 年

McCune 首次描述该病。1959 年 Prader 等报道肿瘤是骨软化症的致病因素，肿瘤切除后病情缓解。我国首例 TIO 由北京协和医院张孝骞教授于 1980 年报道。随着检查技术的发展，2000 年以后 TIO 报道病例逐渐增多。

TIO 肿瘤多是来源于间叶组织的良性肿瘤，典型病理改变为磷酸盐尿性间叶组织肿瘤（PMT）[4]，位于骨或软组织内、位置隐匿、生长缓慢、不易被发现，造成诊断困难。骨骼影像学检查在成人骨软化症的特征性表现是在长骨、肋骨、肩胛骨和耻骨部位的假骨折线（Looser 带），椎体双凹变形，骨盆狭窄变形（严重者呈三叶草畸形）。低磷血症是 TIO 患者最突出的实验室检查异常表现，而血钙一般处于正常水平，血碱性磷酸酶水平增高，血甲状旁腺激素（PTH）水平正常或轻度增高，患者因户外活动减少，血 25- 羟维生素 D 水平一般偏低，且由于 FGF23 抑制 1α- 羟化酶的活性，使 1，25- 二羟维生素 D 水平处于正常低限或低于正常。

PMT 的定位一直是困扰临床医生的难题[5]，PMT 可分布全身，多位于下肢，约 1/3 左右在颌面部，还有少部分位于上肢、臀部、胸腔、脊柱等[6]。PMT 病理组织形态上的多样性决定了其影像学表现有较大差异，仅依靠影像学定性诊断非常困难，根据 CT 和 MRI 的异常发现可以做出提示性诊断。核医学显像 ^{68}Ga-DOTA–TATE PET/CT 和奥曲肽有助于识别 CT 或 MRI 不能定位的 PMT。北京协和医院的资料显示，SSRS [99m]Tc 标记奥曲肽显像的阳性率为 94.9%，但该种方法对小于 1cm 的肿瘤显影率低，[68]Ga-DOTA–TATE PET/CT 检查的灵敏度和分辨率更高[7]。

关于 TIO 的治疗，中华医学会骨质疏松与骨矿盐疾病分会发布的《肿瘤源性骨软化症诊疗专家共识》[1] 及《中国低血磷性佝偻病 / 骨软化症诊疗指南》[8] 指出：在可行的情况下将手术治疗作为一线治疗[9]。手术完全切除肿瘤可以纠正生化异常并加速骨再矿化过程，但是如果不能完全切除肿瘤，甚至有极少的残余组织，都可能使患者症状不缓解或复发[10]，因此上述共识建议未缓解或复发患者再次行诊断性检查以排除其他疾病并重新定位致病肿瘤，并在可能的情况下接受再次手术。对于不能手术的患者或者未找到致病肿瘤的患者，共识建议给予药物治疗以缓解症状，治疗药物包括活性维生素 D、中性磷及布罗索尤单抗。治疗的目标是减轻临床症状、提高血磷水平，推荐每天 20 ~ 40mg/kg（成人 1 ~ 3g/d）元素磷，分 4 ~ 6 次口服，由小剂量开始，数天或数周内增加至目标剂量，使 ALP 正常化，并使 PTH 尽可能维持在正常范围内，但是完全正常的血磷通常意味着磷过量；每天 30ng/kg 骨化三醇（成人 0.5 ~ 1.5μg/d），如果应用阿法骨化醇则剂量是骨化三醇的 1.5 ~ 2 倍。治疗期间应每 3 ~ 6 个月监测一次生化检查，包括肾功能、血钙、血磷、ALP、PTH 和 24 小时尿钙，以调整药量，预防继发性或三发性甲状旁腺功能亢进、肾结石和肾功能下降等并发症。布罗索尤单抗是一种全人源 FGF23 单克隆抗体[11]，是近期最有前途的药物，共识推荐 TIO 患者初始剂量为 0.5mg/kg，每 4 周一次，皮下注射，最大剂量每 2 周 2mg/kg（不超过 180mg）；每月监测空腹血磷，根据血磷水平调整剂量。对于没有机会完整切除肿瘤或者不愿意手术的患者，可以尝试射频消融和冷冻消融[12, 13]；也有文献报道应用 FGF 受体抑制剂或西那卡塞，因为证据不充分，有效性仍然值得怀疑。

随诊监测：肿瘤完全切除后，血磷水平在一般在 5 天（2 ~ 10 天）恢复正常，血清 1，25- 二羟维生素 D 水平随着 FGF23 的减少而升高。对于肿瘤完全切除的患者，需要在术后 6 个月复查血磷，然后每年进行一次双能 X 线检查骨密度。对于未能成功定位肿瘤或未能手术的患者，长期接受药物治疗，应每 3 ~ 6 个月复查生化指标以调整剂量，避免副作用。

回顾该患者病史及诊疗：患者全身多处疼痛 6 年余最终确诊，其早期的低磷血症表现未引起足够重视。患者 5 年前曾因急性胰腺炎、急性肾前性肾功能不全于我院住院治疗，住院期间多次查电解质，血磷波动在 0.42 ~ 1.37mmol/L，但未行低磷血症的病因筛查，分析其原因可能包括：①发病早期，低血磷程度较轻，可能为间断出现；②患者当时存在胰腺炎，禁食、消耗状态可能导致低磷血症，与 TIO 的低磷血症表现重叠，干扰了判断；③患者急性肾功能不全，肾脏排磷障碍，掩盖了低磷血症；④TIO 起病早期患者疼痛程度不严重，未引起医生及患者的足够重视。另外值得思考的是，临床曾发现患者低血磷，在其肾功能逐渐恢复后未再复测血电解质，导致漏诊，这提示我们对于临床上发现的低血磷不能掉以轻心，要定期复查血磷，完善低磷血症病因检查。

参考文献

［1］Jiang Y，Li X，Huo L，et al. Consensus on clinical management of tumor-induced osteomalacia [J]. Chin Med J（Engl），2021，134（11）：1264-1266.

［2］Brandi M L，Clunie G，Houillier P，et al. Challenges in the management of tumor-induced osteomalacia（TIO）[J]. Bone，2021，152：116064.

［3］李楠，吴露露，裴育，等. 肿瘤源性骨软化症的临床特征 [J]. 中华骨质疏松和骨矿盐疾病杂志，2020，13（1）：1-7.

［4］李冬梅，吴焕文，李敬东，等. 磷酸盐尿性间叶肿瘤的临床及免疫组织化学特点分析 [J]. 中华病理学杂志，2018，47（6）：427-431.

［5］徐加利，余卫，王华，等. 肿瘤源性骨软化症责任肿瘤的 CT 和 MRI 表现 [J]. 临床放射学杂志，2017，36（8）：1165-1169.

［6］Jiang Y，Xia W B，Xing X P，et al. Tumor-induced osteomalacia：an important cause of adult-onset hypophosphatemic osteomalacia in China：Report of 39 cases and review of the literature [J]. J Bone Miner Res，2012，27（9）：1967-1975.

［7］张姝，霍力，王玲，等. ^{68}Ga-DOTATATE PET/CT 显像联合 MRI 在肿瘤性骨软化症诊断中的应用 [J]. 中华核医学与分子影像杂志，2019（8）：458-463.

［8］徐潮，赵家军，夏维波. 中国低血磷性佝偻病 / 骨软化症诊疗指南 [J]. 中华骨质疏松和骨矿盐疾病杂志，2022，15（2）：107-125.

［9］刘书中，李响，周熹，等. 肿瘤诱发低磷骨软化症骨科手术治疗策略的临床探讨 [J]. 中华骨与关节外科杂志，2021，14（5）：448-451.

［10］徐启明，崔丽嘉，徐海荣，等. 骨盆肿瘤性骨软化症的精准手术治疗：单中心回顾性研究 [J]. 中华骨质疏松和骨矿盐疾病杂志，2022，15（2）：152-158.

［11］Jan D B S，Miller P D，Weber T J，et al. Burosumab for the treatment of tumor-induced osteomalacia [J]. J Bone Miner Res，2021，36（4）：627-635.

［12］Mishra S K，Kuchay M S，Sen I B，et al. Successful management Of tumor-induced osteomalacia with radiofrequency ablation：a case series [J]. JBMR Plus，2019，3（7）：e10178.

［13］Jadhav S，Kasaliwal R，Shetty N S，et al. Radiofrequency ablation，an effective modality of treatment in tumor-induced osteomalacia：a case series of three patients [J]. J Clin Endocrinol Metab，2014，99（9）：3049-3054.

（撰写者：张丽侠；病例提供者：张颖辉）

本书缩写词

T 体温

P 脉搏

R 呼吸

BP 血压

RBC 红细胞

WBC 白细胞

Plt 血小板

Hb 血红蛋白

HCT 血细胞比容

N 中性粒细胞

ESR 红细胞沉降率；血沉

CRP C反应蛋白

PCT 降钙素原

ANA 抗核抗体

ENA 可提取性核抗原

ANCA 抗中性粒细胞胞质抗体

IgG 免疫球蛋白

CEA 癌胚抗原

AFP 甲胎蛋白

HCG 人绒毛膜促性腺激素

IGF-1 胰岛素样生长因子1

优思灵50R 精蛋白重组人胰岛素混合
注射液50R

弥凝 醋酸去氨加压素

克龄蒙 戊酸雌二醇环丙孕酮

BNP B型钠尿肽

OGTT 口服葡萄糖耐量试验

FT_3 游离三碘甲腺原氨酸

FT_4 游离甲状腺素

TT_3 总三碘甲腺原氨酸

TT_4 总甲状腺素

TSH 促甲状腺激素

TPOAb 甲状腺过氧化物酶抗体

TGAb 甲状腺球蛋白抗体

TSAb 促甲状腺激素受体刺激性抗体

ECG 心电图

ACTH 促肾上腺皮质激素

FSH 卵泡刺激素

GH 生长激素

LH 黄体生成素

P 黄体酮

T 睾酮

FT 游离睾酮

LT_4 左甲状腺素

HPA轴 下丘脑–垂体–肾上腺轴

Cor 皮质醇

PTH 甲状旁腺激素

q8h 每8小时1次

qd 每日1次

qn 每晚1次

bid 每日2次

tid 每日3次

GFAP 胶质纤维酸性蛋白

VEGF 血管内皮生长因子

mTOR 雷帕霉素靶蛋白

TC 总胆固醇

TG 甘油三酯

LDL-C 低密度脂蛋白胆固醇

PRA 肾素活性

Ang Ⅱ 血管紧张素 Ⅱ

ALD 醛固酮

MEN 多发性内分泌腺瘤

MEN-1 多发性内分泌腺瘤1型

MSH 黑素细胞刺激素

β-LPH β-促脂解素

POMC 阿黑皮素原

CRH 促肾上腺皮质激素释放激素

CDFI 彩色多普勒血流成像

ECT 发射型计算机断层显像

PRL 催乳素/泌乳素

PRF 催乳素释放因子

PIF 催乳素释放抑制因子

TRH 促甲状腺激素释放激素

RAAS 肾素-血管紧张素-醛固酮系统

NE 去甲肾上腺素

E 肾上腺素

DA 多巴胺

UFC 尿游离皮质醇

17α-OHP 17α-羟孕酮

DHEA 脱氢表雄酮

DHEA-S 硫酸脱氢表雄酮

AND 雄烯二酮

SHBG 性激素结合蛋白

DST 地塞米松抑制试验

MNs 甲氧基肾上腺素类物质

NSE 神经元特异性烯醇化酶

ALB 白蛋白

GnRH 促性腺激素释放激素

BUN 血尿素氮

SCr 血肌酐

eGFR 估算肾小球滤过率

Glu 葡萄糖

Lac 乳酸

BE 碱剩余

SBE 标准碱剩余

ABE 实际碱剩余

SBC 标准碳酸氢盐

AB 实际碳酸氢盐

AG 阴离子间隙

ALP 碱性磷酸酶

GLB 球蛋白

ANCA 抗中性粒细胞胞质抗体

AMPK AMP活化蛋白激酶

PPAR-γ 过氧化物酶体增殖激活受体

GLP1-RA 胰高血糖素样肽1受体激动剂

SGLT-2i 钠-葡萄糖共转运体2抑制剂

DDP-4i 二肽基肽酶-4抑制剂

GLP-1RA 胰高糖素样肽-1受体激动剂

HNF1α 肝细胞核因子1α

hs-CRP 超敏C反应蛋白

CTA CT血管造影

ACR 尿蛋白-肌酐比值

IAA 抗胰岛素抗体

ICA 胰岛细胞抗体

GAD-Ab 谷氨酸脱羧酶抗体

PD-1 程序性死亡蛋白1

PD-L1 程序性死亡蛋白配体1

P1NP I型前胶原氨基酸端延长肽

ICPis 免疫检查点抑制剂

β-CTX β胶原特殊序列测定

FGF-23 成纤维细胞生长因子23

UA 尿酸

GGT 谷氨酰转肽酶

TBIL 总胆红素

OC 骨钙素